关节功能障碍评估和手法治疗丛书

髋关节功能障碍评估和手法治疗：

改善挛缩 缓解疼痛 恢复关节功能

编　　著：〔日〕熊谷匡晃

原书主审：〔日〕林典雄　〔日〕浅野昭裕

主　　译：马玉宝

副 主 译：谢　地　解化龙

主　　审：米立新　张丽华

译　　者：（以姓氏拼音为序）

　　　　　陈　硕　范博文　付云飞　梁弘扬

　　　　　马玉宝　谢　地　解化龙　尹　璐

　　　　　虞中添　赵茹莲

翻译秘书：郭倾城　阿依达娜·哈力木

北京科学技术出版社

KO KANSETSU KOSHUKU NO HYOKA TO UNDO RYOHO by Tadaaki Kumagai, Norio Hayashi, Akihiro Asano
Copyright © Tadaaki Kumagai, Norio Hayashi, Akihiro Asano 2019
Original Japanese edition published by Publisher of Motion and Medical Co., Ltd.
Simplified Chinese translation rights arranged with Publisher of Motion and Medical Co., Ltd. through Eric Yang Agency, Inc, Seoul.
Simplified Chinese translation rights © Beijing Science and Technology Publishing Co., Ltd.

著作权合同登记号　图字：01-2021-5441

图书在版编目（CIP）数据

髋关节功能障碍评估和手法治疗：改善挛缩、缓解疼痛、恢复关节功能 /（日）熊谷匡晃编著；马玉宝主译 . — 北京：北京科学技术出版社，2023.9
　　ISBN 978-7-5714-3050-4

　　Ⅰ . ①髋… Ⅱ . ①熊… ②马… Ⅲ . ①髋关节 – 功能性疾病 – 防治 Ⅳ . ① R684

中国国家版本馆 CIP 数据核字（2023）第 087099 号

责任编辑：张真真　张慧君　　　　　　　　电　　话：0086-10-66135495（总编室）
责任校对：贾　荣　　　　　　　　　　　　　　　　　　0086-10-66113227（发行部）
图文制作：北京永诚天地艺术设计有限公司　印　　刷：北京捷迅佳彩印刷有限公司
责任印制：吕　越　　　　　　　　　　　　开　　本：787 mm × 1092 mm　1/16
出 版 人：曾庆宇　　　　　　　　　　　　字　　数：250千字
出版发行：北京科学技术出版社　　　　　　印　　张：15.5
社　　址：北京西直门南大街16号　　　　　版　　次：2023年9月第1版
邮政编码：100035　　　　　　　　　　　　印　　次：2023年9月第1次印刷
网　　址：www.bkydw.cn　　　　　　　　　ISBN 978-7-5714-3050-4

定　　价：180.00元

原书主审寄语

熊谷毕业于日本国立疗养所东名古屋医院附属康复学院，毕业后在骨科康复学会深造，一个人完成了《髋关节功能障碍评估和手法治疗：改善挛缩、缓解疼痛、恢复关节功能》的编写这项重要工作。本书与我的学生赤羽根良和所写的《肩关节功能障碍评估和手法治疗：改善挛缩、缓解疼痛、恢复关节功能》属于一个系列。正如赤羽根良和的书在社会上得到广泛认可一样，我相信本书也能为读者提供帮助。

在骨科康复学会获得 AA 等级认证的熊谷，现在可以称得上是"处于鼎盛时期的物理治疗师"。熊谷治疗技术的高超不仅仅局限于髋关节，无论是上肢功能障碍还是下肢功能障碍，他都可以轻松应对，他是全能型的物理治疗师。我认为像熊谷那样既具备诊疗任何关节的能力，又专攻特定关节的人，能被称为一名合格的物理治疗师。世界上有很多物理治疗师骄傲地称自己为"肩关节治疗师""膝关节治疗师"，但是对我而言，他们就像在说"肩关节功能障碍以外的患者请去别的地方治疗""膝关节功能障碍以外的患者请找别人吧"一样。如果只在特定地区工作，专攻某个关节的专门物理治疗师可能会发挥作用。但是除此之外很多地区，需要针对所有关节都拥有平均以上诊疗水平的物理治疗师。能够牢牢掌握各个关节的解剖结构，在评估关节结构功能特性的同时进行相应诊疗的治疗师，应该会这样描述自己吧："我是擅长诊疗肩关节、肘关节、腕关节、髋关节、膝关节和踝关节功能障碍的物理治疗师。"

要想有一天能堂堂正正地说出这种话，就要付出相应的努力和时间。人生只有一次，若从众多职业中选择了物理治疗师这一职业，何不以成为"真正的物理治疗师"为目标呢？我坚信本书对有此抱负的物理治疗师来说将是无可替代的。

我邀请了日本中部学院大学的浅野昭裕教授同我一起担当本书的主审，浅野教授既是我的盟友，又是我的挚友。浅野教授的审校能力之出色，无人能及，他解读图像的眼力也是他人所不能企及的。要理解髋关节疾病，准确视诊、考察其与 X 线片的因果关系的过程是极其重要的。

最后，向日本运动与医学出版社的园部先生表示感谢，他为本书的出版付出了巨大的努力。此外，还要感谢熊谷的夫人及其他家人，他们一直支持熊谷的编写工作。

林典雄

日本运动器官功能解剖学研究所所长

2019 年 10 月

前　言

直立双足步行的人类的髋关节与四足动物的髋关节相比结构有很大不同，人类的髋关节是接近身体重心并起重要作用的关节。伴随日本社会老龄化的加剧，由骨质疏松导致的股骨近端骨折在持续增加。

股骨近端骨折使患者的日常生活活动能力显著下降。治疗此类型骨折时，患者即使处于骨折未愈合的状态（骨折部嵌入内固定，股骨大转子、股骨小转子这种大骨片处于未固定状态），也要在早期积极地进行步行训练。股骨近端骨折患者中，在术后第二天开始进行全负重步行训练的情况比较多。股骨近端骨折与其他类型的骨折相比，是需要接受特殊的骨外科治疗和运动治疗的一种疾病。

因为股骨近端骨折的患者多数是老年人，从预防术后并发症及日常生活活动能力低下的角度来看，我们希望患者尽早离床。但是在运动治疗中，我们容易轻视像治疗其他部位骨折那样从关节功能解剖学来详细解释病理状态的过程，似乎或多或少都在进行统一的遵循临床路径的运动治疗。考虑到长期的治疗效果与对跌倒的预防，在详细评估的基础上实施适当的运动治疗是非常重要的。

关于运动器官疾病的康复治疗，治疗师面对的疾病状态多半是关节挛缩、疼痛、肌力下降，这些问题都是相互联系的。

由于关节挛缩的存在而出现疼痛的情况很多。此外，不仅有单纯的肌力下降，还有肌力下降之后伴随关节挛缩的情况。

我们往往会分别考虑肌力和关节活动度，其实两者是表里一体的关系。为了使关节达到没有疼痛、充分活动并且能够可靠支撑的状态，不能把这三个问题分开来解决。其中关节挛缩对其他因素的影响较大，每天奋战在临床现场的治疗师会明白关节挛缩的评估与治疗有多么重要。

现代社会非常重视效率，各个行业都追求效率。康复治疗界也绝不例外，不能否认治疗师只顾学习技术而忽视了基于病情的评估和治疗这种情况的存在。

书店里摆满了各种书名充满魅力、让人忍不住想要入手的书。能轻松收集必要信息的书，或许符合现代社会重视效率的价值观，但是提高评估和运动治疗的技术不是在短时间内完成的，单纯追求实用性反而容易导致片面性。

我们面对的运动器官疾病种类繁多，患者的症状和病情也因人而异。另外，为了进行关节挛缩的评估和治疗，在熟悉解剖学和运动学的同时掌握正确的触诊技术和关节操作方法也很重要。最近，在运动器官领域，超声的使用逐渐普及，我们逐渐了解到引起关节挛缩的原因实际上各种各样，关节挛缩成为髋关节疾病的基础。

这次，带着这些新见解，我再次回到原点，以从事运动器官康复工作的治疗师在评估和治疗的基础上必修的髋关节挛缩为主题，编写了本书。我使用了大量插图，尽力让读者能更好地理解解剖学、生物力学、髋关节挛缩的详细评估方法、关节挛缩引起的疼痛和异常步态等多方面的内容。虽然本书没有涵盖所有的髋关节疾病，但主要介绍了从事运动器官康复的治疗师经常接触的疾病。如果本书能对各位读者有所帮助，我将不胜欣喜。

本书由日本运动器官功能解剖学研究所的林典雄先生和日本中部学院大学的浅野昭裕先生担任主审。两位老师都是运动器官康复领域的领军人物，长期致力于运动器官康复知识的普及和启蒙，我本人也在临床机构接受过两位老师的指导。我从两位老师那里学到了运动器官康复领域的根本概念，这次能得到两位老师的监修，我感到非常荣幸。

此外，借这个机会向参与本书的编辑相关工作的日本运动与医学出版社编辑部的园部俊晴社长等相关人员表示衷心的感谢。

熊谷匡晃

日本三重县厚生连松阪中央综合医院康复中心主任

2019 年 10 月

目　录

第 1 章　骨盆、髋关节的功能解剖

第 2 章　髋关节生物力学

第 3 章　髋关节周围组织挛缩导致的疼痛的评估

第 4 章 髋关节挛缩的评估与治疗

第 5 章 异常步态（跛行）的评估与治疗

第 6 章　髋关节疾病的评估与运动治疗

第 1 章

骨盆、髋关节的功能解剖

髋关节由髋臼和股骨头构成，属于三轴球窝关节，是人体中最大的承重关节，有较强的稳定性，它的构造决定了其可以承受很大的重量。人类与其他哺乳类动物的髋关节构造虽有相似之处，但支持人类直立双足步行的髋关节拥有其独特的生物力学特征。随着髋关节的逐渐进化，双足步行变为可能，双足步行在充分利用重力、惯性的同时，耗能较少，并演变成现阶段的移动形式。

本章内容主要阐述从人类髋关节的功能解剖学特征所获得的两种不同的功能——支撑和移动。

1.1　直立双足步行的演变

人与其他动物相比，最大的区别之一就是行走方式是直立双足步行。人类自从获得了直立双足步行的技能后，双手被解放，并伴随脑的发育，逐渐构建了今天的高度发达的文明。虽然不仅是人类，如鸵鸟、袋鼠之类的动物也是双足步行，但它们的髋关节、膝关节呈屈曲样，骨盆和下肢的关系与四足行走的动物是相同的。（图1-1）

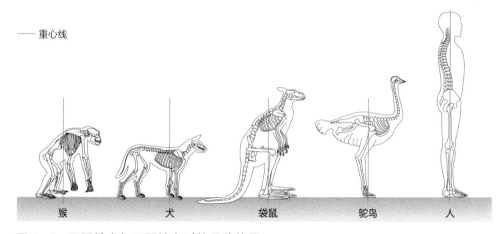

—— 重心线

猴　　　　犬　　　　袋鼠　　　　鸵鸟　　　　人

图1-1　双足站立与四足站立时的骨骼位置

人是躯干和头部自然垂直，髋关节和膝关节完全伸展。双足行走的鸵鸟、袋鼠则是髋、膝关节屈曲，骨盆和下肢的关系与四足动物相同，这种双足行走并不是直立双足步行。此外，观察四足行走动物的重心线，犬的重心线是靠近前足，因此前足的负荷量较多；猴的重心线则是靠近后足。人的重心线是在髋关节正上方的位置

四足行走的动物与直立双足步行的人类相比，从生物学的行走模式上来说，骨盆的形态有着巨大的差异。脊椎动物的骨盆，在进化过程中，根据与抗重力肌肉的关系、行走方式等，逐渐演变成不同的形态。四足行走的动物骨盆呈垂直长板状（图1-2），这种后腿从骨盆呈直角向下突出的结构，便于大腿有力地踢出。与之相对的是，人类的骨盆则是横向排列且宽，像碗一样，可以从下面接住内脏。较宽的髂骨可以扩大以提供使髋关节伸展的臀大肌和臀中肌附着的空间，这有利于支撑腹部的内脏（图1-3）。此外，髂骨向背侧抬起的同时使腰椎向前强力弯曲，上半身向上和向后移动的同时使得重心的位置刚好在髋关节正上方，这样就可以使用较

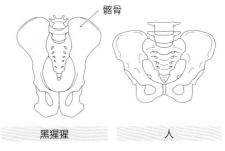

图1-2　黑猩猩与人的骨盆对比

弯腰行走的黑猩猩的骨盆细长，但是人类的骨盆是碗状的

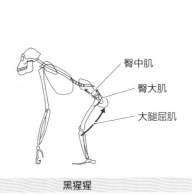

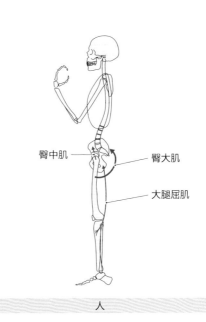

图1-3　黑猩猩与人的肌肉附着方式对比

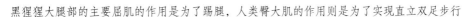

黑猩猩大腿部的主要屈肌的作用是为了踢腿，人类臀大肌的作用则是为了实现直立双足步行

少的能量使沉重的头部和躯干保持稳定（图 1-1）。

接下来观察股骨的形状，人类股骨干的中心部附近的横断面向后方有骨质突出的结构，形成一条粗线（图 1-4）。人类双足站起时，股骨因重力作用受到强烈的纵向压缩，这被认为是一种很强的力学特性，即在向前和向后的方向上都能抵抗弯曲。而黑猩猩的股骨没有像人类一样突出的粗线，内外方向的直径较大，这种形状被认为适合四足移动。股骨近端的构造可以充分体现运动方式。人类股骨颈骨密质的厚度特点是下缘较厚，上缘较薄。这是由于横断面的下缘和上缘之间的力不同，即直立负重会在人类股骨颈上产生一个内部反作用力，在上缘施加拉力，在下缘施加压缩力（图 1-5a）。

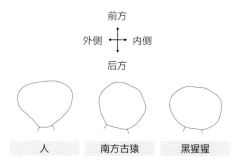

图 1-4　人、南方古猿、黑猩猩的股骨干横断面形态对比

人类股骨干中心部附近的横断面向后方有骨质突出的结构，形成一条粗线。这部分的力学特性是在前、后方向上都能抵抗弯曲。而黑猩猩的股骨没有像人类一样突出的粗线，内外方向的直径较大，这种形状被认为适合四足移动

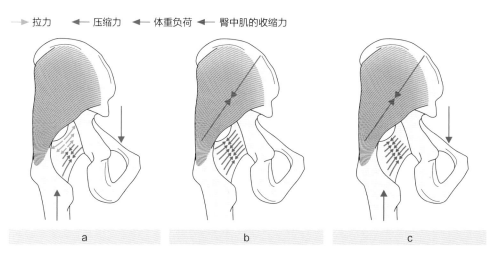

图 1-5　承重时，施加于股骨颈的力

a. 股骨颈因负重而受到内部反作用力，负重对股骨颈上缘产生拉力，对股骨颈下缘产生压缩力。b. 另外，在平行于股骨颈长轴的方向上，臀中肌的收缩在股骨颈上、下缘产生压缩力。c. 这样使得双足站起时，在股骨颈上缘，拉力和压缩力相互抵消，导致施加的力较小，而在股骨颈下缘，压缩力增大

另外，在平行于股骨颈长轴的方向上，臀中肌的收缩在股骨颈上、下缘产生压缩力（图 1-5b）。这样使得双足站起时，在股骨颈上缘，拉力和压缩力相互抵消，导致施加的力较小，而在股骨颈下缘，压缩力增大（图 1-5c）。因此，对于双足站立时承受高负荷的股骨颈下缘部，保持坚固的结构的同时，骨密质产生了结构力学的适应。观察人类股骨颈的表面时，在后方可以看到一个闭孔外肌通过的沟（闭孔外肌沟），其被认为是髋关节过度伸展时肌腱压迫形成的压痕。

综上所述，通过对四足动物和直立双足步行的人类的骨骼形态进行比较，可以看出人类如何适应多年来不断变化的运动方式。此外，通过调整骨骼形状和肌肉附着部，与之密切相关的步态也得到了完善。

1.2　髋关节的表面解剖

准确触诊能为治疗师提供大量的有利于评估和治疗的信息。

本书在分析关节挛缩的原因方面，主要是通过触诊判断关节在被动运动时什么组织（多数是肌肉）出现紧张。这是推断限制因素的第一步。

有无压痛提供了是否是组织本身问题的信息。检查要治疗的肌肉是否能够收缩，这对于控制其他肌肉的代偿运动、肌肉放松和有效的肌肉强化训练都很重要。

关于每块肌肉的触诊，请参考其他相关专著，本书中只介绍皮肤和骨骼的体表标志。

1.2.1　皮肤的体表标志

从前面看，下腹部与大腿之间的边界形成了腹股沟。腹股沟与从髂前上棘到耻骨结节的腹股沟韧带对齐。

从后面看，与臀大肌相对应的区域有丰富的膨隆，臀沟靠近其下缘。需要注意的是，臀沟并不与臀大肌下缘重合。坐骨神经向远端延伸，位于臀沟中央深处。

婴儿有一个从股骨内侧到股骨前部和后部表面的股骨内侧皮肤沟（图 1-6）。股骨内侧皮肤沟不对称是先天性髋关节脱位的特征之一。

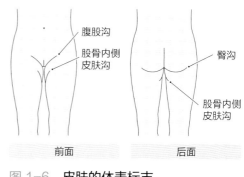

图 1-6　皮肤的体表标志

1.2.2　骨的体表标志

1.2.2.1　骨盆侧

在骨盆侧，髂嵴、髂棘、耻骨联合和坐骨结节是主要标志（图 1-7）。髂嵴构成了髂骨的上缘，髂前上棘位于髂嵴的前端。髂前上棘是缝匠肌与阔筋膜张肌的起始点。在髂前上棘后方 5 cm 处可以看到增厚的髂结节，其内下方的深部可见髂前下棘。髂后上棘位于髂嵴的后端。髂后上棘位于 S_2 水平面，多裂肌在此与 L_1 的棘突连接。连接左右髂嵴顶点的髂嵴切线（Jacoby 线）经过 L_4 棘突。

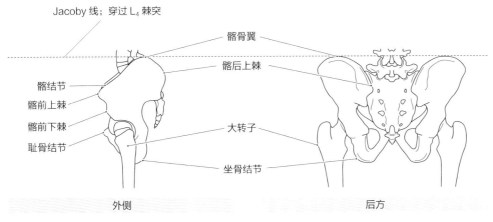

图 1-7　髋关节的骨体表标志

　　耻骨联合可在下腹部下缘的正中部触及，耻骨结节在其外侧，位于耻骨的上缘。坐骨结节可在下臀部触及。坐骨结节由于被臀大肌所覆盖，所以在立位时很难触及，可在坐位和髋关节屈曲位时触及。

1.2.2.2　股骨侧

　　股骨的体表标志包括大转子和股骨头。大转子是股骨近端外侧的骨性突起，可在髋关节适当内收、内外旋的情况下触及。Roser Nelaton 线（髂前上棘和坐骨结节之间的连线）被用来评估大转子的位置。通常，髋关节屈曲 45° 时，大转子的上缘位于 Roser Nelaton 线上。见图 1-8。

　　股骨头位于股三角内，该三角由腹股沟韧带、缝匠肌的内缘和长收肌外缘这三条边组成，是可以触及的骨性突起。股骨头的中心位于腹股沟韧带中心的远端、大转子上缘的水平面。见图 1-9。

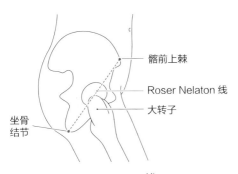

图 1-8　Roser Nelaton 线

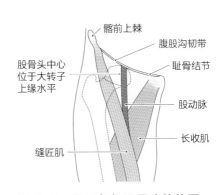

图 1-9　股三角与股骨头的位置

1.3 骨的形态

通过观察不同位置时髋臼对股骨头的覆盖变化，可以发现在髋关节伸展位（立位的基本位置）时，股骨头前表面突出于髋臼（图 1-10）。这是股骨颈轴线前倾的方向与髋臼前开的轴线存在明显的差异而引起的现象（图 1-11）。与之相反，髋关节屈曲 90° 或轻度外旋位时，股骨头完全被髋臼覆盖，形成非常稳定的肢位。从股骨头被覆盖这一点上来说，髋关节仍是一个适合四足移动的结构，它还未能完全进化，尚未充分适应向直立双足步行的转变。

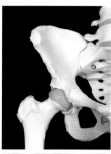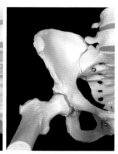

髋关节伸展位，股骨头前方部分未能被充分覆盖

髋关节屈曲位，股骨头大部分被髋臼覆盖，稳定

图 1-10　不同肢位下髋臼对股骨头的覆盖情况

1.3.1　髋骨、髋臼

1.3.1.1　髋骨

髋骨是由髂骨、耻骨和坐骨的远端形成的扁平骨，它们连接起来形成

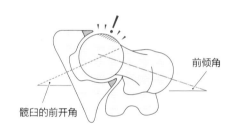

前倾角

髋臼的前开角

图 1-11　髋关节伸展位水平截面示意图

髋臼。在生长过程中，这些骨骺通过 Y 软骨在髋臼底部连接。女性的 Y 软骨在 11 ~ 14 岁生长完全，男性的 Y 软骨在 14 ~ 16 岁生长完全，此时，髂骨、耻骨和坐骨融合成一个骨块（髋骨）。左、右髋骨在髂骨后方通过骶髂关节连接，在耻骨前端直接通过耻骨联合连接，形成一个碗状骨盆。

骶骨的关节面被称为耳状面。髋骨的内表面是一系列斜向的脊，从耳状面到耻骨联合的上缘，通过耻骨梳到耻骨联合的上缘。以这个脊为分界线，上、下形状发生变化。分界线的内侧上表面与骶骨形成一个浅的、碗状的大骨盆，而下表面与骶骨、尾骨形成一个短的、圆柱状的小骨盆（图 1-12 ~ 1-14）。参与髋关节运动的肌肉骨盆附着点如图 1-15 所示。

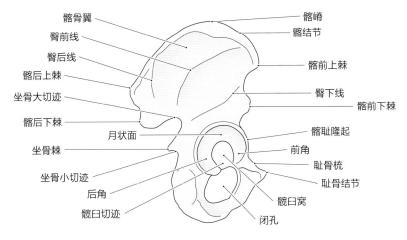

图 1-12　髋骨外侧面

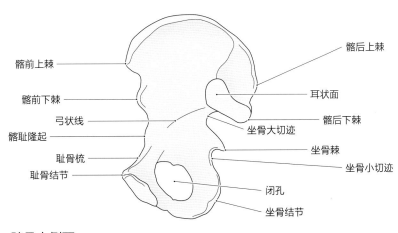

图 1-13　髋骨内侧面

1.3.1.2　髋臼

　　髋臼的外侧表面有一个半球形的关节窝，外侧有一个前下方的开口，与冠状面的角度约为30°（前开角）（图1-11）。髋臼由一个马蹄形的月状关节面（月状面）组成，上面覆盖着关节软骨并有一个由髋臼窝包围的凹陷。月状面的关节软骨中心部较薄，外缘厚度增加，外缘厚0.8~3.0 mm，内缘厚0.5~0.9 mm。髋臼窝内充满了纤维脂肪组织，上面覆盖着滑膜，下面有股骨

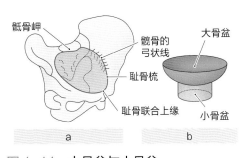

图 1-14　大骨盆与小骨盆

　　a. 一系列的脊线构成分界线：从骶骨岬开始，经过髋骨的弓状线以及耻骨梳到耻骨联合的上缘。分界线上面是大骨盆，下面是小骨盆（骨盆腔）。小骨盆的入口被称为骨盆上口。

　　b. 大骨盆较浅、呈碗状，小骨盆较短、呈圆柱状

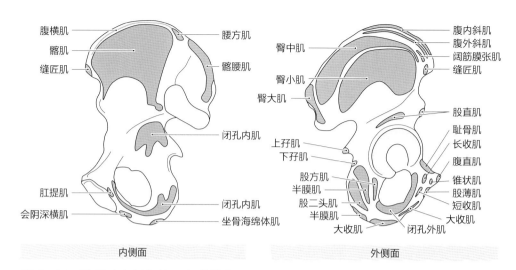

内侧面 | 外侧面

图 1-15　髋骨（右侧）的肌肉附着点

头韧带（圆韧带）连接。月状面的前角与后角之间是髋臼切迹，里面有髋臼横韧带走行。髋臼的边缘被称为关节唇的纤维软骨所完全包围，它加深了髋臼的腔，使股骨头在髋臼内保持稳定。见图 1-16。

1.3.2　股骨

股骨是人体最长的管状骨，向前呈轻度弯曲。股骨近端由股骨头、股骨颈、股骨转子部和股骨干构成（图 1-17）。股骨的肌肉附着点如图 1-18 所示。

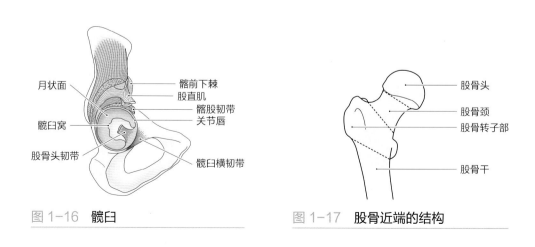

图 1-16　髋臼

图 1-17　股骨近端的结构

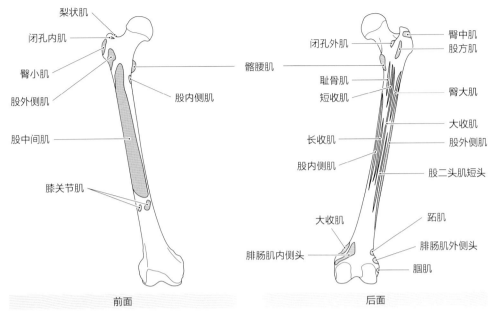

梨状肌		臀中肌
闭孔内肌	闭孔外肌	股方肌
臀小肌	髂腰肌	
股外侧肌	耻骨肌	臀大肌
股内侧肌	短收肌	
股中间肌	长收肌	大收肌
	股内侧肌	股外侧肌
膝关节肌		股二头肌短头
	大收肌	跖肌
	腓肠肌内侧头	腓肠肌外侧头
		腘肌
前面		后面

图 1-18　股骨（右侧）的肌肉附着点

1.3.2.1　股骨头

股骨头是 2/3 的球形，半径为 2.5 cm，除了股骨头韧带连接的后下方（股骨头窝）外，都被关节软骨覆盖。关节软骨的边缘较薄，在股骨头上方和后方的负荷区较厚，与髋臼的月状面形成鲜明对比。关节软骨的厚度在负荷区为 2.2 ~ 3.7 mm，在边缘部为 1.0 ~ 1.9 mm。

1.3.2.2　颈干角

股骨头位于股骨轴的内侧，稍向前方扭转，股骨颈斜向连接股骨头和股骨干。股骨颈轴线与股骨干轴线之间的角度被称为颈干角，成人的颈干角为 125° ~ 135°（图 1-19），其会随着年龄的增长而变化。根据平尾的研究，从出生到 3 岁颈干角的角度有轻微增加的趋势，在 2 ~ 3 岁达到最高 135.5°，5 岁后变为几乎与正常成年人的颈干角角度相等（表 1-1）。通常，颈干角超过 140° 为髋外翻，小于 115° 为髋内翻。

股骨颈的作用是为了避免在髋关节运动时股骨与髋臼发生撞击，并获得更大的活动度。此外，还可以增加运动

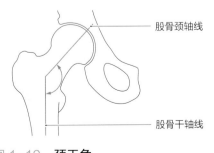

| | 股骨颈轴线 |
| | 股骨干轴线 |

图 1-19　**颈干角**

中心和肌力作用点之间的距离（杠杆臂），以提高臀中肌的效率。

然而，颈干角的存在导致了股骨颈部的重复弯曲力矩，从力学的角度讲这是薄弱点。

1.3.2.3 骨小梁的结构

从股骨近端观察骨小梁的结构特征，可以发现骨小梁是为了适应股骨头的负重而形成的结构。从股骨颈内侧骨皮质（Adams 弓）延伸至股骨头内侧上部的宽阔的骨小梁，承受巨大的压缩负重，被称为初级压力骨小梁。从股骨干近端的外侧骨皮质形成弓状线，穿过颈部、朝向股骨头内下方的骨小梁，主要起到抵抗张力的作用，被称为初级张力骨小梁。

另外，次级压力骨小梁作为辅助的骨小梁与次级张力骨小梁并行，从股骨小转子水平内侧和外侧骨皮质向中央延伸，形成拱起。初级压力骨小梁、初级张力骨小梁、次级压力骨小梁所围成的一个稀疏的网状结构被称为 Ward 三角，是骨质疏松引起的股骨颈骨折的好发部位。见图 1-20。

1.3.2.4 前倾角

股骨颈轴线与股骨髁横轴（股骨内、外髁连线）所形成的夹角称为前倾角，正常值为 15°~20°（图 1-21）。出生时，前倾角较大，为 30°~40°，到 16 岁时，下降到 15°。研究证实，随着成长，前倾角逐渐减小，这有助于弥补直立双足步行时股骨头覆盖度的不

表 1-1　日本人的颈干角、前倾角的正常值

年龄	颈干角	前倾角
0~1 岁	132.6°	33.5°
1~2 岁	133.1°	33.7°
2~3 岁	135.5°	34.0°
3~4 岁	131.3°	34.5°
4~5 岁	130.4°	33.3°
5~6 岁	130.2°	35.6°
6~7 岁	129.8°	33.1°
7~8 岁	130.5°	32.2°
8~9 岁	131.0°	31.7°
9~10 岁	130.4°	31.8°
10~11 岁	129.8°	30.5°
11~12 岁	130.1°	30.7°
12~13 岁	131.4°	28.6°
13~14 岁	129.8°	28.1°
14~15 岁	129.7°	27.3°
15~16 岁	130.1°	25.3°
16~17 岁	130.6°	25.4°
17~18 岁	128.7°	23.7°
18~19 岁	130.5°	22.4°
19~58 岁	129.5°	19.7°

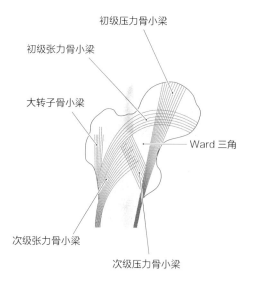

图 1-20　骨小梁的结构

足，从而减少髋关节的负担。

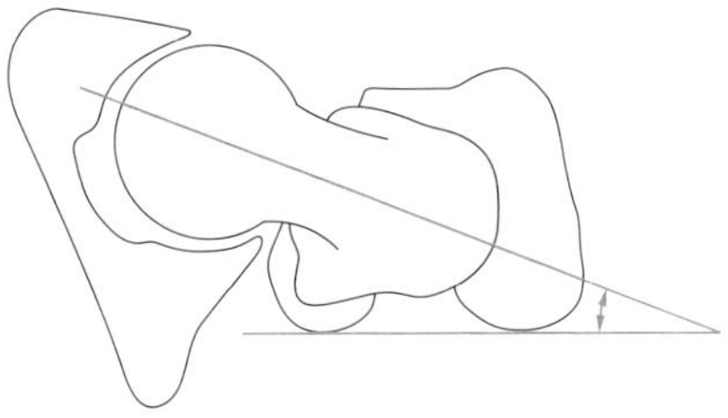

1.3.2.5 股骨转子部

股骨转子部是由在股骨近端外侧明显突出的外展肌群附着的大转子、股骨颈下内侧后方有髂腰肌附着的小转子，以及两者间的转子间区构成。转子间区从前端大转子开始连接到小转子的较大的隆起称为转子间线。关节囊、髂股韧带附着于转子间线。后方，大转子和小转子之间是转子间嵴，其是股方肌的附着部。转子间线和转子间嵴斜向走行，并与股骨颈相连。见图 1-22。

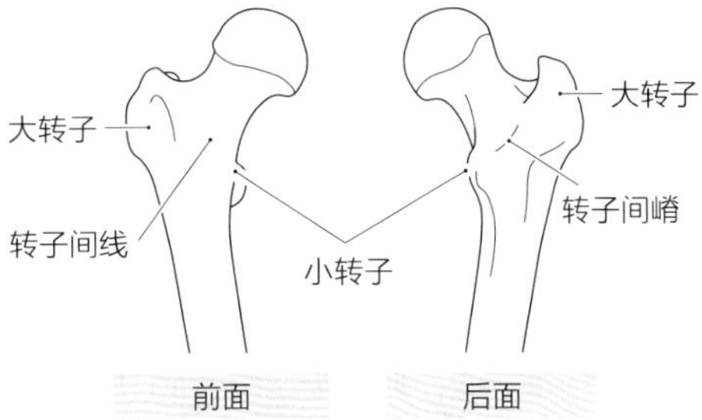

图 1-21　前倾角

图 1-22　股骨转子部

1.3.2.6 股骨距

从股骨颈后方到股骨干后方，纵向贯穿髓部的板状的致密骨板被称为股骨距（图 1-23）。近几年来，该词常用来描述股骨颈内侧的厚骨皮质，但这是一种错误的说法。

虽然在简单的 X 线片上股骨距可能没有明显的显示，但需要注意的是，在股骨近端骨折的前、后位图像中，如果内侧骨皮质移位或旋转，则股骨距无法保持连续性，这有可能是因为早期承重导致的股骨颈缩短。

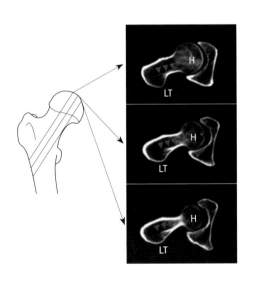

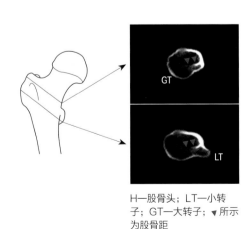

H—股骨头；LT—小转子；GT—大转子；▼ 所示为股骨距

图 1-23　股骨距

1.4 关节囊与关节囊韧带

1.4.1 关节囊

如前所述，直立双足步行的人类有着很发达的关节囊和韧带来补偿立位下股骨头的骨质覆盖的缺少。

关节囊呈圆柱状，中央部分收缩。在髋臼侧，有髋臼唇周围的臼缘及髋臼横韧带附着。在股骨侧，前方的转子间线与后方的转子间嵴约一横指的近侧和股骨颈远端相连，不覆盖整个股骨颈（图 1-24）。关节囊的主要纤维除了深部的一些，其他的都是沿着关节的长轴走行的。在关节囊内表面的纤维束包裹着股骨颈，被称为轮匝带（orbicular zone），其在关节囊中形成一个类似沙漏状的收缩，像锁环一样挤压着股骨颈，起到防止牵引的制动作用（图 1-25）。

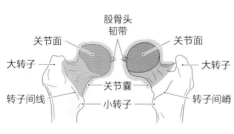

图 1-24　关节囊的附着部

关节囊前方附着于转子间线，将股骨颈整个覆盖。关节囊后方附着在转子间嵴的近侧，未将股骨颈整个覆盖

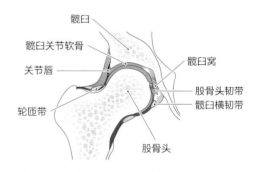

图 1-25　髋关节冠状面剖面图

轮匝带是部分关节囊的向内增厚的纤维束，它围成一个环状包裹股骨颈

1.4.2 关节囊韧带

有 3 条韧带加固关节囊：前方的髂股韧带和耻股韧带，以及后方的坐股韧带（图 1-26）。

在伸展位时，所有这 3 条韧带像被拧紧的抹布一样缠绕着股骨颈，将股骨头拉向髋臼以获得支撑。与此相对，屈曲位时这 3 条韧带则是松弛的（图 1-27）。

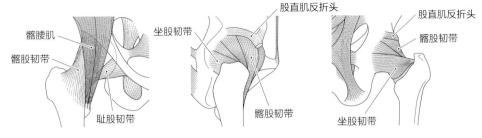

图 1-26　**髋关节的韧带结构**

　　关节囊由韧带从外面加固。前方有髂股韧带，前内侧有耻股韧带，后方有坐股韧带包绕。髂股韧带和耻股韧带连结处的中央区域没有韧带加固，但有腰大肌肌腱辅助加固。同样，坐股韧带的后上方被股直肌反折头加固

1.4.2.1　髂股韧带

　　在加固关节囊的韧带中，髂股韧带是最强的，它起于髂前下棘和髋臼上缘，并附着于股骨转子间线。它连接大转子的横向纤维并连接转子间线的纵向纤维，呈反"Y"形，故又被称为"Y"形韧带。它主要限制髋关节的伸展和外旋，也可限制内收。

1.4.2.2　耻股韧带

　　耻股韧带起于髂耻隆起的前内侧以及耻骨上支，与髂股韧带交会，止于转子窝前外侧。此韧带限制髋关节外展、外旋、伸展。

1.4.2.3　坐股韧带

　　坐股韧带起于髋臼后部与下部，向前外方向逐一旋转包裹，附着于转子窝，一部分纤维移行于轮匝带。该韧带在伸展位时处于紧张状态，髋关节屈曲位时主要限制髋关节内旋，也能限制髋关节外展。

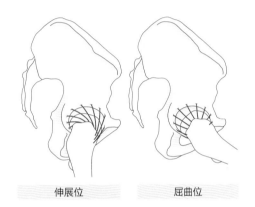

伸展位	屈曲位

图 1-27　**髂股韧带、耻股韧带和坐股韧带在不同肢位时的区别**

　　3 条韧带的所有纤维组织在屈曲位时都会松弛。在伸展位时，它们像被拧紧的抹布一样缠绕着股骨颈，将股骨头拉向髋臼以获得支撑

腰大肌肌腱处于髂股韧带与耻股韧带的会合处的中央部，坐股韧带的后上方有股直肌反折头，它们相辅相成。见图 1-26。

1.4.2.4　股骨头韧带

股骨头韧带（圆韧带）是一条附着于股骨头窝约 3 cm 的扁平的韧带，它起始于髋臼切迹和髋臼横韧带（图 1-16），将动脉引向股骨头。在儿童时期，有为股骨头供血的血管通过，但成年后，这些血管被认为是解剖学上的痕迹，已不再是供血血管，不参与稳定髋关节。然而，近年来通过关节镜、MRI 观察到，它对髋关节内收、外旋、屈曲有限制作用。

1.4.2.5　Weitbrecht 支持带

除上述韧带外，从关节囊下方到股骨头远端还存在一条 Weitbrecht 支持带，尽管它不是一条完整的韧带。据报道，在这个支持带内有一束为股骨头供血的血管。Weitbrecht 支持带分为前方、内侧、外侧支持带，其中，内侧支持带的损伤可影响股骨颈骨折时股骨头的旋转错位和骨质的愈合，这也是 Garden 分型中Ⅲ型和Ⅳ型的依据。

1.5 肌肉

与髋关节运动相关的肌肉总共有 21 块，包括髋肌和大腿肌群。髋肌分为在前方的髋内肌群与在后方的髋外肌群。大腿肌群分为前面的伸肌群、内侧的内收肌群和后面的屈肌群 3 个肌群。

表 1-2 总结了参与髋关节运动的肌肉，并从解剖学姿势的角度展示了向心性收缩时肌肉的运动状态。髋关节有 3 个方向的关节自由度，可进行屈曲、伸展、内收、外展、内旋、外旋 6 种运动。

由于髋关节的三维运动，即使是同一块肌肉，在不同肢位下，运动的作用方向也会有差异。例如，内收肌群中的长收肌，在屈曲 60° 时，屈曲和伸展的作用会发生逆转。这是由于在髋关节屈曲 60° 时，长收肌的走行与屈曲轴一致；髋关节屈曲小于 60° 时，长收肌在屈曲轴的前方走行，故有屈曲作用；髋关节屈曲大于 60° 时，长收肌的位置发生变化，在屈曲轴的后方，故起到伸展的作用（图 1-28）。

此外，臀大肌在很大程度上覆盖了髋关节的内收外展轴，在功能上可分为上方

表 1-2 与髋关节运动相关的肌肉

肌群 / 肌肉	肌肉与神经支配		屈曲	伸展	外展	内收	外旋	内旋
髋内肌群	腰大肌	股神经	○				△	
	髂肌		○				△	
髋外肌群	臀大肌上部	臀下神经		○	△		○	
	臀大肌下部			○		△		
	臀中肌前部	臀上神经	△		○			
	臀中肌后部			△	○			
	臀小肌				△			○
	阔筋膜张肌		○		△			△
	梨状肌	骶丛神经					○	
	闭孔内肌						○	
	上孖肌						○	
	下孖肌						○	
	股方肌						○	
大腿伸肌群（大腿前面的肌肉）	缝匠肌	股神经	○		△		△	
	股直肌		○					
大腿内收肌群	耻骨肌	闭孔神经	○			○		
	股薄肌					○		
	长收肌					○		
	短收肌					○		
	闭孔外肌					△	○	
	大收肌肌部	坐骨神经	△			○		
	大收肌肌腱部			△		○		
大腿屈肌群（大腿后面的肌肉）	股二头肌长头	坐骨神经		○			△	
	半膜肌			○		△		△
	半腱肌			○		△		△

注：○是主动肌，△是辅助肌。

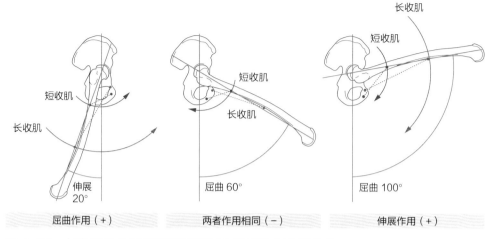

图 1-28　长收肌的作用随着髋关节屈曲角度的变化而变化

　　髋关节屈曲 60° 时，长收肌的走行与屈曲轴相一致，即在此角度时，长收肌既不参与屈曲，也不参与伸展；髋关节屈曲小于 60° 时，长收肌在屈曲轴的前方走行，故起到屈曲作用；而当髋关节屈曲大于 60° 时，长收肌在屈曲轴的后方，故起到伸展的作用

纤维和下方纤维。上方纤维在内收外展轴的上方，故有外展的作用；而下方纤维是在内收外展轴的下方，故起到内收的作用。见图 1-29。

　　臀中肌的所有纤维都分布在内收外展轴的外侧位置，所以臀中肌整体对髋关节起到外展的作用；而臀中肌的纤维分布在屈曲伸展轴和旋转轴前方与后方，故臀中肌的前方纤维与后方纤维起到的作用有所不同。前方纤维位于屈曲伸展轴和旋转轴的前方，故起到屈曲和内旋的作用；而后方纤维位于此二轴的后方，故起到伸展和外旋的作用。见图 1-30。

　　大收肌分为起于耻骨的肌部和起于坐骨的肌腱部，故肌部可以使髋关节屈曲，而肌腱部可以使髋关节伸展。

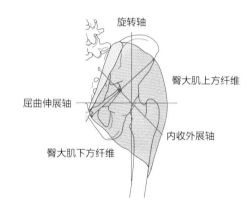

图 1-29　从运动轴的角度分析臀大肌的作用

　　以屈曲伸展轴为中心，观察臀大肌的走行可以看到，臀大肌的所有纤维均位于轴线的后方，故整体对髋关节起到伸展的作用。然而，以内收外展轴为中心观察臀大肌可以看到，其上方纤维位于轴线的上方，故起到外展的作用；反之，下方纤维起到内收的作用

1.5.1 髋内肌群

髂肌和腰大肌共同组成髂腰肌，是髋关节力量最强的屈肌（图 1-31）。髂腰肌屈曲可增强屈曲作用，是唯一能最大限度地进一步屈曲髋部的肌肉。此外，髋关节伸展位下，髂股韧带以及耻股韧带共同在股骨头的前方起着支撑髋关节稳定性的作用。

1.5.1.1 髂肌

髂肌起于髂骨内面的髂窝以及髂前下棘的下方，经过腹股沟韧带下方的肌腔隙，止于小转子。

1.5.1.2 腰大肌

腰大肌浅头起于 $T_{12} \sim L_5$ 椎体与椎间盘，深头全部都起于腰椎的肋突，经腹股沟韧带下方的肌腔隙止于小转子。

1.5.2 髋外肌群

1.5.2.1 臀肌（臀大肌、臀中肌、臀小肌、阔筋膜张肌）

臀大肌主要的作用是帮助髋关节伸展、外旋，其上方纤维起到外展的作用，下方纤维起到内收的作用。其他主要发挥外展作用的肌肉还包括臀中肌、臀小肌、阔筋膜张肌，旋转作用是由旋转轴前方的肌纤维内旋引起的，而位于旋转轴后方的肌纤维则起到外旋的作用。

臀大肌由臀下神经支配，其他肌肉

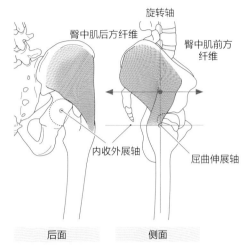

图 1-30　从运动轴的角度观察臀中肌的作用

以内收外展轴为中心，观察臀中肌的走行可以看到，臀中肌的所有纤维都位于轴的外侧，故臀中肌整体对髋关节起到外展的作用。而以屈曲伸展轴和旋转轴的位置关系来看，臀中肌的前方纤维位于此二轴的前方，故对髋关节起到屈曲和内旋的作用；反之，臀中肌的后方纤维对髋关节起到伸展和外旋的作用

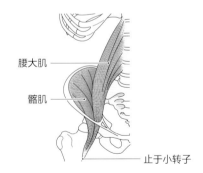

图 1-31　髂腰肌

髂肌与腰大肌合称为髂腰肌

则由臀上神经支配。上楼梯时，髋关节屈曲位下腘绳肌的作用降低，此时臀大肌将发挥作用，它在大腿的伸展方面也起到重要的作用。

臀中肌在支撑相时起到控制迈步脚侧的骨盆下沉的作用，同时具有将股骨头压向髋臼的功能。单腿站立时，阔筋膜张肌与臀中肌、臀小肌共同参与稳定骨盆。

臀大肌

根据起始点的不同，臀大肌分为浅部纤维与深部纤维。浅部纤维起于髂嵴、髂后上棘、腰背筋膜、坐骨、尾骨，越过大转子，移行于髂胫束。深部纤维起于髂骨外侧面臀后线的后方、骶结节韧带、臀中肌的筋膜，止于股骨臀肌粗隆。

臀中肌

臀中肌位于髂骨外面的臀前线与臀后线之间，起于髂嵴外唇及臀肌筋膜，止于大转子外侧面。

臀小肌

臀小肌起于髂骨外面的臀前线和臀下线之间，止于大转子前面。

阔筋膜张肌

阔筋膜张肌起于臀中肌前方的髂前上棘及阔筋膜内侧面，通过髂胫束，止于胫骨外侧的 Gerdy 结节。阔筋膜张肌可使髋关节发生屈曲、外展和内旋的运动。

1.5.2.2　旋转肌群（梨状肌、闭孔内肌、上孖肌、下孖肌、股方肌、闭孔外肌）

梨状肌、闭孔内肌、上孖肌、下孖肌、股方肌以及闭孔外肌这 6 块肌肉是使髋关节外旋的小肌群，被称为深层外旋六肌（图 1-32）。

根据髋关节屈伸角度的变化，髋关节旋转肌群的旋转作用发生变化。有研究显示，髋关节伸展 0°（解剖学姿势）时，所有的肌肉起到外旋的作用，当髋关节屈曲 90° 时，梨状肌起到内旋的作用。这是肌肉与髋关节旋转中心的位置关系发生变化而产生的现象（图 1-33）。深层外旋六肌与肩关节的腱板同理，与髂股韧带等相配合，共同形成髋关节运动的支点，对维持股骨头的动态稳定性起到作用。

梨状肌

梨状肌起于骶骨前面，从坐骨大孔穿出骨盆，止于大转子上缘。

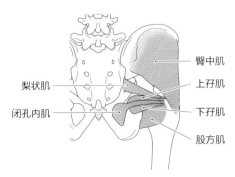

图 1-32　髋关节旋转肌群的位置关系

　　梨状肌在臀中肌后方走行，股方肌几乎与坐骨结节平齐。梨状肌与股方肌之间的间隙由上孖肌、下孖肌填满，并夹着闭孔内肌走行至转子窝

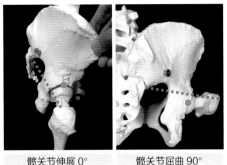

髋关节伸展 0°　　髋关节屈曲 90°

• • • • • 梨状肌的走行　● 髋关节旋转中心

图 1-33　髋关节的体位与梨状肌的旋转作用

　　髋关节中立位（解剖学姿势）时，因为肌肉通过髋关节旋转中心的后方故会发生外旋作用；而在屈曲 90° 时，因为肌肉通过髋关节旋转中心的上方故会发生内旋作用。这是由于肌肉与髋关节旋转中心的位置关系发生变化而产生的现象

闭孔内肌

闭孔内肌起于骨盆内面的闭孔膜与闭孔周围，由坐骨小孔出骨盆转折向外，止于大转子的转子窝上部。

上孖肌

上孖肌起于坐骨棘，止于股骨的转子窝。

下孖肌

下孖肌起于坐骨结节的上部，止于股骨的转子窝。

股方肌

股方肌起于坐骨结节的外侧，止于大转子后面下部与转子间嵴。

闭孔外肌

与闭孔内肌相反，闭孔外肌起于闭孔膜外面及其周围的骨面，集中在一起经股骨颈后方，止于转子窝下部。

　　经证实，除闭孔外肌以外的深层外旋肌，在髋关节屈曲位时外旋作用降低。这是因为肌肉的走行与股骨轴方向较一致，而闭孔外肌则在髋关节中立位及屈曲 90°

位时基本上与股骨轴呈正交走行，故在髋关节屈曲位时，闭孔外肌起到控制内旋的作用。

1.5.3 大腿伸肌群（大腿前面的肌肉）

作用于髋关节的大腿前面的肌肉包括缝匠肌和股直肌。二者均止于胫骨，是控制髋关节屈曲的双关节肌，由股神经支配。在许多竞技运动（如短跑、跳远等）中，它们常迅速发生离心性收缩和向心性收缩的转换，故易在肌肉起始点的髂前上棘处发生撕脱性骨折。近年来，股直肌起始部作为撞击的常见部位而备受关注。

1.5.3.1 缝匠肌

缝匠肌呈扁带状，起于髂前上棘，斜向内下方走行。其肌腱是鹅足的一部分，止于胫骨的内侧。

1.5.3.2 股直肌

股直肌包括起于髂前下棘的肌腱和起于髋臼上缘的肌腱的共同肌腱（股四头肌肌腱），穿过膝关节，止于胫骨上端。

1.5.4 大腿内收肌群

大腿内侧的肌肉属于内收肌群，全部作用于髋关节。耻骨肌可使髋关节屈曲和内旋，但内收作用比长收肌弱。股薄肌是髋关节内收肌群中唯一一个双关节肌，它的肌腱与缝匠肌和半腱肌的肌腱共同形成鹅足。内收肌群主要受闭孔神经支配，耻骨肌是髋关节内收肌群中唯一一个受股神经和闭孔神经双重支配的肌肉。见图1-34。

除大收肌外的内收肌群会发生"肌肉作用逆转"，即肌肉的功能随着髋关节体位的变化而变化。髋关节中立位及伸展位时内收肌群产生屈曲作用，而髋关节屈曲位时内收肌群产生伸展作用。因此，当内收肌群缩短时，不仅外展受限，屈曲、伸展的活动度也会受限。除了臀肌，内收肌群在步行时的骨盆支撑方面也发挥着作用。其中，大收肌在站立位时可以控制膝关节与骨盆不向外侧偏移，有使骨盆处于膝关节上方的作用。

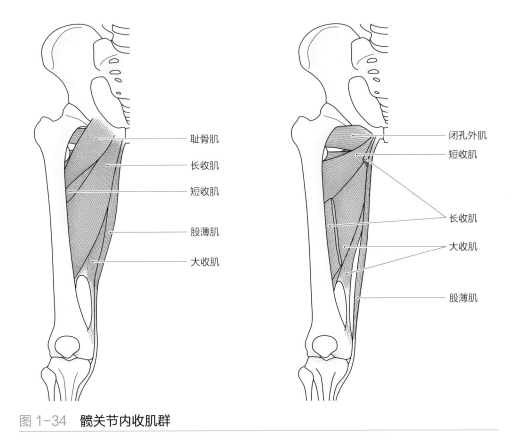

耻骨肌

长收肌

短收肌

股薄肌

大收肌

闭孔外肌

短收肌

长收肌

大收肌

股薄肌

图 1-34　髋关节内收肌群

1.5.4.1　耻骨肌

耻骨肌起于耻骨梳，止于股骨上部的耻骨线。

1.5.4.2　股薄肌

股薄肌起于耻骨联合的外侧，向大腿最内侧走行，肌腱终止成为鹅足的一部分，止于胫骨粗隆内侧。

1.5.4.3　长收肌

长收肌与耻骨肌内侧相连，起于耻骨结节下方的强力肌腱，止于大腿后面的股骨粗线中段 1/3 处，具有使髋关节内收、屈曲并辅助参与外旋的作用。

1.5.4.4　短收肌

短收肌的整块肌肉被耻骨肌和长收肌所覆盖。短收肌起于耻骨下支的下部较短的肌腱，止于股骨的耻骨线下半部与股骨后面的股骨粗线内侧。

1.5.4.5　大收肌

大收肌是最大也是力量最强的内收肌，分为起于耻骨下支、止于粗线内侧的肌部，以及起于坐骨支和坐骨结节、止于内收肌结节的肌腱部。肌部参与髋关节屈曲，肌腱部参与髋关节伸展。

1.5.5　大腿屈肌群（大腿后面的肌肉）

大腿后面作用于髋关节的肌肉包括股二头肌、半腱肌和半膜肌，它们统称为腘绳肌。腘绳肌是负责髋关节伸展和膝关节屈曲的双关节肌，受坐骨神经支配。

腘绳肌的膝关节杠杆臂小于髋关节杠杆臂，因此，在足部接触地面发生闭链运动（closed kinetic chain，CKC）时，确保了骨盆的稳定性。由于强大的髋关节伸展作用，腘绳肌使大腿向后方移动，将胫骨向后拉，其也作为膝关节的伸肌发挥作用。

1.5.5.1　股二头肌

股二头肌长头起于坐骨结节，短头起于股骨粗线外侧，主要在大腿外侧走行，止于腓骨小头。股二头肌长头是参与髋关节伸展的双关节肌。

1.5.5.2　半腱肌

半腱肌起于坐骨结节下内侧部，在大腿内侧走行，其肌腱为鹅足的一部分，止于胫骨粗隆内侧。

1.5.5.3　半膜肌

半膜肌处于深层，起于坐骨结节上外侧部，在大腿内侧走行，止于胫骨内侧髁后部、腘斜韧带、腘筋膜、膝关节后方关节囊、内侧副韧带及内侧半月板。

1.6 神经系统

1.6.1 知觉

1.6.1.1 皮肤的支配神经

大腿前面的肌皮神经是由第 1~4 腰神经发出的。腰部外侧至腹股沟由髂腹下神经支配，大腿外侧是由股外侧皮神经支配，大腿前面上部中央受生殖股神经的股支支配，大腿上侧内部是由髂腹股沟神经支配。此外，在大腿的前表面分布着股神经的前部皮支，大腿内侧受闭孔神经皮支支配。见图 1-35。

臀部皮神经的神经支配因部位的不同而不同。臀部上部受第 1~3 腰神经的后支，即臀上皮神经支配；臀部外侧是由髂腹下神经皮支支配；臀部内侧是由第 1~3 骶神经后支的皮支支配，其分布于臀中区的皮肤；臀部下部是由股后皮神经的分支，即臀下皮神经支配。见图 1-36。

1.6.1.2 支配关节囊的神经

在髋关节周围的所有组织中，髋关节囊的感觉感受器数量最多。可见机械感受器（鲁菲尼小体、环层小体、高尔基－马佐尼小体）和游离的神经末梢。

支配髋关节囊的神经包括前面的腰丛和后面的骶丛。髋关节囊前方受股神经支配；前内侧受闭孔神经和副闭孔神经支配；上方受臀上神经支配；后上方受坐骨神经支配；后下方受臀下神经及股方肌支的关节囊支支配。

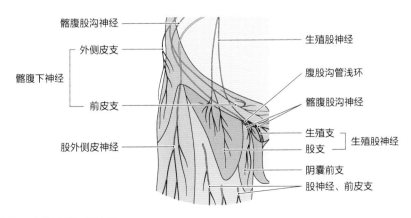

图 1-35　**大腿部的皮神经**

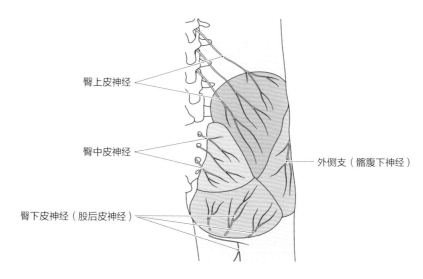

臀上皮神经

臀中皮神经

外侧支（髂腹下神经）

臀下皮神经（股后皮神经）

图 1-36　臀部、大腿后面的皮神经

由于关节囊受多重神经支配，在髋关节疾病中，关节囊的侵害刺激会导致髋关节以外的多个部位的牵涉痛。因此，髋关节疾病与腰椎疾病和膝关节疾病的鉴别诊断非常重要。

1.6.2　运动

腰丛和骶丛的各分支支配髋关节周围的肌肉。前者包括股神经、股外侧皮神经及闭孔神经；后者包括臀上神经、臀下神经及坐骨神经。见图 1-37。

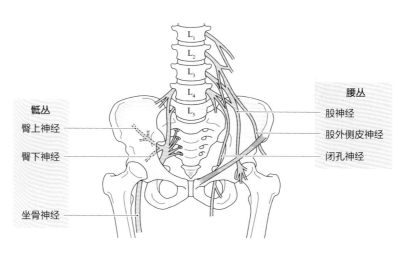

骶丛

臀上神经

臀下神经

坐骨神经

腰丛

股神经

股外侧皮神经

闭孔神经

图 1-37　髋关节周围的神经走行

1.6.2.1 股神经（$L_{2\sim4}$腰神经）

股神经是腰丛最大的分支，从 $L_{2\sim4}$ 腰丛发出，走行于腰大肌和髂肌之间的外下方，在股动脉外侧，从腹股沟韧带下方到大腿前方穿出。骨盆内的髂肌和腰大肌，以及骨盆外（臀部）的股四头肌、缝匠肌等髋关节屈肌和内收肌中，股神经仅在耻骨肌有肌支突出。见图 1-38。

1.6.2.2 闭孔神经（$L_{2\sim4}$腰神经）

闭孔神经由 $L_{2\sim4}$ 腰神经前支的腹侧支形成，在腰大肌内侧走行，在骶髂关节水平进入小骨盆，与闭孔动脉共同穿过闭孔至股骨前内侧。闭孔神经分为前支和后支，从闭孔管穿出后，跨过闭孔外肌。前支在长收肌与短收肌之间走行，发出肌支从长收肌、短收肌和股薄肌穿出。后支贯穿闭孔外肌，走行于短收肌与大收肌之间，发出肌支从闭孔外肌、大收肌、短收肌穿出。除闭孔神经外，耻骨肌受股神经支配，大收肌受坐骨神经支配。见图 1-39。

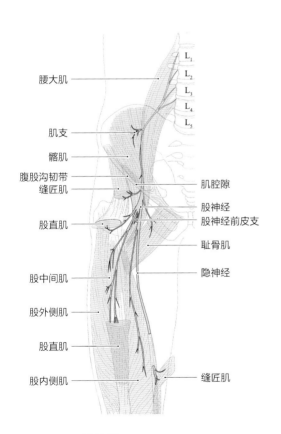

图 1-38　股神经

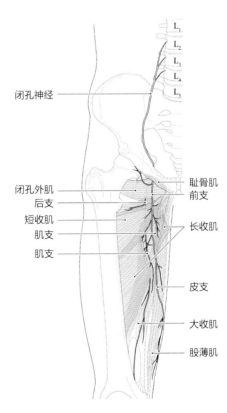

图 1-39　闭孔神经

臀上神经、臀下神经及坐骨神经是骶丛的分支，由 L_4 腰神经至 S_3 骶神经发出形成。此 3 根神经都通过骨盆后壁，从坐骨大孔穿出。

1.6.2.3 臀上神经（L_4 腰神经至 S_1 骶神经）

臀上神经是唯一的运动支。其通过梨状肌上孔至臀部，发出肌支从臀中肌、臀小肌及阔筋膜张肌穿出（图 1-40）。

1.6.2.4 臀下神经（L_5 腰神经至 S_2 骶神经）

臀下神经通过梨状肌下孔出臀部后，再发出肌支从臀大肌穿出（图 1-41）。

1.6.2.5 坐骨神经（L_4 腰神经至 S_2 骶神经）

坐骨神经是人体最大的神经，与臀下神经共同通过梨状肌下孔，与坐骨切迹上缘相连，通过坐骨大孔到臀部。在臀部，其穿过大转子与坐骨结节连线的内 1/3 处。坐骨神经分布于大腿屈肌群并在大腿后面下行，在腘窝处分为胫神经和腓总神经。坐骨神经发出肌支从半腱肌、股二头肌、大收肌及半膜肌穿出。见图 1-42。

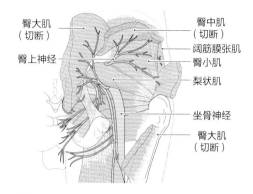

臀大肌（切断）　臀上神经　臀上神经

臀中肌（切断）　阔筋膜张肌　臀小肌　梨状肌　坐骨神经　臀大肌（切断）

图 1-40　**臀上神经**

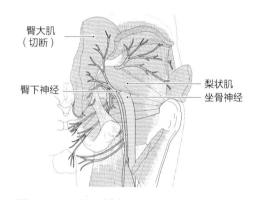

臀大肌（切断）　臀下神经

梨状肌　坐骨神经

图 1-41　**臀下神经**

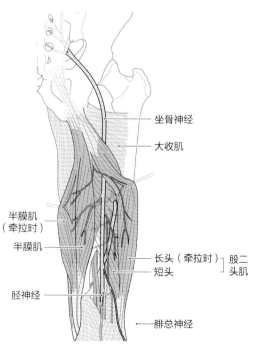

坐骨神经　大收肌

半膜肌（牵拉时）　半膜肌

长头（牵拉时）　短头　股二头肌

胫神经

腓总神经

图 1-42　**坐骨神经**

1.7 血管系统

与髋关节血液循环相关的血管系统分为髂内动脉和髂外动脉 2 个分支。来源于髂外动脉分支的股骨头的血液循环有其特殊性，儿童期好发的股骨头骨骺骨软骨病（Perthes disease）、成人的特发性股骨头坏死、继发股骨颈骨折的股骨头坏死等均与其密切相关。

1.7.1 髋关节周围的血管系统

髂总动脉在约 L$_4$ 下端的位置分叉后，从骶髂关节的前面分出髂内动脉和髂外动脉。髂内动脉大致分为臀上动脉和臀下动脉。臀上动脉是从梨状肌的上方发出，与臀上神经共同穿过坐骨大孔至臀部，分布于臀肌。与之相反的臀下动脉则是与坐骨神经、臀下神经等共同从梨状肌的下方一起穿过坐骨大孔至臀部，分布于臀大肌的下部。闭孔动脉与闭孔神经共同从闭孔上缘发出，到大腿前内侧穿出，分为前支与后支。闭孔动脉前支分布于内收肌上部；闭孔动脉后支，即髋臼支，则成为股骨头韧带动脉。

髂外动脉在骨盆内前下方走行，从腹股沟韧带下的血管裂孔穿出，至大腿前面形成股动脉，并向腘动脉移行。股动脉虽然有很多分支，但股深动脉及其分支所包括的旋股内、外侧动脉对于髋关节周围及股骨头的营养供给起着十分重要的作用。股深动脉是与密切参与股骨头血液循环的旋股内侧动脉从中央发出并向后方分叉的，它们共同通过转子部前方至大转子，分出旋股外侧动脉。见图 1-43。

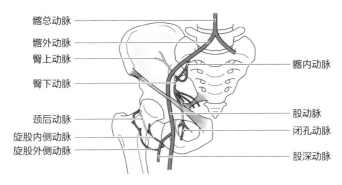

左侧标注（从上到下）：髂总动脉、髂外动脉、臀上动脉、臀下动脉、颈后动脉、旋股内侧动脉、旋股外侧动脉

右侧标注（从上到下）：髂内动脉、股动脉、闭孔动脉、股深动脉

图 1-43　髋关节相关的血管系统

髂总动脉分为髂内动脉和髂外动脉这两大血管。髂内动脉分为臀上动脉和臀下动脉。髂内动脉下行又分出闭孔动脉。髂外动脉经腹股沟韧带附近形成股动脉，股深动脉是股动脉分出的。股深动脉向后方分出旋股内侧动脉和旋股外侧动脉

1.7.2　股骨头的血管系统

股骨头的血液循环有 2 条路径：分别经支持带动脉和股骨头韧带动脉（图 1-44）。股骨头周围的营养主要由股骨头韧带动脉供给，但范围较小，一般认为对股骨头内的供血不重要。

对股骨头的血液循环影响最深的是从旋股内侧动脉发出的颈后动脉和下支持带动脉（inferior retinacular artery，IRA）。颈后动脉在转子间嵴走行，在转子窝形成上支持带动脉（superior retinacular artery，SRA）。上支持带动脉在末梢形成骺外侧动脉并穿入骨骺，负责包括负荷部位的股骨头外上方 2/3 处的大范围营养供给。下支持带动脉的末梢形成干骺端下侧动脉，从位于股骨颈内侧的强韧的支撑组织 Weitbrecht 支持带中通过，进入股骨头的后内侧。干骺端下侧动脉供给股骨头内下方 1/3 区域的营养，较少参与负荷部位的血液循环。

旋股外侧动脉的分支是股骨头前内侧的一部分，较少参与股骨头负荷部位的血液循环，与旋股内侧动脉的分支，即颈后动脉在骨外汇合，在股骨颈部形成动脉环。

股骨头韧带动脉由闭孔动脉分出，进入髋臼窝，穿过股骨头韧带，从股骨头窝发出骺内侧动脉进入骨内，为股骨头韧带止点周围的小区域供给营养。

SRA 和 IRA 的存在与否决定股骨颈骨折的愈合情况。当 SRA 的血行被中断时，剩余的 IRA 和股骨头韧带动脉的血行则无法代偿，以股骨头负重部为中心的灌注区则会发生股骨头的塌陷变形。

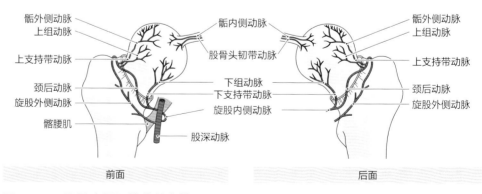

图 1-44　股骨头周围的营养血管

股骨头最重要的营养血管是上支持带动脉末梢形成的骺外侧动脉

参考文献

[1] 高橋秀雄：ヒト骨盤の形態．3次元形態の性差中心に．歩行の進化と老化（木村 賛編），人間科学全書，研究報告シリーズ 1，てらぺいあ，東京：135-48，2002．

[2] NHK取材班：生命40億年はるかな旅 5．ヒトがサルと分かれた日／ヒトは何処へ行くのか．日本放送出版協会：20-28，1995．

[3] 竹村義治：人類の進化における直立二足歩行の光と影 – 整形外科医の立場から．旭川医科大学研究フォーラム12：23-26，2011．

[4] 松村秋芳，岡田守彦，高橋裕：猿人類の大腿骨と上腕骨：初期人類の二足歩行を探る手がかりを求めて．歩行の進化と老化（木村 賛編），人間科学全書、研究報告シリーズ 1，てらぺいあ，東京：21-33，2002．

[5] Lovejoy CO: Evolution of human walking. Sci Am 259: 118-125, 1988.

[6] Matsumura A, Gunji H, Takahashi Y, et al: Cross-sectional morphology of the femoral neck of wild chimpanzees. Int J Primatol 31: 219-238, 2010.

[7] 松村秋芳，高橋裕，石田英実，他：二足起立ラット大腿骨の運動適応：骨密度と横断面形状からみた分析．バイオメカニズム 15：89-95，2000．

[8] 諏訪 元：中新世末から鮮新世の化石人類：最新の動向．地学雑誌 111：816-831，2002．

[9] 林典雄：運動療法のための機能解剖学的触診技術．メジカルビュー社，東京，2012．

[10] 川嶋禎之，祖父江牟婁人：関節の形態と機能／下肢 股関節．関節外科 9（増刊号）：113-125，1990．

[11] Lanz J, Wachsmuth W: PraktischeAnatomie, Bein und Statik. Springer-Verlag, Berlin, 152-214, 1972.

[12] 野口康男：股関節の成長と変形．神中整形外科学（岩本幸英編），南山堂，東京：837-842，2013．

[13] Crane L: Femoral torsion and its relation to toeing-in and toeing-out. J Bone Joint Surg Am 41: 421-428, 1959.

[14] 平尾尚徳：先天股脱整復後の骨頭核変形と前捻角の関係．慈恵会誌 76：534-542，1960．

[15] Fabeck L, Tolley M, et al: Theoretical study of the decrease in the femoral neck anteversion during growth. Cells Tissues Organs 171: 269-275, 2002.

[16] Harty M: The calcarfemorale and the femoral neck. J Bone Joint Surh 39A: 625-630, 1957.

[17] 浅野昭裕：運動療法に役立つ単純X線像の読み方，メジカルビュー社：177，2011．

[18] Ito H, Song Y, Lindsey DP, et al: The proximal hip joint capsule and the zona orbicularis contribute to hip joint stability in distraction. J Orthop Res 27: 989-995, 2009.

[19] Kapandji IA: The hip. In: The physiology of the joints: lower limb annotated diagrams of the mechanics of the human joints-lower limb. 5th ed. Vol2. Elsevier.: 24-33, 1987.

[20] Cerezal L, Kassarjian A, et al: Anatomy, biomechanics, imaging, and management of ligamentumteres injuries. Radiographics 30: 1637-1651, 2010.

[21] 南澤育雄：下肢骨折および脱臼 – 大腿骨近位部．整形外科手術 2-A 外傷 I （黒川高秀総編集，原田征行ほか編集），中山書店：102-116，1994．

[22] Garden RS: Low-angle Fixation in fractures of the femoral neck. J Bone Joint Surg Br 43: 647-663, 1961.

[23] 森於菟，小川鼎三大内弘，他：分担解剖学 1 総説・骨学・靱帯学・筋学第 11 版，金原出版：378-384，1992．

[24] Castaing J, et al: 図解関節・運動器の機能解剖下肢編，共同医書出版社：47，1993．

[25] 林典雄：運動療法のための機能解剖学的触診技術下肢・体幹，メジカルビュー社：160-164，2012．

[26] 林典雄：運動療法のための機能解剖学的触診技術下肢・体幹，メジカルビュー社：154-155，2012．

[27] Delp SL, Hess WE, et al: Variation of rotation moment arms with hip flexion. J Biomech 32: 493-501, 1999.

[28] 平野和宏，木下一雄，加藤努，他：ヒト屍体を用いた股関節外旋筋群の機能解剖の検討 –THA 術後脱臼予防における内・外閉鎖筋の役割 –．Hip joint 35：174-176，2009．

[29] Kampa RJ, Prasthofer A, Lawrence-Watt, et al: The internervous safe zone for incision of the capsule of the hip. A cadaver study. J Bone Joint Surg Br 89: 971-976, 2007.

[30] Lesher JM, Dreyfuss P, Hager N, et al: Hip joint pain referral patterns: a descriptive study. Pain Med 9: 22-25, 2008.

[31] 松尾丈夫:"股関節". 標準整形外科学第10版. 国分正一, 鳥巣兵彦監修, 医学書院: 504-505, 2010.

[32] 古賀大介, 神野哲也:"解剖学" 股関節学. 久保俊一編, 金芳堂: 20, 2014.

[33] 森於菟, 小川鼎三, 大内, 弘、他: 分担解剖学1 総説・骨学・靱帯学・筋学第11版, 金原出版, 1992.

[34] Anderson JE（森田茂、楠豊和訳）: グラント解剖学図譜第3版, 医学書院, 東京, 1990.

[35] 宮永豊: 機能解剖と生体力学. 図説臨床整形外科講座6A 骨盤・股関節（寺山和雄編）, メジカルビュー社, 東京: 15, 1983.

[36] Michael Schunke, Erik Schulte, Udo Schumacher（坂井建雄, 松村讓兒監訳）: プロメテウス解剖学アトラス解剖学総論／運動器系, 医学書院, 東京, 2009.

[37] 林典雄:"下肢の筋". 運動療法のための機能解剖学的触診技術下肢・体幹, メジカルビュー社: 140-179, 2012.

[38] 市橋則明: 股関節の動きを運動学的視点から考える. 理学療法学38（8）: 613-614, 2011.

[39] 古賀大介, 神野哲也:"解剖学". 股関節学. 久保俊一編, 金芳堂: 62, 2014.

[40] 渥美敬, 久保俊一:"解剖学". 股関節学. 久保俊一編, 金芳堂: 53-58, 2014.

第 2 章

髋关节生物力学

所谓的生物力学（biomechanics）是从力学观点讨论生物的运动及与该运动相关的构造的知识领域。生物力学分为研究运动的生物体的位置、速度及加速度等的运动学，以及以共同运动时一起作用的力量的大小作为对象的运动力学。

关节运动受到关节面的形状及韧带的走向等解剖学的影响，解剖学也和关节运动有一致性。换而言之，运动学与解剖学是表里如一的关系，我们通常需要从这两个方面来考虑关节运动。

髋关节作为负重关节具有强大、稳固的支撑性，能反复承受较大的负荷压力，同时髋关节还是 3 轴旋转高自由度的关节。因此，掌握生物力学的知识对进行有关髋关节的生物力学研究，以及进行安全、高效的运动治疗尤为重要。

2.1 髋关节的运动

2.1.1 髋关节的活动范围与制动

髋关节在三维空间所有的方向，有屈曲－伸展、外展－内收、外旋－内旋的活动范围，其中屈曲－伸展的活动范围最大（表 2-1）。

在矢状面上的"基本体位"是髋关节伸肌松弛而屈肌紧张的状态。这有利于髋关节屈曲，但不利于向前方移动所需要的伸肌运动。当突然向前方移动时，像蹲伏式起跑那样从基本体位大幅度屈曲髋关节，是为了给髋关节伸肌提供适当的张力。

限制髋关节活动范围的主要结构为躯干、对侧下肢、髋臼、韧带。除此之外，还有拮抗肌从相反方向施加的张力（表 2-1）。另外，这些限制因素也受相邻关节体位的影响。膝关节在屈曲位时，由于拮抗肌中的腘绳肌松弛，髋关节可屈曲 120° 或者以上；而膝关节在伸展位时，髋关节最大可屈曲 90°。关于髋关节的伸展范围，由于股直肌张力的原因，如果膝关节屈曲，髋关节的伸展角度大约减小 10°。对于有髋关节屈曲挛缩的病例，伸髋时需要注意，因为患者可能通过腰椎的过度伸展进行代偿。

表 2-1　髋关节的活动范围和制动组织

运动	活动范围	主要的制动组织	主要的动作肌
屈曲	0°～125°	躯干	髂腰肌、股直肌、阔筋膜张肌
伸展	0°～15°	髂股韧带	臀大肌、大收肌、内侧腘绳肌
外展	0°～45°	髋臼、耻股韧带	臀大肌、臀中肌、阔筋膜张肌、股直肌
内收	0°～20°	对侧下肢、髂股韧带	大收肌、长收肌、短收肌、臀大肌
外旋	0°～45°	髂股韧带、髋臼	臀大肌、臀中肌、髂腰肌
内旋	0°～45°	坐股韧带	臀中肌、臀小肌、阔筋膜张肌

2.1.2　髋关节的活动范围与日常生活活动

从 20 世纪 60 年代后半期开始，电动式测角仪（electric goniometer）被广泛应用于对日常生活活动中髋关节的活动范围进行分析。近年来，还有关于使用开放式 MRI 方法和红外线反射标记及红外线摄像的方法进行分析的研究报道。

《日本骨科学会髋关节功能判定标准（JOA Hip Score）》中的日常生活活动项目包括坐下、蹲下、站起、上下楼梯、上下车、脱袜子和剪指甲等动作，若能顺利进行以上活动，髋关节需要屈曲 120°～130°、外展 20°、外旋 30°、内旋 20° 左右。从髋关节三维空间测量中可以看到日常生活活动中髋关节的最大活动值（表 2-2）和平均活动值（表 2-3）。

表 2-2　日常生活活动中髋关节的最大活动值

动作	运动面	角度
弯腰系鞋带	矢状面（屈曲） 冠状面（外展） 水平面（外旋）	129° 18° 13°
跷二郎腿系鞋带	矢状面（屈曲） 冠状面（外展） 水平面（外旋）	115° 24° 28°
从椅子上站起和坐下	矢状面（屈曲） 冠状面（外展） 水平面（外旋）	112° 20° 14°
弯腰捡地板上的物品	矢状面（屈曲） 冠状面（外展） 水平面（外旋）	125° 21° 15°
下蹲	矢状面（屈曲） 冠状面（外展） 水平面（外旋）	114° 27° 24°
上楼梯	矢状面（屈曲） 冠状面（外展） 水平面（外旋）	68° 16° 18°

表 2-3　髋关节的平均活动值

文献	动作	屈曲	外展	外旋
山村（2007） 开放式 MRI	跪坐	55°	4.8°	1°
	盘腿坐	106.7°（最大值 133.3°）	25.3°（最大值 35°）	41.8°（最大值 48.5°）
	日式端坐	109.7°（最大值 117.2°）	−3.7°（最小值 −9.4°）	−8.4°（最小值 −18.7°）
	下蹲（足跟着地）	110.8°（最大值 122.4°）	2.2°	−9.6°
	"W" 坐姿	91.3°（最大值 108.9°）	−1°（最小值 −5.2°）	−37.2°（最小值 −50.1°）
Hemmerich（2006） 红外线摄像	下蹲（足跟着地）	95.4° ± 26.2°	28.2° ± 13.9°	25.7° ± 11.8°
	下蹲（足跟不着地）	91.3° ± 17.1°	31.7° ± 11.2°	33.7° ± 12.7°

2.2 关节的润滑机制

2.2.1 关节软骨

关节软骨在组织学上被归类为透明软骨，由 80% 的水、20% 的软骨基质和少量的软骨细胞组成。软骨基质的主要成分是胶原蛋白和蛋白多糖。结构性胶原蛋白形成的网状结构中含有大量含水的蛋白多糖和软骨细胞，这种特殊的结构造就了软骨基质固有的黏弹性。见图 2-1。这种富含黏弹性体的关节软骨起到了减震和润滑的作用。

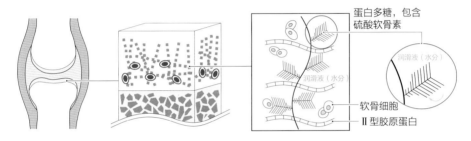

图 2-1　关节软骨

　　关节软骨主要由水、蛋白多糖、Ⅱ型胶原蛋白、软骨细胞构成。关节软骨的主要成分蛋白多糖中所含的硫酸软骨素起到海绵的作用，可以储存足够多的润滑液（水分），使关节活动顺畅

关节软骨由绒毡层、表层、中间层、深层和钙化层组成，深层和钙化层之间存在潮线（tidemark）（图 2-2）。

关节软骨的厚度根据体重、部位和其在关节内的位置的不同而不同。在人体髋关节中，髋臼侧和股骨头侧关节软骨的厚度为 2 ~ 4 mm，关节软骨在股骨头的前内侧、髋臼的上外侧最厚。

关节软骨的功能包括关节的运动与力量的分散，具有分散作用于关节的冲击负荷并将其传递至软骨下骨，以及保护骨骼的功能。此外，伴随着负荷的增加，关节软骨黏弹性体会变形并且力被吸收，最终使关节运动顺畅。

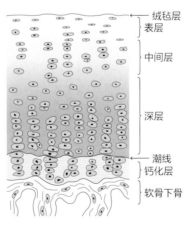

图 2-2　关节软骨的分层

　　软骨细胞从表层到深层逐层变大并呈球形、柱状排列，但细胞密度会逐层降低。胶原纤维越深，越垂直于关节面，细胞密度越小

关节软骨通过关节液的扩散获取营养，关节液的扩散需要对关节施加间歇性负荷并伴随着软骨的压缩和恢复才能实现。长时间的关节固定和无负荷会阻碍关节液的扩散，并由于营养不良引起关节软骨退化。

成熟后的关节软骨缺少血管、淋巴管及神经组织，一旦关节软骨损伤就很难修复，并且与其他组织的修复形态不同。

关节软骨损伤的自然修复机制根据损伤深度的不同而不同。在损伤未到达软骨下骨（部分缺损）的情况下，在损伤部位的周围看不到炎症细胞浸润，损伤部位会保持原样。当损伤到达软骨下骨（全层缺损）时，未分化的间充质细胞从骨髓侵入，并由这些细胞形成修复组织，关于修复组织是透明软骨还是纤维软骨还存在着很多争议。

关节软骨具有润滑机制，而且其弹性率低，厚度 3 mm 左右，这样的关节软骨能够承受 70～80 年的使用年限。

2.2.2 润滑的生物力学

润滑意味着减少相互接触的表面之间的摩擦。

滑膜关节含有少量滑液，覆盖整个关节腔表面，如软骨、滑膜、半月板等。滑液是软骨的营养来源，也是软骨和软骨、软骨和滑膜之间的润滑剂。

生物体的润滑分为边界润滑与流体润滑 2 种[①]。关节在低负荷、低速运动时边界润滑起主要作用，而关节在高负荷、高速运动时流体润滑起主要作用。

有关润滑的滑膜关节和机械轴承之间的比较研究结果显示滑膜关节具有无与伦比的优越性。人体关节的摩擦系数（软骨对软骨为 0.001～0.002）比工业上生产出来的可实现低摩擦系数（金属对塑料为 0.01～0.03，金属对金属为 0.03～0.08）要更低一个量级，是非常优秀的摩擦系数，可以保证关节运动更顺畅。

---

① 边界润滑是指两个面接触情况下的润滑，流体润滑是指流体介入两个面之间的润滑。

2.3 髋臼唇的结构与力学特征

髋臼唇（acetabular labrum）是除了髋臼切迹，与髋臼边缘相连的马蹄形的纤维软骨组织。肩关节的肩胛骨关节窝也存在关节唇，在本书中除非另有说明，否则"关节唇"这一术语只用于表示髋臼唇。

2.3.1 关节唇的结构

关节唇在髋臼边缘直接附着于骨骼，并且在髋臼切迹与髋臼横韧带（横韧带）相连。关节唇的横截面呈三角形，形态为前宽约 6.3 mm，上部厚度约 5.5 mm。关节唇位于关节腔和关节囊之间，关节面侧通过钙化层和关节囊侧直接且牢固地连接。关节唇和关节软骨通过 1~2 mm 的移行部连续。见图 2-3。关节唇主要由臀上动脉和臀下动脉供血，这些血管分布在关节唇内并围绕着关节唇。

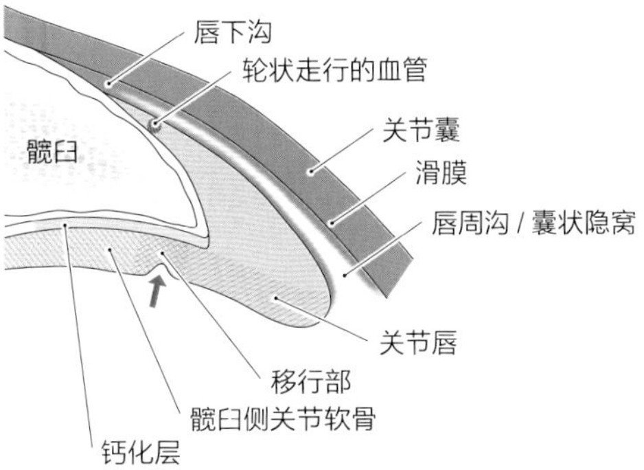

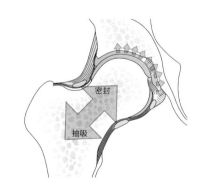

唇下沟
轮状走行的血管
髋臼
关节囊
滑膜
唇周沟 / 囊状隐窝
关节唇
移行部
髋臼侧关节软骨
钙化层

← 所示为关节唇和关节软骨的移行部（在前上方和后上方存在凹槽）

图 2-3　关节唇附着部断面

2.3.2 关节唇的生物力学

关节唇的静态功能是使关节软骨的面积增加了 28%，使髋臼的体积增加了 30%。

关节唇动态功能包括抽吸功能（suction）和密封功能（sealing）（图 2-4）。抽吸功能是通过抵抗股骨头与髋臼之间的拉力来提高关节稳定性。密封功能主要是密封压缩力，以少量的关节液将压缩力均匀地密封在髋臼关节软骨上，同时，还能将营养物质有效地输送到软骨。

密封

抽吸

图 2-4　抽吸功能与密封功能

换而言之，关节唇通过密封关节的内部（密封功能）和保持外部负压（抽吸功能），用最少的关节液使关节稳定，并使关节顺利地运动，且能分散压力，还是为关节软骨供给营养的重要组织之一。关节唇发生损伤后会失去这些功能，导致关节稳定性降低，这是引起软骨损伤的主要原因。

2.4 代表性的 X 线影像学指标

X 线影像学评估为髋关节疾病的运动治疗的选择及效果的评估提供了有用的信息。此外，为了能够更好地理解髋关节的生物力学，对 X 线检查结果一定要有正确的认识。因此，在这里有必要整理和总结一下目前在临床广泛使用的 X 线诊断方法和评估方法，这些知识对治疗师而言很重要。

2.4.1 髋臼角（α 角）

在骨骺线未闭合的幼儿期，连接髋臼缘（髋臼的上外侧缘）和 Y 软骨外上角的直线与连接两侧 Y 软骨的 Y 软骨线（Hilgenreiner 线）形成的夹角就是髋臼角（α角）（图 2-5a）。正常情况下，女孩的髋臼角为 35°，男孩的髋臼角为 30° 以下，超过以上范围需要考虑髋臼发育不良。

2.4.2 Sharp 角

Sharp 角是髋臼外侧缘和泪滴下端的连线与骨盆水平线（泪滴线）的夹角（图 2-5b）。Sharp 角与髋臼角一样表示髋臼的倾斜度，是股骨头是否被髋臼充分覆盖的指标。正常情况下，Sharp 角为 33°～38°，40° 以上需要考虑髋臼发育不良。

2.4.3 CE 角

CE 角是股骨头中心和髋臼外侧缘的连线与两侧股骨头中心连线的垂线所形成的夹角（图 2-5c），其显示了髋臼与股骨头的相对位置关系。成人 CE 角的正常角度为 25° 以上，20° 以下评价为髋臼发育不良。

2.4.4 髋臼头指数

股骨头内侧端到髋臼边缘外侧端之间的距离以 A 表示，股骨头外直径以 B 表示，髋臼头指数（acetabular head index，AHI）=A/B × 100%（图 2-5d）。AHI 表示股骨头被髋臼覆盖的程度。AHI 正常值为 80% 以上，75% 以下需要考虑为髋臼发育不良。

2.4.5　髋臼顶倾角

髋臼顶倾角（acetabular roof obliquity，ARO）是髋臼负重部硬化带（sourcil）的内侧缘和髋臼外侧缘的连线与骨盆水平线所成的夹角（图 2-5e），其表示髋臼负重面的倾斜角。随着髋臼负重硬化带宽度减小，ARO 也随之减小。ARO 通常是一个正值。

2.4.6　髋臼深度比

从髋臼外侧缘到泪滴末端的连线的距离以 AW 表示，这条线与髋臼之间的垂线的最大距离以 AD 表示，髋臼深度比（acetabular depth ratio，ADR）=AW/AD×1000（图 2-5f）。ADR 是髋臼的深度指数，正常值为 280～300。

2.4.7　Shenton 线

在正常髋关节的正位 X 线片中，沿着股骨内侧向近侧的一条线在股骨颈部向内侧弯曲，其延伸部分平滑地连接到闭孔的上缘，形成一个向上方凸起的曲线即为 Shenton 线（图 2-5g）。（译者注：Shenton 线是指正常骨盆 X 线片中耻骨下缘弧线与股骨颈内侧弧线连成的弧线。）

但是，在退行性髋关节炎、髋关节脱位、股骨颈骨折等病例中，此条弧线不连续，存在形态异常和错位等现象。

2.4.8　股骨头脱位程度（Crowe 分型）

髋关节半脱位是髋关节脱位程度的指标。股骨头脱位程度（Crowe 分型）以股骨头的直径为基准，评估其脱位到百分之几的上移程度，分为 4 型（图 2-5h）。由于股骨头的直径约为骨盆高度（正位 X 线片中连接两髂骨上缘的线与连接两坐骨下缘的线之间的距离）的 1/5，即使在股骨头有变形的情况下也容易使用 Crowe 分型。最轻的 Ⅰ 型为脱位小于 50%（向上移动小于股骨头直径的 1/2），最严重的 Ⅳ 型为脱位 100% 以上（向上移动一个骨头以上）。

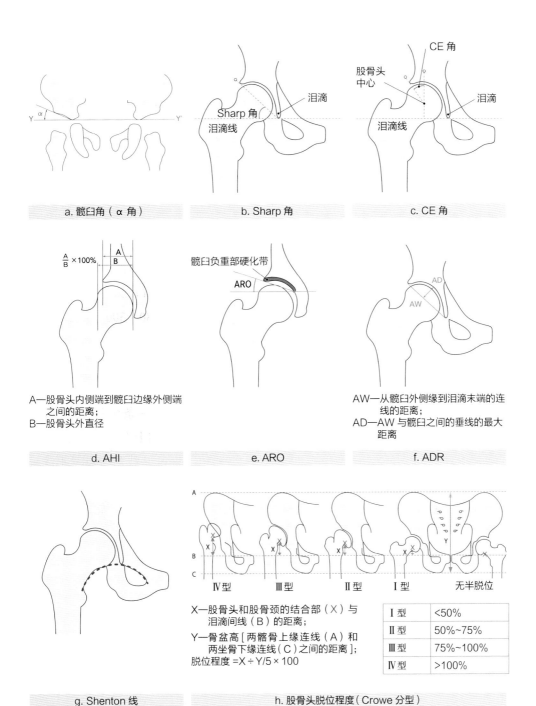

a. 髋臼角（α 角）

b. Sharp 角

c. CE 角

A—股骨头内侧端到髋臼边缘外侧端之间的距离；
B—股骨头外直径

d. AHI

髋臼负重部硬化带

e. ARO

AW—从髋臼外侧缘到泪滴末端的连线的距离；
AD—AW 与髋臼之间的垂线的最大距离

f. ADR

g. Shenton 线

X—股骨头和股骨颈的结合部（X）与泪滴间线（B）的距离；
Y—骨盆高 [两髂骨上缘连线（A）和两坐骨下缘连线（C）之间的距离]；
脱位程度 =X ÷ Y/5 × 100

Ⅰ 型	<50%
Ⅱ 型	50%~75%
Ⅲ 型	75%~100%
Ⅳ 型	>100%

h. 股骨头脱位程度（Crowe 分型）

图 2-5　X 线片中代表性的骨形态指标

2.5 对髋关节的作用力

髋关节的负重负荷可以表示为作用于髋臼侧的合力（resultant compression force，R）。髋关节承受的负荷是由施加在关节上的合力大小、方向以及关节负荷面积决定的。正常髋关节的髋臼和骨头的适应性良好，但当髋关节存在疾病时，具有陡峭的 Sharp 角的关节面向外上方的剪切力增大。见图 2-6。

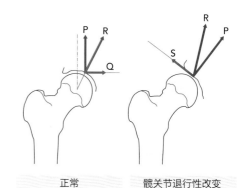

| 正常 | 髋关节退行性改变 |

图 2-6　合力和分力

股骨头的合力（R）分为垂直于负荷面的分力（P）和平行于负荷面的分力（Q）或者分力 – 剪切力（S）

2.5.1　关节合力

关节合力是作用在整个关节上的力的总和。髋关节合力的计算于 Pauwels 的静态平衡理论和开创性研究开始。即使在进行相同的动作的情况下，关节合力也会因体重、身高、肌力等的不同而不同，一般以体重（weight，W）的比值来计算。

在静态的姿势中，双脚站立时以髋关节为中心的旋转力矩没有变化，假设单下肢的重量为 1/6W，双下肢的重量即为 1/3W，那么施加到单侧髋关节的负荷就是 1/3W（剩余的 2/3W 的一半），方向是垂直的（图 2-7）。单脚站立时，身体重心位于双脚站立时的髋关节中心内侧，所以外回旋的旋转力矩起作用，因此，为了保持平衡状态，必须利用外展肌群以内回旋的旋转力矩保持平衡。

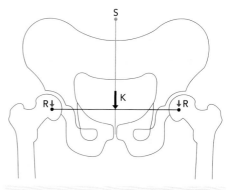

S—身体重心；K—体重；R—1/3 体重；合力的方向为垂直方向

图 2-7　双脚站立时髋关节合力的大小

双脚站立时，由于以髋关节为中心的旋转力矩没有变化，假设单下肢的重量是 1/6W，双下肢的重量即为 1/3W，那么施加到单侧髋关节的负荷就是 1/3W（剩余的 2/3W 的一半即为 1/3W），方向是垂直的

关节合力是通过以髋关节轴为第一杠杆的外展肌群和负重平衡理论以及矢量合成理论计算的。Pauwels 的报道指出，单脚站立时髋关节合力是体重的 3 倍，关节合力的作用方向相对于垂线成 16° 角。日本的二宫等学者考虑到施加在髋关节上的力的方向并给出了计算公式（图 2-8）。在这种情况下，需要确定外展肌群的肌力方向，如图 2-8 所示，从大转子到骨盆最外侧点画一条切线，在 X 线片上识别髂内壁的接触点，确保接触点在连接大转子最短部分的直线上，将从大转子外缘到髂骨外 1/3 部分的直线方向假定为外展肌群的肌力方向。体重（W，确切地说是从体重中减去支撑侧肢体的重量）的负重方向是在 X 线片上通过身体重心的垂线的方向。根据图 2-8，计算髋关节合力（R），男性平均为 2.74W，女性平均为 2.87W（表 2-4）。该计算公式基于静态力学的平衡理论，a/b 的比值越小，即外展肌群的杠杆臂 b 越长，为了获得相同扭矩，髋关节外展肌力就越小，关节合力也越小；当外展肌群的杠杆臂 b 缩短（如退行性髋关节炎和髋内翻等情况）时，在需要更大的外展肌力的同时，关节合力也会相应地增大。

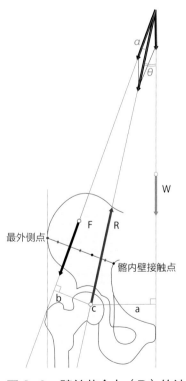

正常

$$F = \frac{a}{b}W \left(\text{假定 } \frac{a}{b} = P \right)$$
$$R = \sqrt{P^2 + 2P \cos \theta + 1}\, W$$

计算公式

$$F \times b = W \times a$$
$$F = \frac{a}{b} \times W, \text{ 在这里假定 } P = \frac{a}{b}$$

力的力矩

垂直方向：$R \sin \theta = F \sin \alpha = PW \sin \alpha$

水平方向：$R \cos \theta = F \cos \alpha = W + F \cos \alpha = W + PW \cos \alpha$

$$R^2 = P^2 \sin^2 \alpha W^2 + (1+P)^2 \cos^2 \alpha W^2 = (P^2 + 2P \cos \alpha + 1)W^2$$
$$R = \sqrt{p^2 + 2P \cos \alpha + 1}\, W$$

在这里 $\cos \alpha = \cos \theta$，所以

$$R = \sqrt{P^2 + 2P \cos \theta + 1}\, W$$

F—外展肌群的肌力；
W—体重；
R—髋关节合力；
a—从股骨头中心点到体重的重力线的垂线长度；
b—从股骨头中心点至外展肌群的肌力作用方向线的垂线长度；
θ—作用于股骨头的合力方向线与体重的重力线之间的夹角；
α—外展肌群的肌力作用方向线与作用于股骨头的合力方向线之间的夹角

最外侧点

髂内壁接触点

图 2-8　髋关节合力（R）的计算式

此外，健侧上肢使用拐杖时，由于在股骨头中心长杠杆臂产生了相反力矩，髋关节外展所需肌力变小，关节合力锐减。Maquet 的研究结果表明，体重 47 kg 的人在单脚站立并使用拐杖时，将 17 kg 的负荷加到拐杖上，关节合力为 30 kg（体重的 64%）；不使用拐杖时关节合力为 147 kg，约是使用拐杖时的 5 倍。同样，Radin 的研究指出，通过使用拐杖，关节合力相应地减小，约为体重的 60%。

表 2-4　正常成人髋关节合力计算值（均值 ± 标准差）

指标	女性	男性
a/mm	100.6 ± 4.8	99.8 ± 1.6
b/mm	53.6 ± 5.3	56.8 ± 5.7
θ/°	14.9 ± 3.3	17.5 ± 4.2
R/× 体重	2.87 ± 0.19	2.74 ± 0.17

上述的静态力学分析只考虑到了臀中肌，对于了解日常生活中各类运动对股骨头产生的内压是有限的。因此，我们需要尝试在生物体内直接测量实际的髋关节合力。

Rydell 在 2 例股骨颈骨折患者的股骨颈部植入带有内置应变计的 Austin-Moore 型人工股骨头，在术后 6 个月内测量各种运动过程中的髋关节合力。结果显示，仰卧位患肢上抬时对髋关节所产生的负荷超过了体重（表 2-5）。患者在单脚站立时，髋关节负重所产生的关节合力为：病例 1 是体重的 2.3 倍，方向与垂线成 19°角；病例 2 是体重的 2.8 倍，方向与垂线成 27° 角。

Hodge 等在人工股骨头的表面安装了测量仪来测量髋臼的接触压力。独立步行时产生的接触压力为 5.5 MPa，跳跃或慢跑时为 7.3 ~ 7.7 MPa，在上下楼梯时为 10.2 MPa，而从椅子上站起时产生了 9 ~ 15 MPa 的压力。见表 2-6。

2.5.2　关节应力

关节应力是作用在关节面局部的力，可视为单位面积的力。决定关节应力的因素有髋关节的形态、关节合力、关节周围肌肉的收缩力、属于非收缩因素的关节囊和韧带，以及关节内压。

正常髋关节的股骨头部的负荷面积较大，但髋臼发育不良患者的髋关节负荷面变得极其狭窄。Pauwels 将髋关节负荷面积比喻为高跟鞋后跟的横断面积，以此来说明髋关节负荷面积的大小的重要性。换而言之，施加到接地面积的负荷根据足跟横断面积的大小而出现惊人的变化，当负荷面积减小时，单位面积的负荷量增加（图 2-9）。

表 2-5　各种动作时的髋关节合力

动作		病例 1 的髋关节合力 /% 体重	病例 2 的髋关节合力 /% 体重
仰卧位时患肢向上抬起（膝轻度屈曲位）	0°~10°	1.23	1.24
	0°~10°	1.19	1
	30°	1.06	1.01
	60°	0.99	0.97
	90°	0.65	0.82
仰卧位时对侧下肢抬起	45°	0.47	0.62
	90°	0.23	0.42
俯卧位时患肢最大伸展	—	1.31	2.1
俯卧位时对侧下肢最大伸展	—	*	1.58
仰卧位时患肢主动外展	0°~30°	0.56	0.69
仰卧位时对侧下肢主动外展	0°~30°	0.25	0.17
坐位	—	0	0.22
对侧下肢单脚站立	患肢膝屈曲	0.5	*
	髋、膝屈曲	*	0.91
患肢单脚站立	—	2.3	2.8
步行	—	1.59~1.8	2.95-3.27
上下楼梯	上	1.54	3.38
	下	1.59	2.83
跑步	—	*	4.33

注：* 表示原研究未测量到数据。

表 2-6　在各种动作中髋臼的最大接触压力

动作	接触压力 /MPa
取仰卧位且静止不动	1.4
借助双杠步行	3.4
借助步行器步行	3.8
双拐无负重步行	2.4
双拐部分负重步行	3.5
T 字拐杖步行	4.8
独立步行	5.5
跳跃	7.3
慢跑	7.7
上下楼梯	10.2
从椅子（距离地面 56 cm）上站起	9.2
从椅子（距离地面 45 cm）上站起	13.1
从椅子（距离地面 38 cm）上站起	15

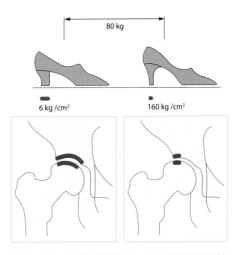

图 2-9　负荷面积的大小与单位面积的负荷

施加到接地面积的负荷根据足跟横断面积的大小有很大的变化，当负荷面积减小时，单位面积的负荷量增大

与正常髋关节相比，髋臼发育不良患者的髋关节的负荷几乎集中在股骨头部的一个点上。由此可以认为，退行性髋关节病的软骨退行性改变与关节合力（作用于整个关节面的力的总和）无关，而与关节应力（分布在关节面的局部力的大小）有关。

此外，在髋关节正常的情况下，髋臼的曲率半径略大于股骨头的曲率半径，从而在较宽的负重区域内能实现均匀的负荷分布。但是，如果髋臼与股骨头不相容，关节间隙变窄，接触部分就会出现偏差，导致关节应力局部集中。关节合力与关节应力的关系如图 2-10 所示。

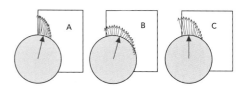

关节面的大小为 A < B = C；↑所示为力的方向和大小

图 2-10　关节合力与关节应力的关系

在 A 和 B 中，力的方向和大小是相同的，但由于关节面的大小不同，应力分布也不同。在 B 和 C 中，力的大小、关节面的大小是相同的，但由于力的方向不同，应力分布也就不同

近年来随着计算机技术的发展，基于生物体的 X 线、CT、MRI 的信息数据制作的骨骼、肌肉的形态模型，使用了逆动力学计算关节应力的方法。元田等利用刚体弹簧制作了髋关节模型（假设骨是刚体，软骨和韧带为弹簧），并尝试在临床上应用。作为研究对象的健康成人在不使用拐杖时，在站立后期髋关节合力最大为 2000 N；在使用拐杖步行时，髋关节合力为 1000 N，即为不使用拐杖时髋关节合力的 1/2。Maquet 的研究表明，使用杠杆原理从静态公式中没有得到 1/5 ~ 1/6 合力的减少。直腿抬高运动中，健康组的髋关节合力是功能障碍组髋关节合力的 1.5 倍，但是，功能障碍组的关节应力更大，尤其是在髋关节伸展时比屈曲时更大。见图 2-11。

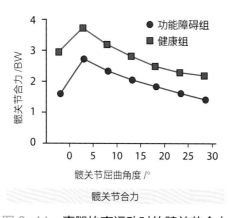

髋关节合力

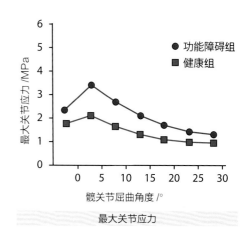

最大关节应力

图 2-11　直腿抬高运动时的髋关节合力与应力

在外展运动时，健康组的髋关节合力比较大，但两组关节应力没有差异。在外展运动中，髋关节合力朝向内侧，即使在髋臼发育不良的情况下，实质上负荷面积也没有差异。见图 2-12。这些结果表明，虽然外展运动是相对比较安全的疗法，但直腿抬高运动中由于关节应力增加，其可能导致软骨退行性改变和关节病的恶化。

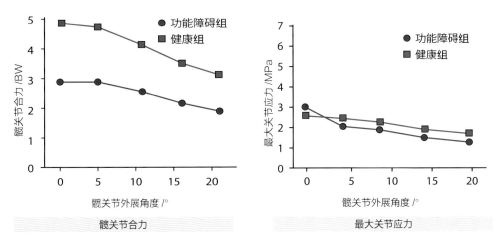

图 2-12　髋关节外展运动时的髋关节合力与应力

Chegini 等制作了仅由 CE 角和髋臼角（α 角）定义的简单髋关节模型，观察了髋臼发育不良和股骨髋臼撞击症患者的髋关节形状异常对关节应力的影响。在髋关节发育不良的模型中，观察到步行时关节应力向髋臼外上缘集中；而在股骨髋臼撞击症的模型中，从站立到坐下的动作过程中也发生了类似的关节应力集中。特别应注意的是，据报道在 CE 角为 30° 以上、α 角为 50° 以上时，这种趋势更明显。

2.5.3　生物力学在髋关节疾病中的应用

多数髋关节疾病的手术术式，从理论基础层面上讲都是以作用在髋关节上的关节合力的大小和方向以及髋关节负荷面为基础的。从生物力学角度来看，股骨截骨术和骨盆截骨术是治疗由于髋臼发育不良而导致的髋关节炎[①]（也叫继发性髋关节炎）的保髋技术。

———————————
① 髋关节炎在第 6 章中有详细说明。

2.5.3.1　股骨转子间内翻截骨术（Pauwels Ⅰ）

通过股骨头的内翻，改善了关节的适应性，同时通过调整外展肌力的方向，使关节合力向内，扩大了实际的负荷面积。此外，外展时由于股骨头向内下方移动导致体重力矩减少以及外展肌群杠杆臂延长，所需的外展肌力减小，关节合力也随之减小（图2-13）。

这种术式，由于不是对髋臼进行处理，不能期待负荷面积的扩大。因此，在治疗成年人的髋关节炎时股骨转子间内翻截骨术几乎不会单独进行，通常与骨盆截骨术联合进行。

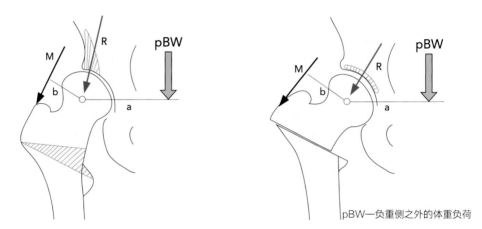

pBW—负重侧之外的体重负荷

图2-13　股骨转子间内翻截骨术（Pauwels Ⅰ）的关节合力的变化

从重心到关节中心的杠杆臂（a）与从关节中心到外展肌群的杠杆臂（b）的比值（a/b）减小，故外展肌力（M）减小，关节合力（R）减小。这样就提高了关节的适应性，也增加了负荷面积，因此降低了关节应力

2.5.3.2　股骨转子间外翻截骨术（Pauwels Ⅱ）

对于髋关节炎处于进展期以后的病例，在股骨头内侧有骨刺形成时，虽然关节的适应性不好，但是有病例显示可以通过改变内收位的位置而改善关节的适应性。

像这种病例，股骨转子间外翻截骨术能使股骨头内侧的骨刺承受负荷，由于负荷面积的扩大，使关节中心内移。其结果是，股骨头向外突出，外展肌群的杠杆臂被延长，使从重心到关节中心的杠杆臂减小。见图2-14。与股骨转子间内翻截骨术一样，股骨转子间外翻截骨术通常与骨盆截骨术联合进行。

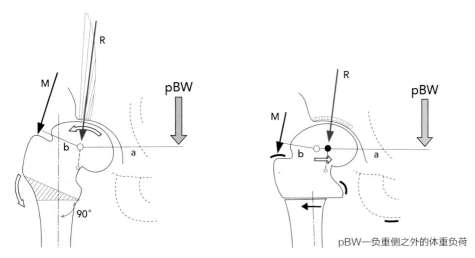

pBW—负重侧之外的体重负荷

图 2-14　股骨转子间外翻截骨术（Pauwels Ⅱ）的关节合力的变化

　　由于股骨头内侧的骨刺成为关节面，关节中心相对向内移，重心到关节中心的杠杆臂（a）与关节中心到外展肌群的杠杆臂（b）的比值（a/b）减小，导致外展肌力（M）减小和关节合力（R）减小。由于负荷面积增加，关节应力降低

2.5.3.3　Chiari 骨盆截骨术

　　Chiari 骨盆截骨术是，在髋臼上部以仰角 5°～10° 切开骨盆，向外拔出中央骨片，向内移动周边骨片，以重建髋臼的良好适应性。通过形成大而坚固的髋臼，使股骨的负荷面积扩大、关节应力减小。随着周围骨盆向内侧移位导致关节中心内移，因此，使从重心到关节中心的杠杆臂变短，关节合力减小，这是该术式的特点（图 2-15）。

2.5.3.4　髋臼旋转截骨术

　　髋臼旋转截骨术（rotational acetabular osteotomy，RAO）是，将髋臼切开至关节囊外侧，使其中空成半球形，将带有软骨的髋臼向前外侧旋转移动，以提高股骨头的适应性、扩大负荷面积（图 2-16）。这种术式适用于股骨头未变形前的早期髋关节疾病，适用年龄为 10～50 岁。应注意，该术式不适用于存在股骨头与髋臼的曲率不一致的关节功能不良的病例。

　　该术式在原本关节面上覆盖股骨头，具有通过充分地覆盖股骨头来减小关节合力和分散关节应力的特点。

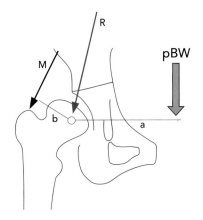
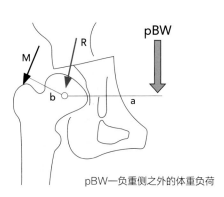

pBW—负重侧之外的体重负荷

图 2-15　Chiari 骨盆截骨术的关节合力的变化

　　从髋臼上方的骨盆水平方向向上切（20°内），髋关节向内移动。由于从重心到关节中心的杠杆臂（a）变短，其与关节中心到外展肌群的杠杆臂（b）的比值（a/b）也随之减小，由于外展肌力（M）减小，关节合力（R）也随之减小。通过用骨性髋臼覆盖股骨头使负重面积扩大、关节应力减小

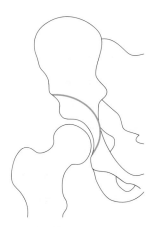
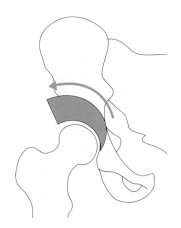

图 2-16　髋臼旋转截骨术

　　髋臼旋转截骨术是将髋臼切割成半球形，并使髋臼在带软骨的状态下向前外侧旋转移动，以提高股骨头的适应性、扩大负荷面积。本术式的特点是用原本的关节面覆盖股骨头，对股骨头充分的覆盖可以减小关节合力及分散关节应力

参考文献

[1] Lamontagne M, Beaulieu ML, Varin D, et al: Gait and motion analysis of the lower extremity after total hip arthroplasty: what the orthopaedic surgeon should know. Orthop Clin North Am 40: 397-405, 2009.

[2] 川嶋禎之, 祖父江牟婁人：関節の形態と機能／下肢股関節. 関節外科 9（増刊号）：113-125, 1990.

[3] Athanasiou KA, Agarwal A, Dzida FJ: Comparative study of the intrinsic mechanical properties of the human acetabular and femoral head cartilage. J Orthop Res 12: 340-349, 1994.

[4] 久保俊一：ラット関節軟骨損傷後の修復過程における電子顕微鏡学的研究. 日整会誌 57：167-185, 1983.

[5] 久保俊一, 高橋謙治：軟骨修復の病理病態. 関節外科 14：931-940, 1995.

[6] Swann DA, Radin EL, Nazimiec M, et al: Role of hyaluronic acid in joint lubrication. Ann Rheum Dis 33: 318-326, 1974.

[7] Seldes RM, Tan V, Hunt J, et al: Anatomy, histologic features, and vascularity of the adult acetabular labrum, Clin Orthop Relat Res 382: 232-240, 2001.

[8] Field RE, Rajakulendran K: The labro-acetabular complex. J Bone Joint Surg Am 93: 22-27, 2011.

[9] Kalhor M, Horowitz K, Beck M, et al: Vascular supply to the acetabular labrum. J Bone Joint Surg Am 92: 2570-2575, 2010.

[10] Tan V, Seldes RM, Katz MA, et al: Contribution of acetabular labrum to articulating surface area and femoral head coverage in adult hip joints: an anatomic study in cadaver. Am J Orthop 30: 809-812, 2001.

[11] 糸満盛憲, 他：最新整形外科学大系 16 骨盤・股関節, 中山書店：36, 2006.

[12] Crawford MJ, Dy CJ, Alexander JW, et al: The 2007 Frank Stinchfield Award: The biomechanics of the hip labrum and the stability of the hip. Clin Orthop Relat Res 465: 16-22, 2007.

[13] Ferguson SJ, Bryant JT, Ganz R, et al: The acetabular labrum seal: a poroelastic finite element model. Clin Biomech (Bristol, Avon)15: 463-468, 2000.

[14] Ferguson SJ, Bryant JT, Ganz R, et al: An in vitro investigation of the acetabular labrum seal in hip joint mechanics. J Biomech 36: 171-178, 2003.

[15] Pauwels F: Biomechanics of the normal and diseased hip. Springer - Verlag, Berlin, Heidelberg, New York, 1976.

[16] 二ノ宮節夫, 田川宏, 他：人工股関節の骨頭位と骨頭にかかる合力について. 日整会誌 50：15-20, 1976.

[17] Maquet PGJ: Biomechanics of the Hip, p52-56. Springer-Verlag, 1984.

[18] Radin EL, et al：Practical Biomechanics for Orthopedic Surgeon. A Wiley Medical Publication, New York, 1979.

[19] Rydell NW, et al: Forces acting on the femoral head prosthesis. Acta orthp Scand Suppl 88: 1-132, 1966.

[20] Hodge WA, Fijan RS, Carlson KL, et al: Contact pressures in the human hip joint measured in vivo. Proc Nat Acad Sci 83 (May): 2879-2883, 1986.

[21] Pauwels F: Biomechanics of the normal and diseased hip. Springer-Verlag: 129, 1976.

[22] 元田英一, 鈴木康雄, 金井章：筋骨格コンピュータモデルと三次元剛体バネモデルによる股関節の解析. 関節外科 22（2）：147-158, 2003.

[23] Chegini S, Beck M, Ferguson SJ: The effects of impingement and dysplasia on stress distributions in the hip joint during sitting and walking: a finite element analysis. J Orthop Res 27: 195-201, 2009.

[24] Johnston RC, et al: Hip motion measurements for selected activities of daily living. Clin Orthop 72:205-215, 970.

[25] Yamamura M, Miki H, Nakamura N, et al: Open-configuration MRI study of femoro-acetabular impingement. J Orthop Res 25: 1582-1588, 2007.

[26] Hemmerich A, Brown H, Smith S, et al: Hip, knee, and ankle kinematics of high range of motion activities of daily living. J Orthop Res 24: 770-781, 2006.

[27] 新井祐志，久保俊一："解剖学". 股関節学. 久保俊一編，金芳堂：30，2014.

[28] 堀井基行，久保俊一："解剖学". 股関節学. 久保俊一編，金芳堂：38，2014.

[29] 高尾正樹，久保俊一："バイオメカニクス". 股関節学. 久保俊一編，金芳堂：68-69，2014.

第 3 章

髋关节周围组织挛缩导致的疼痛的评估

3.1 关节疼痛的基本概念

在骨科领域，关节疼痛的基本概念如下：如果运动的轨迹（tracking，又称运动方式、运动踪迹）是稳定的，就不会引发疼痛；但是，当这种稳定性遭到破坏时，就会引发疼痛。这是一个非常重要的概念，其在对关节挛缩的肌肉骨骼进行康复治疗时适用于各个关节。

3.1.1 稳定关节和不稳定关节

运动治疗的原则是引导一个"不稳定"的关节变得"稳定"。我们很容易把"不稳定"想象为"摇摆不定、活动过度"，把"稳定"想象为"不活动"，但是其中还是有细微差别的。例如，在全膝置换术（total knee arthroplasty，TKA）中，虽然膝关节有屈曲受限，但不可与"稳定"或"不稳定"相提并论。在临床实践中会发现，即使膝关节只屈曲90°，也会发生摇晃。这种情况属于"不稳定"，但并不是"活动过度"。

形态结构破坏或支持组织受损而造成的器质性松动，可以导致关节不稳定。对于这种情况，关节置换术曾经是稳定受累关节的最终手段，但随着人工关节的快速发展，在保持可动性的同时获得稳定性的方法变得普遍。运动治疗的目的是稳定关节，就是使其能够在正常轨迹上运动。将偏离正常轨迹的紊乱状态称为不稳定更易于理解（图3-1）。

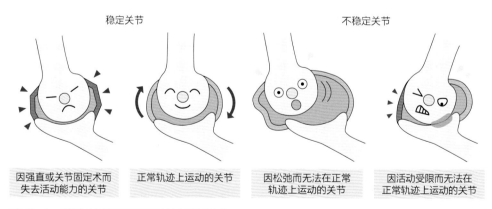

稳定关节 | 不稳定关节

| 因强直或关节固定术而失去活动能力的关节 | 正常轨迹上运动的关节 | 因松弛而无法在正常轨迹上运动的关节 | 因活动受限而无法在正常轨迹上运动的关节 |

图 3-1　稳定关节和不稳定关节的概念

在可动关节中，稳定被定义为具有正常轨迹的运动，不稳定被定义为具有异常轨迹的运动。关节组织的僵硬，肌肉的滑动性以及肌力、平衡能力和其他方面的异常都会导致关节的运动偏离正常轨迹髋关节的后方组织僵硬（stiffness）导致股骨头相对于髋臼向前方偏移，从而产生碰撞。类似这样的，因挛缩[1]而导致的部分僵硬或存在滑动障碍的组织，随着运动的进行，会出现早期紧张性增高，因此很难维持股骨头的向心位。这可能会导致硬度较高侧的组织向硬度较低侧的组织偏移，从而出现撞击。同样，肌肉无力、平衡能力低下以及邻近关节的功能障碍等均可导致机械应力集中在髋关节的特定区域，从而引起疼痛。

运动无法遵循正常轨迹的原因有很多，最常见的便是挛缩。因此，运动治疗的方向是将异常的轨迹变为正常的轨迹，这就要求治疗师进行恰当的评估，并根据评估结果缓解挛缩、放松紧张的肌肉、增强肌力以及使用鞋垫纠正身体力线等。治疗师必须能够选择和实施恰当的治疗方法。

3.1.2 髋关节的不稳定性

髋关节是一个非常坚固的结构，一半以上的股骨头被髋臼覆盖。除了强壮的关节囊、轮匝带和关节囊韧带等静态因素外，起到补偿髋臼深度作用的关节唇、关节内压力、髋关节周围肌肉组织的紧张度，以及自主的或反射性的收缩等动态因素也在增强髋关节稳定性中起到重要作用。这意味着，与连接躯干和上肢的多轴球形关节即肩关节相比，髋关节更多的是起到承重的作用，故其解剖形状优先考虑稳定性。比较这两个关节的形态结构可以发现，在髋关节中，股骨头相对于髋臼要小一些，与此相反，在肩关节中则是肱骨头大于关节盂。由于软组织挛缩造成的肩关节向心性位置破坏、强制平移（obligate translation）的现象也可以发生在髋关节。两者的区别在于，肩关节的松动是多方向的，而髋关节的松动则是出现在一个固定的范围内。对肩关节来说，较大的肱骨头附着在较小的关节盂上，晃动保持在关节不稳定的范围内，但如果同样的情况发生在髋关节则会引起骨折或脱位。因此，将髋关节的不稳定性定义为在髋臼范围内的晃动更易于理解。见图 3-2。

如果有髋臼发育不良或髋关节关节唇损伤，则股骨头的偏移量会增大。信田等利用 X 线检查和关节镜动态成像技术对髋关节运动时股骨头旋转中心的偏移量进行了研究。结果显示，在外展 30° 的运动中，正常髋关节的股骨头仅向内侧移动 0.3 mm，向下侧移动 0.6 mm；在髋臼发育不良的髋关节中，股骨头向内侧移动 1.5 mm，向下侧移动 1.8 mm；在存在骨关节炎和关节唇异常的髋关节中，股骨头向内侧移动 2.6 mm，向下侧移动 3.6 mm。在后两类髋关节中，股骨头的偏移量均

---

[1]　关节挛缩是由关节外软组织问题引起的关节活动受限的状态。关节挛缩分为皮肤性、肌肉性、神经性和关节性。由于髋关节后方组织僵硬而引起的活动受限与皮肤性／肌肉性挛缩有关。

有较明显的增加。此外，Myers 等还测定了髋关节外旋时股骨头的偏移量，发现在正常情况下，股骨头向后侧移动 0.4 mm；而切除关节唇和髂股韧带后，股骨头则向前侧移动 2.2 mm。

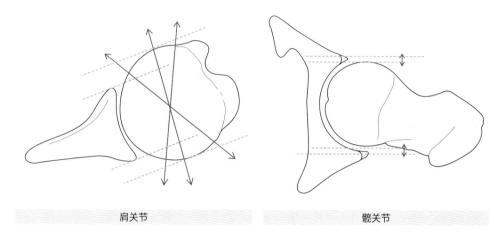

| 肩关节 | 髋关节 |

图 3-2　肩关节不稳定和髋关节不稳定的差异

肩关节和髋关节都是连接躯干和肢体的多轴球形关节，对二者的形态结构进行比较可以发现，肩关节是较大的肱骨头附着在较小的关节盂上，而髋关节则是较小的股骨头被包裹在较大的髋臼中。因此，将二者的不稳定分别定义为，肩关节的松动是多方向的，而髋关节的松动仅限于固定范围内，这样更易于理解

3.2 疼痛的评估

在骨科疾病中，疼痛是最常见的临床症状之一。问诊对于寻找疼痛产生的原因极为重要。疼痛在临床上分为伤害感受性疼痛、神经病理性疼痛和心因性疼痛。因此，了解感受器的类型和功能，通过问诊和体格检查了解疼痛的来源，对于进行适当的运动治疗是很重要的。

3.2.1 关节周围组织中感觉器的分类和功能

关节周围存在许多感受器。它们中大多数起到感知机械刺激的作用，被称为机械感受器（mechanoreceptor）。Freeman 和 Wyke 将关节的感受器分为 4 种类型（图 3-3、表 3-1）。Ⅰ ~ Ⅲ型感受器的作用是感知关节的位置与运动速度，以及韧带和关节囊的张力与压力，被称为本体感受器（proprioceptor）。Ⅳ型感受器是呈现为裸露状态的游离神经末梢。游离神经末梢的作用是对伤害刺激做出反应，被称为伤害感受器。感知疼痛刺激的神经末梢就是游离神经末梢。游离神经末梢分布在关节囊、韧带、肌腱和骨膜中，但不在关节软骨、半月板或关节唇中。它们对关节生理活动范围内的运动没有反应，但是会对有害的机械刺激（如超出关节活动范围的强制外力）做出反应。当外周的伤害感受器受到刺激，信息被转化为电信号，然后由周围神经传输到中枢，投射至大脑皮质，就能感到疼痛。

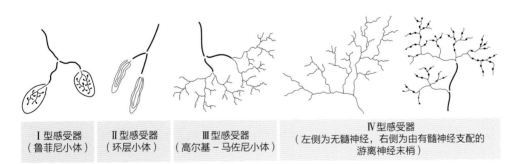

| Ⅰ型感受器
（鲁菲尼小体） | Ⅱ型感受器
（环层小体） | Ⅲ型感受器
（高尔基-马佐尼小体） | Ⅳ型感受器
（左侧为无髓神经，右侧为由有髓神经支配的
游离神经末梢） |

图 3-3 关节感觉器的形态示意图

表 3-1　关节感受器的类型

类型	形态	分布	支配神经纤维	功能
Ⅰ 型	被薄膜包裹的球状小体（100 μm×40 μm），如鲁菲尼小体等	关节囊（主要分布于浅层）	小直径有髓纤维（Ⅲ型神经纤维）	感知静态、动态机械刺激，与关节角度成比例
Ⅱ 型	被厚膜包裹的锥状小体（280 μm×120 μm），如环层小体等	关节囊（主要分布于深层）、脂肪	中等直径有髓纤维（Ⅲ型神经纤维）	感知动态机械刺激，对压力进行应答
Ⅲ 型	被薄膜包裹的锥状小体（600 μm×100 μm），如高尔基–马佐尼小体等	关节内、外韧带	大直径有髓纤维（Ⅱ型神经纤维）	感知动态机械刺激，与韧带张力成比例
Ⅳ 型	游离神经末梢	关节囊、韧带、脂肪、血管壁	细直径有髓纤维（Ⅲ型神经纤维）、无髓神经纤维（Ⅳ型神经纤维）	伤害感受器

　　当组织受损发生炎症时，各种化学物质会渗入周围区域。缓激肽是一种内源性的产生疼痛的物质，在极低浓度下引起多觉型感受器（polymodal receptor）的兴奋，并增强其对各种刺激的反应。炎症期间，对于机械刺激（如关节运动）的感知阈值会降低。此外，在正常情况下对机械刺激几乎没有反应的寂静性伤害感受器（sleeping fiber），在炎症期间也会被炎症物质激发，变为兴奋状态。这意味着炎症期间，由于对热刺激和化学刺激的阈值降低，做出反应的感受器的数量增加，导致比正常情况下更易发生疼痛。

知识点：**伤害感受性疼痛和神经病理性疼痛**

　　伤害感受性疼痛是指正常神经（无轴突或髓鞘损伤的神经）受到疼痛的伤害刺激，Aδ 纤维和 C 纤维的游离神经末梢引发的疼痛。神经病理性疼痛是指在轴突或髓鞘存在损伤、游离神经末梢没有受到刺激的情况下，受损神经纤维中间或二级神经元的自发动作电位引起的疼痛。

　　神经病变的发生与神经纤维的类型（Aα、Aβ、Aγ、Aδ、B、C）无关，所以受累的神经纤维不仅限于 Aδ 纤维和 C 纤维。因此，在对神经系统病变进行评估时，我们应同时检查感觉迟钝（Aβ 纤维病变）、肌力降低（Aα 纤维病变）和自主神经异常（C 纤维病变）。

3.2.2　疼痛发生的时间

在评估疼痛时，最重要的是认真倾听患者对疼痛的描述，从而获得必要的信息。

询问疼痛的持续时间及导致损伤的因素，可以帮助确定疼痛主要是由炎症还是由以挛缩为主的功能障碍引起的。

数天内发生的疼痛更可能是由急性炎症引起的，所以，休息、局部制动和药物治疗是主要的治疗方法，而不应对患处进行机械刺激。

如果疼痛已持续数月，炎症已经消退，则以挛缩为主的功能障碍可能是导致疼痛的原因，因此，应在功能评估的基础上积极实施运动治疗。

3.2.3　引起疼痛的原因

引起疼痛的原因对于界定运动治疗的范围和进行恰当的治疗至关重要。多数伤害感受器，除对机械刺激能够做出反应外，对化学刺激和热刺激同样能够做出反应。因为这种伤害感受器对多种模式的刺激均有反应，所以被称为多觉型感受器。

为了选择合适的运动治疗，有必要区分伤害感受性疼痛是由机械刺激（挛缩性）还是化学刺激（炎症性）引起的。

3.2.3.1　机械刺激引起的疼痛

引起这种疼痛的原因是挛缩导致的关节在运动中不能保持其向心位，以及压缩力、牵引力、剪切力和扭转力集中在局部区域。其主要表现为发生在运动过程中和关节活动范围末端的剧烈疼痛，这是运动治疗的良好适应证。通过施压、牵伸和离心力抑制等各种手法操作再现关节的生理性运动，来判断疼痛是否减轻，这是评估疼痛原因的主要方法之一。

3.2.3.2　化学刺激引起的疼痛

这是由炎症引起的疼痛。这种疼痛是由组织修复过程（炎症反应）中所产生的致痛物质引起的，患者的主诉多为静息时疼痛或持续的钝痛。虽然由于疼痛，关节活动受到多方向的限制，但此时的首要任务是消除炎症，而不是改善功能，所以运动治疗并不适用。骨科医生认为，在该阶段控制疼痛、局部制动和静养休息更加重要。

3.2.4 疼痛部位的指示方法

疼痛是患者的主观感受，评估疼痛缺乏客观根据，因此确定疼痛原因较为困难。为了确定病因，重要的是了解疼痛的部位和范围，从而推断出病灶部位。

对于患者主诉的疼痛，一定要明确是运用手指单点指示（one point indication）疼痛部位（压痛点），还是运用手掌大小指示即手掌指示（palmar indication）疼痛部位（不能够明确指出疼痛部位，为压痛区）。压痛点存在时，通常情况下表明该部位有疾病潜伏；压痛区存在时，则表明患者无法确定疼痛的部位，并且可能存在牵涉痛。见图 3-4。

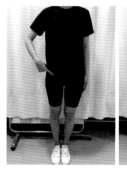 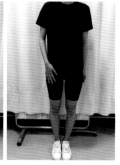

手指单点指示（压痛点）　　手掌指示（压痛区）

图 3-4　疼痛部位的指示方法

压痛点存在时，通常情况下表明该部位有疾病潜伏；压痛区存在时，则表明患者无法确定疼痛的部位，并且可能存在牵涉痛

3.2.5 疼痛的定量评估

对于急性的短期疼痛，应当使用易于评估的简便方法，如视觉模拟评分法（visual analogue scale，VAS）等。VAS 是指，在一条 10 cm 长的水平线段的左端标注"无痛"，右端标注"无法忍受的疼痛"，让患者标出自己的疼痛程度在线段上所处的位置，最后通过测定从线段左端到患者标注位置的距离来对疼痛进行评估。在临床实践中，VAS 对于快速评估疼痛发挥着重要作用，并且具有一定程度的客观性。

3.2.6 牵涉痛

发生在身体其他无关部位、远离实际受损部位的疼痛被称为牵涉痛。疼痛的发生多数情况下源于深层组织，如内脏器官、肌肉或关节等。

来自皮肤的刺激具有明显的定位，被称为皮肤感觉区。汇入脊髓后角的神经纤维不仅来自皮肤，还来自皮下组织、肌腱、肌肉、骨骼和内脏器官。来自深层组织的刺激，具体位置不明确。因此，在深层组织受损的情况下，难以通过疼痛来确定损伤部位。

　　汇聚投射学说是解释牵涉痛机制的学说之一。来自深层组织（如关节囊）的传入纤维和来自皮肤的传入纤维汇聚在脊髓的同一个痛觉神经元上，并各自激发这个神经元。当关节处于正常状态时，这些神经元被来自皮肤的冲动激发，大脑通过不断学习，将这些神经元的活动与皮肤的疼痛联系起来。当关节产生异常时，冲动从异常关节传出，大脑根据过去的学习做出判断，将此冲动误认为是来自皮肤的冲动，从而导致未发生损伤的皮肤出现疼痛。

3.3 髋脊综合征

脊柱底部的腰椎、骶椎与作为下肢起始部位的髋关节相邻，它们都受到彼此力学方面的影响。长期以来，就有报道称有髋关节疾病的患者的腰腿痛发病率很高。1983 年，Offierski 提出了髋脊综合征（hip-spine syndrome）这一概念，即髋关节和脊柱密切相关，并且相互影响对方的病理状态。许多症状和体征应当被称为脊髋综合征，但是它们却经常被称作髋脊综合征。

3.3.1 分类

根据症状产生的状态，通常采用以下几种分类（表 3-2）。

■ 简单髋脊综合征

病变：髋关节和脊柱均受累。

病变的主要原因：髋关节或脊柱病变。

■ 复杂髋脊综合征

病变：髋关节和脊柱均受累。

病变的主要原因：髋关节和脊柱病变。

■ 继发性髋脊综合征

主要病变发生在髋关节或脊柱，但是也累及其他部位。

■ 被误诊的髋脊综合征

将髋关节或脊柱的病变误诊为引发症状的主要原因，从而进行了错误治疗导致的。

表 3-2　髋脊综合征

分类	描述
简单髋脊综合征	髋关节或脊柱的病变是主要原因
复杂髋脊综合征	髋关节和脊柱发生症状的主要原因尚不清楚
继发性髋脊综合征	主要原因是髋关节或脊柱的病变，但同时累及其他部位
被误诊的髋脊综合征	将髋关节或脊柱的病变误诊为主要原因

3.3.2 骨盆倾斜和脊柱力线的评估

迄今为止，已报道过一些用于评估髋脊综合征的脊柱、骨盆力线的指标。此外，还有 2 种通过检查骨盆腔的形状来评估骨盆倾斜的方法，分别为正、侧位的骨盆 X 线检查。

3.3.2.1 骨盆前平面

骨盆前平面（anterior pelvic plane，APP）是耻骨联合和髂前上棘之间的平面［译者注：图 3-5 显示的应为骨盆前平面倾斜（anterior pelvic plane tilt，APPt），是在 APP 和垂直参考线之间测量的角度，这应该是原书的错误，或者是由于日本和中国用语不同］，当髂前上棘位于耻骨联合的前方时，角度为正值；当髂前上棘位于耻骨联合的后方时，角度为负值。见图 3-5a。正常情况下，APP 保持 0°。因其很容易通过体表触诊确认，故常被用作评估指标。

3.3.2.2 骨盆的旋转角度

Jackson 等将左右髋臼中心点的连线的中点称为髋轴（hip axis，HA），将 HA 和骶骨上缘后角的连线称为骨盆半径（pelvic radius，PR），将 PR 和垂直线所成夹角称为骨盆角（pelvic angle，PA），并对从所有椎体到髋关节的立位矢状面力线进

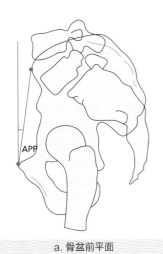

a. 骨盆前平面

APP—骨盆前平面

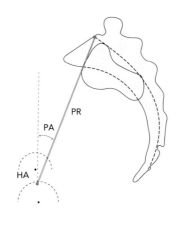

b. 矢状面脊柱骨盆力线

HA—髋轴；PR—骨盆半径；PA—骨盆角
HA、PR、PA 这三项指标用于从所有椎体到髋关节的立位矢状面力线的评估

图 3-5　骨盆倾斜的 X 线片评估方法

行了评估（图 3-5b）。此外，Jackson 等还评估了骨盆围绕 HA 的旋前或旋后的运动。当骨盆旋转时，骨盆半径（PR）是旋转半径，骨盆角（PA）是旋转角度。根据美国学者的测量，旋转角度的理想范围是 –30° ~ 0°，旋前超过正常范围时被称为骨盆前倾，旋后超过正常范围时则被称为骨盆后倾。见图 3-6。根据金村等的报道，日本人旋转角度的平均值为 –16.6° ± 6.1°。

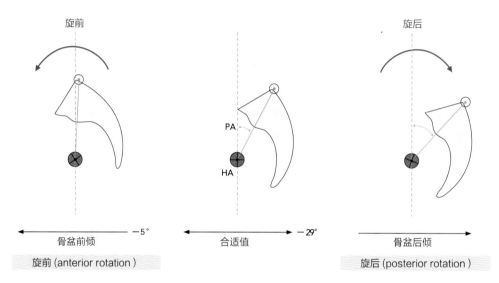

图 3-6　**骨盆的旋转和骨盆角（PA）**

　　骨盆围绕 HA 的旋前或旋后是从所有椎体到髋关节的立位矢状面力线的重要组成部分。骨盆半径（PR）是旋转半径，骨盆角（PA）是旋转角度。旋前超过正常范围时被称为骨盆前倾，旋后超过正常范围时则被称为骨盆后倾

3.3.2.3　矢状平衡

　　脊柱的立位矢状面力线是平衡功能的重要因素之一。矢状平衡的评估一般与 HA 和经 C_7 中心的垂直线（C_7 铅垂线）有关。正常状态下，C_7 铅垂线经过 HA 后方，形成理想的代偿性矢状平衡（compensate sagittal balance）（图 3-7），而 C_7 铅垂线若向 HA 的前方偏移则会变为失代偿矢状平衡（decompensate sagittal balance）。在代偿性矢状平衡中，脊柱的代偿功能体现在骨盆向前旋转时加剧腰椎前凸和胸椎后凸，以确保 C_7 铅垂线从 HA 的后方通过。见图 3-8。如果由于腰椎退行性后凸或腰椎管狭窄等脊柱或髋关节疾病导致脊柱失去柔韧性与灵活性，则无法代偿，C_7 铅垂线移位至 HA 前方，这就会造成失代偿矢状平衡（图 3-9）。治疗目标应为使 C_7 铅垂线向 HA 的后方移动。

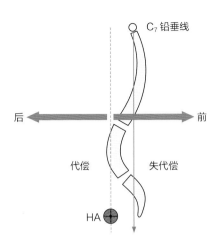

图 3-7 矢状平衡

若经 C_7 中心的垂直线（C_7 铅垂线）位于 HA 后方，则能够形成理想的代偿性矢状平衡

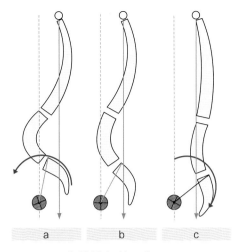

图 3-8 代偿性矢状平衡

代偿性矢状平衡是指当骨盆向前（a）或向后（c）倾斜时，脊柱的代偿功能使 C_7 铅垂线保持在 HA 的后方

3.3.2.4 骨盆形态角

PR 与骶骨上缘连线所形成的夹角称为骨盆形态角（pelvic morphologic angle，PR-S_1），这是指骶骨相对于骨盆的倾斜角度。假设骶髂关节没有活动性，那么这个角度便是恒定的，与身体姿势和整个脊柱的对线无关，此时，可以称这个角度为每个个体特定的骨盆形态角。见图 3-10a。

此外，骨盆入射角（pelvic incidence，PI）（图 3-10b）也是一个角度参数，它在矢状面力线中起到重要作用。如果由于髋关节问题导致骨盆前倾，且骨盆形态角度数较大，则骨盆前倾会被这个角度所代偿，腰椎前凸不会增大。因此，如果针对骨盆前倾采取对应的纠正方法，会导致腰椎前凸无法维持，这一点应引起注意。

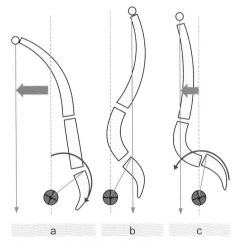

图 3-9 失代偿矢状平衡

因脊柱或髋关节疾病而导致难以进行平衡的代偿，C_7 铅垂线向 HA 的前方偏移（a、c）

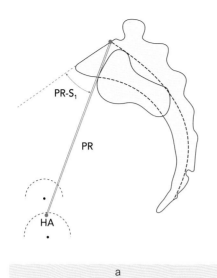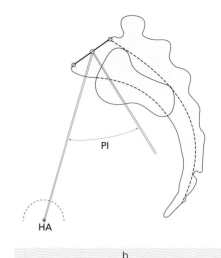

图 3-10　骨盆形态角的测量方法

骨盆形态角（PR-S_1）是 PR 与骶骨上缘连线所形成的夹角，骨盆入射角（PI）是髋轴（HA）和骶骨上缘中点的连线与从骶骨上缘做出的垂直线所形成的夹角

在存在腰椎退行性后凸的情况下，骨盆常常向后倾斜，但是如果骨盆形态角度数较大，则可以保持骨盆原有状态，使其不向后倾斜。因此，在评估脊柱和骨盆对线时，仅针对骨盆倾斜是不够的，还必须考虑到骨盆形态角。根据金村等的测量和统计，日本人的平均骨盆形态角为 −36.0° ± 8.9°。

3.3.2.5　土井口等的方法

骨盆倾斜角（pelvic inclination angle，PIA）是根据双髋关节正位 X 线片上骨盆腔的展平程度确定的。测量骨盆腔的纵向直径（L）和最大横向直径（T），L/T 便是骨盆腔的展平指数（图 3-11a）。如果指数较高，则证明骨盆向前倾斜；如果指数较低，则证明骨盆向后倾斜。

如果骨盆倾斜角是根据侧视图中骶角和耻骨联合上缘连线与冠状面之间所成角度测量的（图 3-11b），则可以根据以下公式，从而得出骨盆倾斜角（图 3-12）。

男性：PIA（°）= −67 × L/T + 55.7。

女性：PIA（°）= −69 × L/T + 61.6。

3.3.2.6　髋关节疾病和骨盆 / 脊柱矢状面力线

在髋关节疾病中，有少量关于髋脊综合征的报道，重点为腰椎、骨盆和髋关节

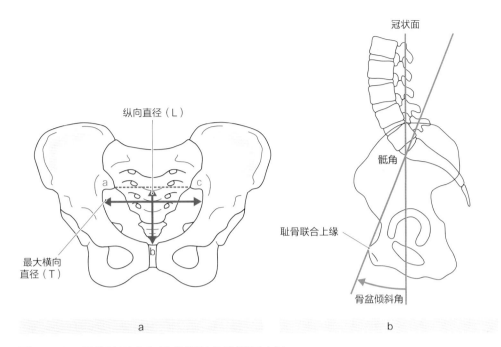

纵向直径（L）	冠状面

骶角

耻骨联合上缘

骨盆倾斜角

最大横向
直径（T）

a

b

图 3-11　骨盆腔形态和骨盆倾斜角的测量方法

  a. 骨盆正位 X 线片中平行于两骶髂关节下缘连线（ac）的骨盆腔的最大横向直径（T）与通过耻骨联合上缘 b 的纵向直径（L）之间的倒比值（L/T）是骨盆腔展平指数。

  b. 骨盆倾斜角。在骨盆侧视图中，测量骶角和耻骨联合上缘连线与冠状面之间的角度

的矢状面力线，其中含有针对年轻患者和老年患者的两种病理的报道，这两种病理均有其各自的特点。

  髋关节疾病会对腰椎产生影响，对于患有髋臼发育不良的年轻人，髋关节屈曲挛缩会导致骨盆向前倾斜，引起代偿性腰椎前凸增大，进而引发腰痛。腰椎疾病同样会对髋关节产生影响，在老年人中，由于需要应对胸椎和腰椎的退行性后凸，骨盆逐渐后倾。除此之外，研究发现，髋关节在矢状面上的髋臼前方覆盖面减少等因素会导致退行性髋关节炎的发生。见图 3-13。

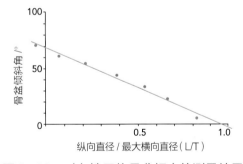

图 3-12　对女性尸体骨盆标本的测量结果

  1 例女性骨盆标本，相关系数为 –0.99，具有很强的负相关性

3.3.2.7 骨盆、脊柱冠状面力线

退行性髋关节炎常常伴有骨盆倾斜或腰椎侧凸。专家们指出，退行性髋关节炎患者腰椎侧凸的发生率为 19.7% ~ 56%。关于普通人群中腰椎侧凸的发病率，渡边等的报道为 12.8%，Vanderpool 等的报道为 6%。由此可见，与普通人群相比，退行性髋关节炎患者腰椎侧凸的发病率要高得多。此外，一项对 50 例因腰腿痛而接受治疗的腰椎侧凸患者的研究显示，退行性髋关节炎的发病率为 2.0%，这与日本退行性髋关节炎的发病率相似（1.0% ~ 4.3%）。也就是说，腰椎侧凸对髋关节的影响很小，但是退行性髋关节炎对腰椎的影响却很大。因此，可以推测继发性髋脊综合征，即髋关节影响到腰椎的情况可能远比我们想象的要更多。

我们认为对腿长差的代偿是引起腰椎侧凸的一个重要因素。如果存在腿长差，那么脊柱就会向下肢短缩的一侧侧凸，但也有报道称腿长差与脊柱侧凸存在与否无关，也与侧凸的方向无关。

例如，当退行性髋关节炎伴髋关节内收挛缩时，骨盆会向对侧倾斜，结果导致腰椎向对侧凸起。因此，腰椎侧凸的发生不仅受腿长差的影响，同时还受到疼痛、关节挛缩、肌力不足等各方面的影响。森本等报道称，当腿长差小于 30 mm 时，髋关节内收挛缩等对于关节活动度受限具有显著影响，但是患侧与短腿侧、骨盆下降侧和腰椎侧凸之间没有相关性；当腿长差大于 30 mm 时，骨盆下降侧和腰椎侧凸则明显偏向患侧。见图 3-14。

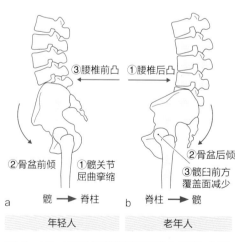

图 3-13 不同年龄段髋脊综合征的病理

对于年轻人，髋关节屈曲挛缩导致骨盆前倾，引起腰椎前凸代偿性增大（a）。相反，对于老年人，腰椎后凸导致骨盆后倾，引起髋臼前方覆盖面减少（b）

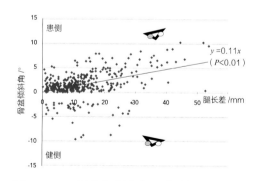

图 3-14 骨盆倾斜角与腿长差的关系

随着腿长差的增加，患侧骨盆倾斜角逐渐增大，但当腿长差大于或等于 30 mm 时，未观察到健侧骨盆下降的情况

3.3.3 骨盆前倾引起的髋关节疼痛

当处于髋关节完全伸展（0°）的站立位时，重心线经过髋关节轴线的后方，因体重产生的髋关节伸展力矩与由于髂腰肌及前方关节囊紧张导致的屈曲力矩相互抵消，从而维持了身体的稳定性，几乎无须肌肉能量的消耗。然而，在髋关节屈曲挛缩时，重心线从髋关节前方经过，导致产生了屈曲力矩。此时，就需要臀大肌等发挥作用产生与之相对的髋关节伸展力矩。见图 3-15。

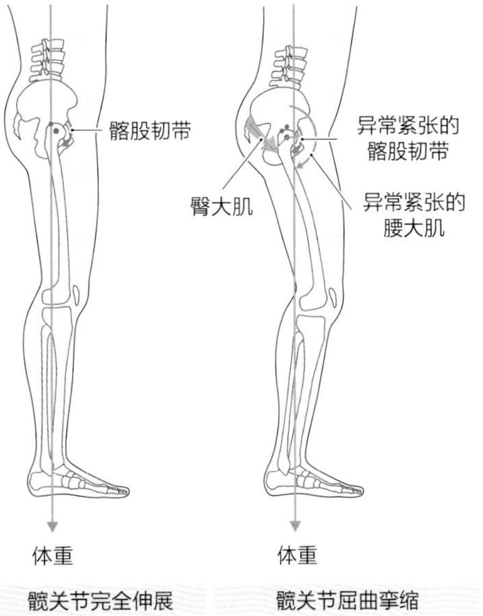

当处于髋关节完全伸展的站立位时，关节软骨最厚的部分承受的压力最大；而行走时髋关节处于屈曲位，压力则集中于软骨较薄的部分，这便会引起髋关节自身的疼痛。

此外，髋关节屈曲挛缩的存在会导致骨盆前倾和腰椎前凸的代偿性增大。还有很多腰椎过度前凸导致椎间盘和骶髂关节受损，从而引发疼痛的病例。因此，应重点关注造成髋关节屈曲挛缩的软组织。

图 3-15　髋关节屈曲挛缩的影响

当处于髋关节完全伸展的站立位时，重心线经过髋关节轴线的后方，因体重产生的髋关节伸展力矩与由于髂腰肌及前方关节囊紧张导致的屈曲力矩相互抵消，从而维持了身体的稳定性。股骨头中心的红色圆点表示旋转轴。成对的红点表示关节软骨的相对重叠部分

3.3.3.1　造成髋关节屈曲挛缩的软组织

在解剖学姿势的矢状面上，任何位于髋关节屈曲轴前方的软组织都可能引起髋关节屈曲挛缩。其中包括髂腰肌、耻骨肌、阔筋膜张肌、臀中肌前部纤维、臀小肌前部纤维、股直肌和内收肌群，此外，还包括髂股韧带和耻股韧带。见图 3-16。用于评估这些软组织的延展性的方法总结如下。

髂腰肌

托马斯（Thomas）试验是一项检查髂腰肌紧张度的骨科测试，目的是检查是否存在髋关节屈曲挛缩。首先，受试者采取仰卧位，使对侧髋关节呈最大屈曲，以排除骨盆的代偿性前倾。然后抬起检查侧大腿，观察是否存在屈曲挛缩（图 3-17）。需要注意的是，屈曲侧（对侧）下肢髋关节的灵活性会对 Thomas 试验的

结果产生影响。也就是说，如果屈曲侧髋关节的后方组织僵硬，会导致骨盆过早后倾，即使检查侧的髂腰肌柔韧性相同，检查侧的下肢也会过早移动。因此，阳性或阴性的结果并不足以确定治疗的有效性。

例如，在治疗前当对侧屈曲 90°时，检查侧下肢抬起，但治疗后当对侧屈曲 120° 时，检查侧下肢才抬起，将两者均描述为 Thomas 试验阳性是不合适的。考虑到只针对屈曲侧进行治疗可能会导致阴性结果，因此，在进行 Thomas 试验时应预先确定或记录具体的屈曲角度。

髂腰肌位于股动脉的外侧，通过股三角区，顶点在髂前上棘。当手指垂直于肌肉走行移动时，在正常情况下可以触摸到一个鹌鹑蛋大小的圆形结构。当肌肉内压力增加和紧张度增高时，会感觉到圆形结构变大，并且常常出现压痛。

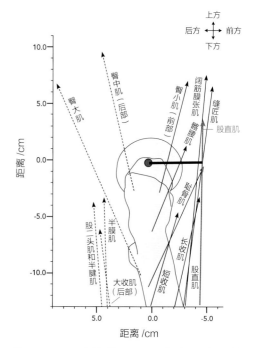

图 3-16　髋关节周围肌肉力线（矢状面，侧方）

旋转轴（红色圆点）通过股骨头的内外侧。屈肌用实线表示，伸肌用虚线表示。股直肌的内部力矩用粗黑线表示（不包括股薄肌）

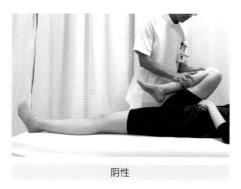

阴性

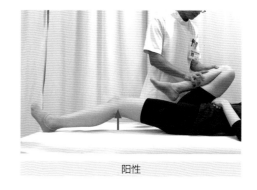

阳性

图 3-17　Thomas 试验

该项试验是针对是否存在髋关节屈曲挛缩的试验。受试者采取仰卧位，使对侧髋关节屈曲到最大程度，排除骨盆的代偿性前倾，如果检查侧的髋关节屈曲，大腿抬离床面，则结果为阳性

阔筋膜张肌

髂胫束试验是检查髂胫束张力的骨科测试，但由于髂胫束本身是一个没有伸缩性的组织，因此我们评估的是与髂胫束相连接的阔筋膜张肌的延展性（译者注：或者称作张力）。具体操作如下。首先，受试者采取侧卧位，后伸、外展髋关节，然后当膝关节处于90°屈曲位时内收髋关节，若存在内收受限则结果为阳性。然而，由于骨盆的代偿性前倾和下降，通常情况下髂胫束试验结果呈阴性。为了确保目标组织被拉伸，林对该方法进行了改良，即位于下侧的腿维持最大髋关节屈曲，在骨盆被固定在后倾位的情况下进行评估。这个方法排除了骨盆的代偿，使评估结果更加准确。见图3-18。

该项试验的重点是通过外展、后伸髋关节，并在内收时保持伸展位置，以免忽略髋关节试图屈曲的反应。为避免膝关节受到压力，检查者操作受试者下肢的手应从小腿支撑到膝关节以上。

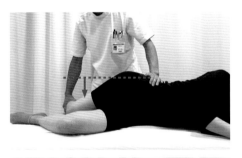 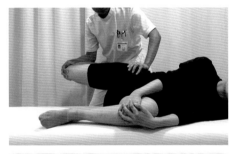

原始方法　　　　　　　　　　　改良方法

图3-18　髂胫束试验

原始方法是使受试者下侧下肢处于中立位，上侧下肢髋关节后伸、外展，然后当膝关节处于90°屈曲位时内收髋关节。改良方法是受试者下侧下肢处于屈曲位，并在这个肢体位置下进行相同的评估。若膝关节内收受限，则结果为阳性。这个方法排除了骨盆的代偿，使评估结果更加准确

臀中肌、臀小肌

对于臀中肌、臀小肌紧张度的评估，受试者应处于仰卧位，在对侧髋关节在骨盆水平位下内收的状态下进行。这种姿势可以使对侧的外展肌绷紧并在检查时将骨盆固定。检查侧下肢进行内收，并从对侧下肢上方通过，若臀中肌或臀小肌延展性下降导致活动度受限，就会引起骨盆向对侧旋转，此为阳性结果。正常情况下应是当髋关节内收时，骨盆位置保持不变。见图3-19。

需要注意的是，检查侧外展肌的紧张度会随着对侧髋关节内收的角度而变化，所以在操作过程中，内收角度应保持一致。此外，该试验并不是拉伸训练，重点不是检查侧下肢内收时能否达到活动范围极限，而是观察骨盆是否产生代偿。

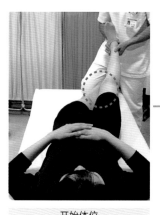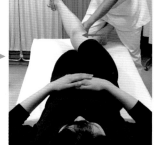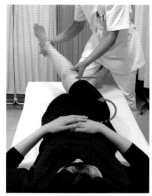

| 开始体位 | 正常 | 骨盆代偿 |

图 3-19　外展肌短缩试验

　　对侧臀部处于内收状态，利用外展肌的张力来防止骨盆的代偿性倾斜。检查侧下肢内收，并从对侧下肢的上方通过。若内收活动度受限，骨盆向对侧旋转，则为阳性结果。正常情况下，髋关节内收时，骨盆位置保持不变

股直肌

　　股直肌短缩试验是针对股直肌紧张度的骨科试验。一般采取使受试者处于俯卧位时测量足跟至臀部距离的方法，但由于会发生骨盆代偿性前倾，很容易导致试验出现阴性结果。见图 3-20a。因此，使对侧下肢从床边垂下，并保持髋关节屈曲位以使骨盆始终处于后倾的状态，测量膝关节屈曲角度并作为试验结果。这个方法能够排除骨盆的代偿，从而能正确评估股直肌的短缩程度。见图 3-20b。常见的代偿动作除骨盆前倾外还包括髋关节外展和骨盆旋转，这些都需要注意。

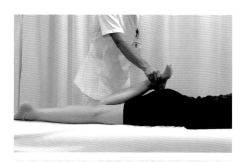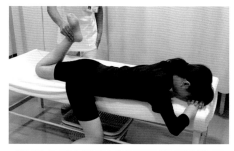

| a. 一般的股直肌短缩试验 | b. 抑制骨盆代偿的股直肌短缩试验 |

图 3-20　股直肌短缩试验

　　a. 俯卧位下，膝关节屈曲会导致股直肌收缩，但是骨盆前倾使得足跟能够与臀部接触。

　　b. 使对侧下肢从床边垂下，保持髋关节屈曲位以使骨盆始终处于后倾的状态，这样便能防止产生骨盆代偿。在这个姿势下进行操作，若足跟能够与臀部相接触则结果为阴性。当二者无法相互接触时，则将测量所得的膝关节的屈曲角度作为股直肌柔韧性的指标。操作过程中应注意让髋关节保持中立位，而非外展位

内收肌群

对于内收肌群的评估，应在受试者取仰卧位并使对侧下肢外展的姿势下进行。这种肢位能够利用对侧内收肌的张力来控制骨盆的代偿性倾斜。检查侧下肢外展时，由于内收肌延展性下降，外展活动范围受限，如果骨盆前倾、腰椎过度前凸、腰部后弯，则结果为阳性（图3-21a）。由于髋关节外展的参考活动值是45°，如果双下肢外展能达到90°，而且没有骨盆和腰椎的代偿，则为正常。外展时，髋关节必须位于中立位，避免内旋或外旋。此外，若要评估股薄肌（双关节肌）的影响，还需要确认膝关节处于屈曲位时下肢外展的角度（图3-21b）。

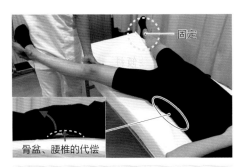
a. 膝关节伸展位

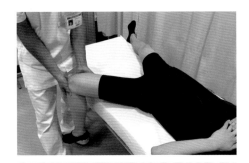
b. 膝关节屈曲位

图3-21　内收肌短缩试验

对侧髋关节保持外展状态，利用内收肌张力来防止骨盆代偿性倾斜。然后将检查侧下肢外展，如果外展活动度受限，或出现骨盆前倾、腰椎过度前凸、腰部后弯的情况，则判断结果为阳性。在正常情况下，双下肢外展能够达到90°，且没有骨盆和腰椎的代偿。若要评估股薄肌（双关节肌）的影响，还需要确认膝关节处于屈曲位时下肢外展的角度

3.3.3.2　关节突关节病变伴髋关节疼痛

髋关节屈曲挛缩的存在会使骨盆前倾和腰椎前凸代偿性增大。腰椎过度前凸导致关节突关节受到的压迫增加，腰骶连结处的前部剪切力增大。

腰椎关节突关节病变的疼痛部位是可变的，有时疼痛甚至发生在髋关节周围。

有关关节突关节的解剖学知识

关节突关节是由上椎体的下关节突和下椎体的上关节突形成的滑膜关节。关节面由透明软骨组成，有一些半月板样组织。因此，它很容易受到机械应力的影响，这可能导致急性腰痛或退行性改变。此外，有学者认为这也是引起慢性腰痛的原因之一。每个腰椎通过一对分别位于左、右两侧的关节突关节和位于前方椎体间的椎间盘连接到下一个椎体。

负责支配腰椎关节突关节的神经是脊神经的后内侧支。后内侧支分布在同一高

度的关节突关节和下位的关节突关节，并支配起自同一棘突的多裂肌（图 3-22）。多裂肌深层纤维的一部分附着在关节囊上，关节囊内有丰富的伤害感受器，这些感受器与其他组织相比阈值较低，对疼痛的敏感性更高。也就是说，通过脊神经后内侧支引起多裂肌反射性痉挛是导致关节突关节产生伤害刺激的主要原因之一。多裂肌的持续痉挛又会提高关节突关节周围组织的紧张性，进一步引发关节疼痛，并形成恶性循环。相反，构成竖脊肌的最长肌和髂肋肌，由脊神经后外侧支支配，与关节突关节关系不大。

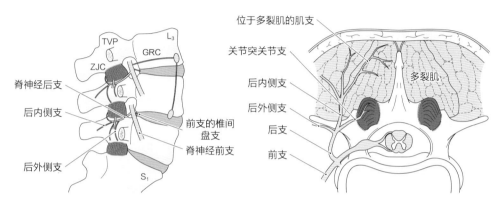

图 3-22　脊神经后内侧支与关节突关节和多裂肌的关系

　　离开椎间孔后，脊神经分为前支和后支，后支又进一步分为后外侧支和后内侧支。后内侧支分布到关节突关节，并支配多裂肌

　　关节突关节在躯干前屈、后伸时会滑动 5~8 mm，可能是受到剪切力和轴向压力的影响。关节突关节的生物力学作用是控制过度活动，并分散纵轴方向上的负荷。腰部伸展时，腰椎前部的前纵韧带等会受到拉伸力的作用，后方棘间的关节突关节和棘突等会受到压迫力的作用（图 3-23）。通过对尸体腰椎的研究，Adams 等发现，腰部伸展时关节突关节囊和后方韧带分别承受40% 和 20% 的负荷。

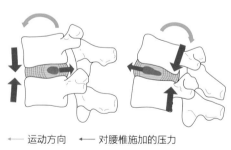

图 3-23　躯干屈曲或伸展时腰椎所受的压力

知识点：颈椎与腰椎关节突关节的形态学特征

颈椎关节突关节的关节面是倾斜的，与水平面成大约 45° 角，并通过上下滑动引发屈伸运动。在侧屈运动中，屈曲侧在下降时向后移动，而对侧在上升时向前移动，因此会伴随向屈曲侧的旋转运动。然而，腰椎关节突关节的关节面是圆柱形的，就像一根劈开的竹子，与椎弓成 90° 角。理论上，不会发生伴随侧屈的旋转运动。见图 3-24a。如果旋转中心与延伸圆柱体曲率的圆心重合，则理论上旋转是可能发生的，但实际上旋转中心略微在椎体后方，这严重限制了腰椎在解剖学上的旋转运动（图 3-24b）。整个腰椎的最大旋转角度约为 5°，各椎体间的旋转范围为 1°~2°。上腰椎水平的关节突关节面在矢状面内，而下腰椎水平的关节突关节面是位于冠状面内的，这意味着下腰椎更容易受到机械应力的影响（图 3-25）。

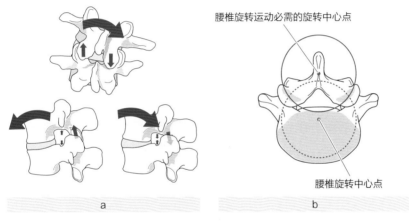

腰椎旋转运动必需的旋转中心点

腰椎旋转中心点

a

b

图 3-24　腰椎关节突关节旋转严重受限

腰椎关节突关节的关节面是圆柱形的，与椎弓成 90° 角，所以理论上不能进行伴随侧屈的旋转运动（a）。腰椎本身的旋转轴略微在椎体后方，这严重限制了腰椎在解剖学上的旋转运动（b）

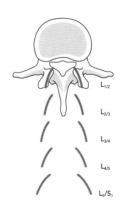

$L_{1/2}$

$L_{2/3}$

$L_{3/4}$

$L_{4/5}$

L_5/S_1

图 3-25　处于水平面的腰椎关节突
**　　　　　关节面**

关节突关节疼痛部位的特征

腰椎关节突关节的范围为 $L_{1/2} \sim L_5/S$，但很少有报告调查各个关节突关节作为某个区域疼痛的原因。福井等报道了在腰椎关节突关节造影上，对脊神经后内侧支施加电刺激后产生放射痛的各个位置（图 3-26，表 3-3、3-4）。将疼痛的部位分为以脊柱旁区域为主的腰部、臀部和大转子上部，以及大腿外侧部、大腿后侧部和腹股沟部进行讨论。结果显示，几乎 100% 的 $L_{1/2}$ 和 $L_{2/3}$ 椎间施加电刺激的患者都有腰痛，而 20%~40% 的 $L_{3/4}$ 和 $L_{4/5}$ 椎间施加电刺激的患者有腰痛，并且主诉有臀部疼痛的症状。因此，腰椎关节突关节病变的特点基本以腰痛为主，70% 存在 L_5/S 椎间病变的患者有臀部疼痛，部分病例在大腿外侧和后侧有疼痛。$L_{3/4} \sim L_5/S$ 关节突关节病变也可能引起腹股沟疼痛。

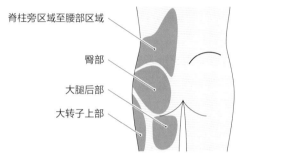
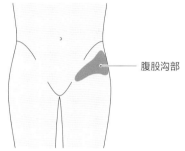

脊柱旁区域至腰部区域
臀部
大腿后部
大转子上部
腹股沟部

图 3-26 腰椎关节突关节血管造影时放射痛的部位

表 3-3 腰椎关节突关节放射痛部位 [n（%）]

部位	$L_{1/2}$（$N=4$）	$L_{2/3}$（$N=12$）	$L_{3/4}$（$N=10$）	$L_{3/4}$（$N=10$）	L_5/S_1（$N=19$）
腰部	4（100）	12（100）	8（80）	26（100）	15（78.9）
臀部	—	1（8.3）	4（40）	7（26.9）	13（68.4）
大转子上部、大腿外侧部	—	2（16.7）	2（20）	4（15.4）	6（31.6）
大腿后部	—	1（8.3）	2（20）	2（7.7）	4（21.1）
前列腺部	—	—	1（10）	2（7.7）	1（5.3）

表 3-4 脊神经后内侧支放射痛部位 [n（%）]

部位	T_{12}（$N=6$）	L_1（$N=7$）	L_2（$N=8$）	L_3（$N=15$）	L_4（$N=32$）	L_5（$N=25$）
腰部	6（100）	7（100）	8（100）	15（100）	28（87.5）	14（56）
臀部	—	1（14.3）	2（25）	3（20）	11（34.4）	24（96）
大转子上部、大腿外侧部	—	—	1（12.5）	3（20）	4（12.5）	3（12）
大腿后部	—	—	—	—	2（6.3）	4（16）
前列腺部	—	—	2（25）	3（20）	—	—

这样一来便可得知，关节突关节放射痛的位置并不明确，并且有许多重叠的区域。$L_1 \sim L_4$ 的后外侧支穿过横突并支配髂腰肌，这其中 L_4 的后外侧支止于肌肉内，而 $L_1 \sim L_3$ 的后外侧支则进一步穿过髂嵴，分布于臀部外侧的股骨大转子处的皮肤和皮下，$L_{1/2}$ 的后外侧支从髂嵴处与 T_{12} 神经的皮支并排走行。股骨大转子上部、大腿外侧部和腹股沟部等部位出现的放射痛也可能是通过后外侧支产生的刺激性疼痛。

关节突关节病变的临床表现特点

田口等对腰椎关节突关节疼痛的临床特征进行了研究。他们选择了 107 例接受关节突关节阻断术或后内侧支阻断术且无神经根症状及无外伤史的腰痛患者，并对治疗有效组患者的特征进行了研究。结果显示，治疗效果具有统计学意义的患者均是单侧腰痛且压痛点阳性的患者。

此外，林还强调了关节突关节本身的压痛对于确定其是否为引起腰痛的主要原因之一的重要性。如存在压痛，则意味着组织中出现了病理性变化。

评估

对于髋关节屈曲挛缩的存在是否为迫使腰椎前凸的因素之一，采用上述各种伸展试验来进行评估。

在影像学尚未有具体发现的情况下，重要的是设法改善髋关节的灵活性，并通过症状的变化考虑病情的发病机制。在髋关节活动度受限时，对腰椎疾病进行治疗很难获得改善。如果在活动度不受限制的情况下症状仍然存在，则应进行腰部的评估。

对于关节突关节病变的病例，由于多裂肌持续痉挛或关节突关节本身的挛缩，而导致腰椎后伸活动度减小的情况很多。对于腰椎后伸活动度的评估，由林设计的腰椎后部活动度（posterior lumbar flexibility，PLF）试验是很有效的。这个试验的依据是，髋关节特定的屈曲角度平均为 $93.0° \pm 3.6°$，与参考活动度相差 $30° \sim 40°$，这是由于骨盆运动造成的。PLF 试验开始时，患者取侧卧位，双髋关节屈曲 $45°$。检查者使患者处于上侧的髋关节在矢状面进行被动屈曲，观察大腿在不抵抗的情况下是否能与胸部接触（图 3-27）。如果腰椎有足够的后伸范围，那么骨盆可以轻松地向后倾斜，患者的大腿便可以毫无困难地与胸部接触。如果腰椎的后伸范围不足，二者将无法接触，此时需要将屈曲的角度作为腰椎后伸范围的指标。虽然根据体形的不同，角度会有细微差别，但在临床实际工作中，该试验仍是一种简便易行的评估方法。需要注意的是，在股骨颈轴线上的屈曲运动会导致活动度的增加，所以必须始终在矢状面内进行屈曲运动。

腰椎后伸范围的减小往往是由于多裂肌的持续痉挛或关节突关节本身的挛缩所致。多裂肌在腰部比在颈部和胸部发达得多，对进行直立双足步行的人类来说，是

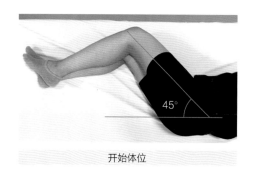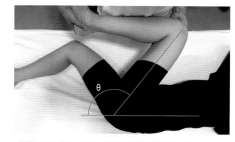

开始体位　　　　　　　　　　　PLF 试验的角度（θ）

图 3-27　PLF 试验

　　开始体位为侧卧位且髋关节屈曲 45°。使处于上方的髋关节沿着矢状面进行被动屈曲，若大腿在不抵抗的情况下能够与胸部相接触则为阴性，如果无法与胸部接触，则需要测量屈曲的角度，以作为后伸范围的指标

支撑腰椎和骨盆的最重要的肌肉之一。一般来说，多裂肌分为两类纤维，分别是在 2 ~ 4 个椎体的各个椎间和骶骨走行的长纤维（long fiber），以及连接各椎骨的棘突与各椎骨的 2 个下位乳突和关节突关节囊的短纤维（short fiber）（图 3-28）。短纤维位于长纤维的深处。长纤维有一束附着在骶骨后部表面的肌束，与骶髂关节的稳定性相关。短纤维则与每个腰椎关节突关节单元的运动节段（motion segment）的稳定性有关。此外，直接连接到关节突关节囊的纤维与每个关节突关节的反馈机制有关。

　　对于关节突关节的不稳定性刺激，可以通过脊神经后内侧支的传导，引起多裂肌的反射性痉挛。如果这种痉挛持续存在，关节突关节的紧张性会进一步升高。此外，由于关节内部压力的增加，关节突关节对压力波动变得更加敏感，导致疼痛阈值降低。因此，有必要检查多裂肌的张力，这可以通过躯干的伸展松弛现象来进行评估（图 3-29a）。在正常情况下，当躯干以直立姿势伸展时，因为脊柱无须被支撑，所以多裂肌的活动会减少。相反，当躯干在直立状态下向前弯曲时，由于脊柱必须得到支撑，多裂肌的张力便会增加。在完全前屈时，棘上韧带处于紧张状态，给予支撑，因此，多裂肌可以得到放松，肌肉活动消失。在利用躯干前屈进行评估时，筋膜和韧带组织的张力将会增加，导致难以进行针对肌张力的评估，所以建议利用躯干伸展来评估患者。关节突关节病变的患者在进行躯干伸展运动时常伴有疼痛，因此应在患者取俯卧位时对患者进行评估。当患者取俯卧位时，正常的多裂肌处于松弛状态，当存在痉挛时，我们可以通过触诊确认，也就是，即使将起始和停止的位置靠近，肌张力也很高（图 3-29b）。对于痉挛，可以使用放松技术来进行缓解。在临床实践中，多裂肌肌张力的增加往往不仅在髋关节存在问题时出现，在膝关节和足部存在问题时同样也会出现。如果这些问题没有得到纠正，多裂肌的肌张力也不会改善。因此，不应单纯进行对于多裂肌的评估，建议与 PLF 试验相结合。

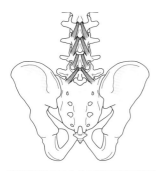

连接各棘突与2个下位乳突和关节突关节囊的纤维群

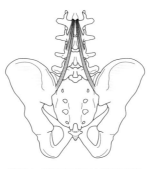

连接L₁棘突与髂后上棘周围的纤维群

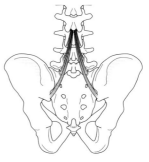

连接L₂棘突与骶髂韧带背侧上部的纤维群

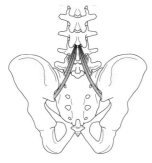

连接L₃棘突与骶髂韧带背侧下部的纤维群

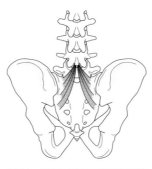

连接L₄棘突与骶骨下部背外侧的纤维群

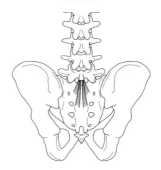

连接L₅棘突与骶正中嵴两侧的纤维群

图 3-28　腰部多裂肌的走行

　　腰部多裂肌大致分为两类，分别是在2~4个椎体的各个椎间和骶骨走行的长纤维，以及在1个椎间单元走行的短纤维

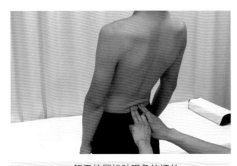

a. 躯干伸展松弛现象的评估

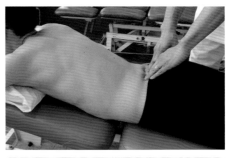

b. 俯卧位时的评估

图 3-29　多裂肌肌张力的评估

　　a. 将手指放在双侧多裂肌上，检查当躯干伸展时肌肉活动是否减少。

　　b. 患者以舒适的姿势俯卧，将床头抬高，使其上半身处于轻度伸展状态。正常的多裂肌在松弛状态下，可以用手指毫无阻力地下按触诊到。在强烈痉挛的情况下，即使将起始和停止的位置靠近，肌张力仍然很高

3.3.3.3 骶髂关节病变伴髋关节疼痛

骶髂关节（sacroiliac joint）的功能是减少骨盆环的负荷，将躯干的重力转移到下肢，提高整体的稳定性，从而增强躯干与骨盆的支持能力。在骶髂关节，前屈运动增加了关节面的压力和剪切力，也增加了稳定性。因此，产生前屈扭矩的力量可以稳定骶髂关节。然而，由于髋关节屈曲挛缩导致的过度骨盆前倾和腰椎前凸会增加骶髂关节的机械应力。

与关节突关节病变一样，骶髂关节病变的疼痛部位变化很大，有些疼痛发生在髋关节周围。

与骶髂关节有关的解剖学知识

骶髂关节是一个滑膜平面关节，由"L"形的骶骨耳状面和髂骨耳状面组成。左、右各一对，除了骶骨的凹面和髂骨的凸面外，关节面还通过复杂的三维凹凸结构相互适应。见图 3-30。此外，骶髂关节由许多韧带加固，因此活动性极差。骶髂关节上本身没有肌肉来辅助其移动，但是会受到髋关节和腰椎运动的影响。

骶髂关节负责在矢状面上相对较小的旋转和平移运动，旋转的平均范围为 $0.2° \sim 2°$，平移为 1~2 mm。其关节运动包括旋转轴位于 S_2 水平的骶骨相对于髂骨的前屈和后伸，以及旋转和平移运动（图 3-31）。骶髂关节的关节面是楔形结构，可以承担负荷。关节面向前上开放，呈"V"形。骶髂关节由骨间韧带、髂腰韧带、骶棘韧带、骶结节韧带以及骶髂前韧带和后韧带连接。

在站立位时，身体重量和髋关节的压力导致骶髂关节产生前向运动。骶骨的形态结构和运动提高了骶髂后韧带等韧带组织的张力，进而提高了关节的稳定性。

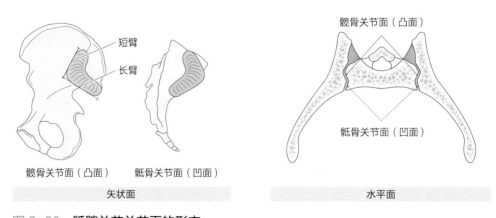

髂骨关节面（凸面）	骶骨关节面（凹面）		髂骨关节面（凸面） 骶骨关节面（凹面）
矢状面			水平面

图 3-30 骶髂关节关节面的形态

骶髂关节通过骶骨的凹面和髂骨的凸面相适应

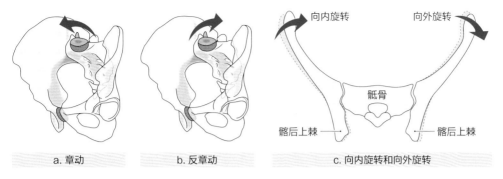

| a. 章动 | b. 反章动 | c. 向内旋转和向外旋转 |

图 3-31　骶髂关节的运动

在骶髂关节，骶骨存在点头（a）和反点头（b）两个运动［译者注：骶骨的前向运动和后向运动叫作章动（nutation，类似点头的动作）和反章动（counter-nutation，类似仰头的动作）。但很多时候使用前章动（anterior nutation）和后章动（posterior nutation）来表示］。此外，还有向内旋转运动，即髂骨翼向前方关闭，以及向外旋转运动，即髂骨翼向后方打开（c）

支配骶髂关节的神经分为支配近端关节区域的神经和支配周围韧带的神经。支配近端关节区域的神经分别是分布于关节前部的 L_5 和 S_1 前支，分布于关节下部的臀上神经和 S_2 后外侧支，以及分布于关节后部的 L_5 及 S_1 后外侧支。见图 3-32。支配周围韧带的神经分别是支配骶髂前韧带的股神经及 L_5 前支，支配骶棘韧带的 $S_1 \sim S_2$ 前支和 $S_2 \sim S_3$ 后外侧支，支配骶结节韧带的 $S_1 \sim S_2$ 前支、臀上神经、$S_1 \sim S_4$ 后外侧支和坐骨神经肌支，支配骨间韧带的 $L_5 \sim S_3$ 后外侧支，以及支配髂腰韧带的股神经、$L_2 \sim L_3$ 前支和 $L_3 \sim S_3$ 后支。见表 3-5。因此，骶髂关节周围的组织受到许多髓质节段和神经的支配。当这个关节发生病变时，症状并不局限于骶髂关节，而是出现在多个部位。

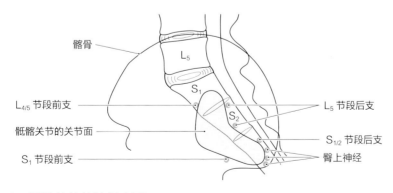

图 3-32　骶髂关节的神经支配

骶髂关节受到很多神经的支配。L_5 及 S_1 前支分布于关节前部，臀上神经和 S_2 后外侧支分布于关节下部，L_5 及 S_1 后外侧支分布于关节后部

表 3-5　支配骶髂关节的神经

分类	支配区域	神经
支配近端关节区域的神经	前部	L_5 及 S_1 前支
	下部	臀上神经及 S_2 后外侧支
	后部	L_5 及 S_1 后外侧支
支配周围韧带的神经	骶髂前韧带	股神经及 L_5 前支
	骶棘韧带	$S_1 \sim S_2$ 前支及 $S_2 \sim S_3$ 后外侧支
	骶结节韧带	$S_1 \sim S_2$ 前支、臀上神经、$S_1 \sim S_4$ 后外侧支、坐骨神经肌支
	骨间韧带	$L_5 \sim S_3$ 后外侧支
	髂腰韧带	股神经、$L_2 \sim L_3$ 前支及 $L_3 \sim S_3$ 后支

骶髂关节疼痛的特点

村上等报道了 100 例能够用一根手指指出其疼痛部位轮廓的患者的疼痛感知范围。疼痛区域以骶髂关节间隙外侧部分为中心的病例最多（共 83 例），其中 73 例的共同主观疼痛区域（从髂后上棘到头部外侧约 2 cm/ 到尾部内侧约 4 cm/ 宽约 3 cm 的带状区域 = ■■ 部分）仅限于间隙的外侧部分，这就是骶髂关节疼痛的一个特征性触痛（图 3-33）。在其他部位如腹股沟、大腿外侧和小腿后侧，也有 15%～38% 的患者自述存在节段性疼痛。

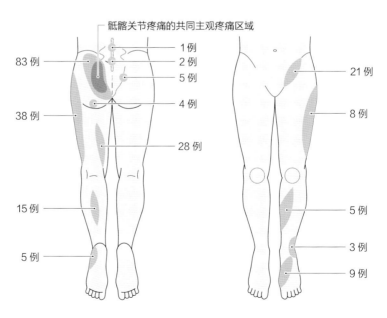

图 3-33　100 例骶髂关节疼痛患者的主观疼痛区域

对于骶髂关节疼痛和腰椎疾病引起的疼痛的鉴别，重要的是臀部的疼痛情况。关节突关节疼痛、下位腰椎神经根病变和椎间盘性腰痛的疼痛呈带状或与皮节（dermatomes）重合，到达髂后上棘，但是疼痛并不以髂后上棘为中心。相反，骶髂关节疼痛是一种以髂后上棘为中心，从臀部开始的不连续的节段性疼痛。见图3-34。

对于大多数骶髂关节疼痛的病例，可以确定压痛点，即能够用一根手指指出疼痛的部位。疼痛部位通常位于髂后上棘处或其附近的骶髂关节周围间隙。髂骨和骶骨之间的边界可以在髂后上棘的远端触及。然而，实际上骶髂关节位于更深的部位，这个区域的压痛主要是由骶髂后韧带周围组织造成的。据报道，因为感觉神经末梢分布在骶髂关节后方的韧带区域，且骶髂关节腔外的后部存在伤害感受器，所以阻断骶髂关节腔外的后方区域（韧带区域）对于减轻疼痛是有效的。对骶髂关节周围进行触诊时，在纵向方向应区分间隙的内侧和外侧后再施加压力在间隙的外侧部分，压痛较强的区域主要集中于骶髂后韧带，而在间隙的内侧部分，压痛较强的情况常发生在附着于骶髂关节的多裂肌处。

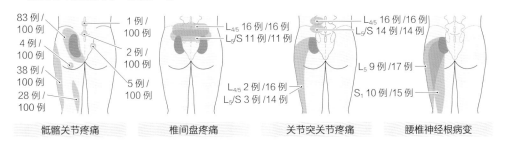

图 3-34　骶髂关节疼痛和腰椎疾病引起的疼痛的鉴别

手法检查

Gaenslen 试验、Patric 试验（即"4"字试验）、深屈试验（deep flexion test）和 Newton 试验常被用来诱发骶髂关节疼痛。这些都是对骶髂关节施加机械压力并诱发疼痛的测试。在 Gaenslen 试验中，在健侧髋关节保持屈曲位的状态下，通过伸展患侧髋关节来诱发疼痛（图 3-35）。在"4"字试验中，将患者的患侧足部置于健侧的膝关节上，然后施加力量，强制打开髋关节来诱发疼痛（图 3-36）。在深屈试验中，患者的患侧髋关节被迫深度屈曲，从而诱发疼痛（图 3-37）。这 3 种手法检查均是通过髋关节运动对骶髂关节施加压力，从而对髋关节和骶髂关节施加机械刺激。

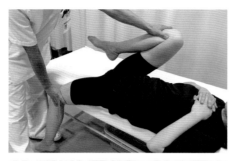
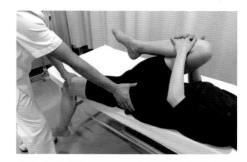

未固定骨盆　　　固定骨盆

图 3-35　Gaenslen 试验

　　保持对侧髋关节最大程度的屈曲，并伸展被检查侧的髋关节。若骶髂关节或腹股沟处出现疼痛则是阳性。如果骨盆固定时疼痛减轻或消失，则强烈怀疑骶髂关节存在病变

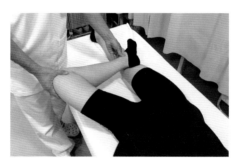
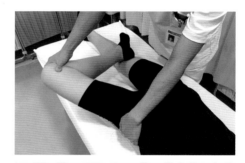

未固定骨盆　　　固定骨盆

图 3-36　"4"字试验

　　将患者的检查侧足部置于对侧膝关节上，将髋关节强制打开。若骶髂关节或腹股沟处出现疼痛则是阳性。如果骨盆固定时疼痛减轻或消失，则强烈怀疑骶髂关节存在病变

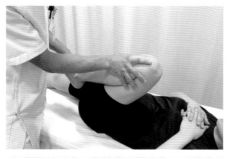
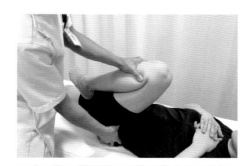

未固定骨盆　　　固定骨盆

图 3-37　深屈试验

　　使患者患侧髋关节被迫深度屈曲。若骶髂关节或腹股沟处出现疼痛则是阳性。如果骨盆固定时疼痛减轻或消失，则强烈怀疑骶髂关节存在病变

进行上述手法检查时，应当将骨盆固定与未固定时出现的不同症状进行比较。若通过固定骨盆能使症状减轻或消除，则怀疑骶髂关节存在病变；若症状没有变化，则怀疑存在髋关节疼痛。在 Newton 试验中，患者取俯卧位，从后面压迫患者骶骨，直接对骶髂关节施加刺激。这一试验是将压力集中在患侧的骶髂关节周围间隙附近，而不是像之前几种检查方法那样集中在骶骨中央，因此这个试验更容易诱发疼痛。见图 3-38。

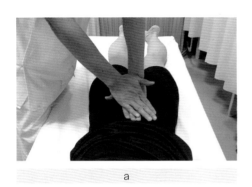
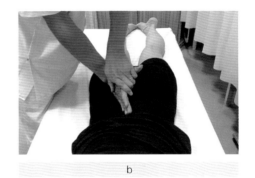

a b

图 3-38　Newton 试验

患者取仰卧位，从后面压迫骶骨，对骶髂关节施加直接的机械刺激（a）。在附近关节局部施加负荷，便于观察（b）

3.3.3.4　运动治疗

有学者指出，关节突关节疼痛和骶髂关节疼痛受远端的髋关节影响较大，髋关节屈曲挛缩的存在会诱发骨盆的代偿性运动（如骨盆过度前倾和腰椎过度前凸），进而引起疼痛。在这种情况下，髋关节是疼痛产生的原因，所以运动治疗的首要任务是改善髋关节活动度。此外，由于关节突关节和骶髂关节两者都受到腰部多裂肌的影响，控制多裂肌的张力并消除关节突关节和骶髂关节的挛缩是运动治疗的重要方面之一。

改善髂腰肌和耻骨肌的柔韧性

在治疗前，应在髋关节轻度内旋位的状态下检查伸展活动度。如果在髋关节外旋位的状态下进行评估，由于髂腰肌和耻骨肌是放松的，因此很容易忽略伸展受限。

可以使用股骨颈部轴向旋转的手法，通过抑制反向旋转来达到放松的目的。在利用股骨颈部轴向旋转的屈曲运动中，为了在股骨颈不对髋臼产生撞击的前提下将运动范围扩大，需要充分收缩目标肌肉以达到活动度的极限。

进行改善髂腰肌柔韧性的手法治疗。患者取仰卧位，使对侧下肢屈膝支撑于床面，治疗侧的下肢移出床边。将被拉伸的髋关节从内旋位旋转到外旋位，并在股骨颈部轴上主动辅助髋关节屈曲到活动度极限，以最大限度地收缩髂腰肌。见图3-39。如果髂腰肌存在问题，往往无法主动收缩到活动度极限，因此，治疗师需要适当调整辅助力量。此外，还应考虑到患者能够轻松进行收缩时的速度。

改善耻骨肌柔韧性的手法与改善髂腰肌柔韧性的手法仅在开始位置和进行主动收缩的方向上有所不同。由于耻骨肌从耻骨梳到耻骨肌线横向走行，故选择髋关节外展、伸展、内旋位作为开始体位。在开始体位，主动辅助髋关节运动，屈曲、内收、外旋髋关节至活动度的极限。见图3-40。

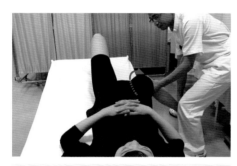 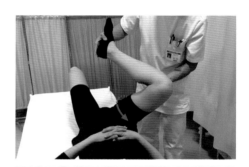

开始体位 结束体位

图 3-39　改善髂腰肌的柔韧性（股骨颈部轴屈曲）

患者取仰卧位，将对侧下肢屈膝支撑于床面。将治疗侧的下肢移出床边，令患者从髋关节伸展、内旋位开始进行外旋，同时主动辅助髋关节屈曲至股骨颈部轴活动度极限。如果髂腰肌存在问题，往往难以主动收缩到活动度极限，因此，治疗师需要适当调整辅助力量

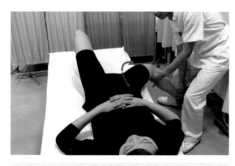 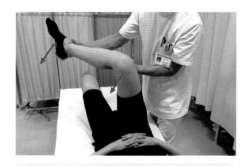

开始体位 结束体位

图 3-40　改善耻骨肌的柔韧性

患者取仰卧位，将对侧下肢屈膝支撑于床面。使治疗侧的下肢移出床边，令患者从髋关节外展、伸展、内旋位开始向屈曲、内收方向进行外旋，同时主动辅助髋关节运动至活动度极限。如果耻骨肌存在问题，往往难以主动收缩到活动度极限，因此，治疗师需要适当调整辅助力量

对于髂腰肌，沿股骨颈长轴方向进行牵引也是有效的。患者取仰卧位，将治疗侧下肢从侧面伸出床边，使大腿置于治疗师的一侧肩膀上。治疗师握住患者的大腿近端，沿股骨颈部长轴方向牵引，同时应注意股骨颈前倾角和股骨颈扭转角。让患者根据治疗师指令进行髋关节的屈曲运动，在运动过程中，被牵引的股骨头由于髂腰肌的收缩被拉向髋臼。这是利用髂腰肌的选择性收缩来放松髂腰肌的方法（图3-41）。如果牵引的方向没有与股骨颈部轴对齐，股骨头和髋臼就会发生碰撞，将无法成功诱导收缩。

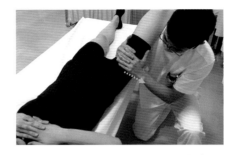

图3-41　改善髂腰肌的柔韧性（股骨颈部轴牵引）

在注意股骨颈前倾角和股骨颈扭转角的前提下，沿股骨颈部长轴方向进行牵引，之后让患者根据指令进行髋关节的屈曲运动。这是利用髂腰肌的选择性收缩来放松髂腰肌的方法

改善阔筋膜张肌和臀中肌的柔韧性

改善阔筋膜张肌的柔韧性的手法操作需要让患者取仰卧位，使对侧髋关节保持内收状态，以防止在牵拉阔筋膜张肌时出现骨盆代偿。治疗师握住患者的踝关节，指示患者从髋关节轻度屈曲、内收、外旋位开始向屈曲、外展、内旋方向运动，在主动辅助的状态下重复进行收缩，确保阔筋膜张肌能够充分收缩并在内收、伸展、外旋方向进行牵伸。见图3-42。如果难以确定运动方向或伴有疼痛，则可以

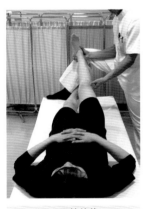

a. 开始体位

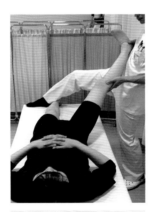

b. 收缩方向

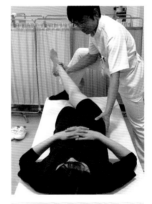

c. 牵伸方向

图3-42　改善阔筋膜张肌的柔韧性

对侧髋关节应保持内收状态。治疗师握住患者的踝关节，以髋关节轻度屈曲、内收、外旋位作为开始体位（a）。从开始体位向屈曲、外展、内旋方向运动，在主动辅助的状态下重复进行收缩（b）。牵伸则是以被动的方式进行髋关节内收、伸展、外旋（c）

于髋关节屈曲、外展位进行内旋运动，这同样可以诱发阔筋膜张肌的收缩，这也是一个有效的方法（图3-43）。进行改善臀中肌柔韧性的手法治疗时需要注意，主动运动仅限于外展方向上的运动，这一点对阔筋膜张肌同样适用。

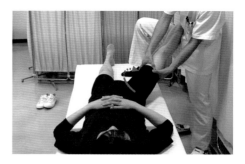

图3-43　改善阔筋膜张肌的柔韧性（其他方法）

将髋关节屈曲、外展位作为开始体位，从开始体位主动辅助进行髋关节的内旋运动。当使用一般方法难以确定运动方向或伴有疼痛时，可以选择该方法

扩大腰骶部后凸

扩大腰骶部后凸是以放松腰部多裂肌和改善腰骶椎关节突关节挛缩为目的。由于多裂肌的深层纤维（短纤维）附着于关节突关节囊处，可以通过减少多裂肌紧张来扩大腰骶椎后凸。此外，由于多裂肌的部分纤维附着于骶髂后韧带，通过放松多裂肌可以减轻对于骶髂后韧带的机械压力。

多裂肌的重复收缩是从表层长纤维入路进行的。起始于L₁~L₅棘突的纤维由于止点各不相同，所以对各个纤维从起点开始向止点轻轻牵引后，要求患者恢复到原来位置进行重复的辅助主动运动（图3-44）。

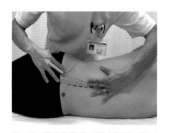

L₁水平的多裂肌

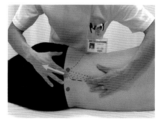

L₂水平的多裂肌

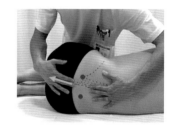

L₃水平的多裂肌

图3-44　扩大腰骶部后凸（多裂肌的长纤维）

患者取侧卧位。对上段腰椎（L₁/₂）进行手法治疗时采取髋关节0°伸展位，对中段腰椎（L₃）进行手法治疗时采取髋关节45°屈曲位，对下段腰椎（L₄/₅）进行手法治疗时采取髋关节90°以上屈曲位。放松L₁水平的多裂肌时，将手指放于L₁棘突和髂后上棘的连线上，自L₁棘突向髂后上棘进行牵引后再进行轻微的辅助主动运动。对于L₂棘突处和骶髂关节上部、L₃棘突处和骶髂关节下部、L₄棘突处和骶骨背外侧面、L₅棘突处和骶正中嵴外侧等的手法治疗，应在髋关节不同屈曲角度下进行相同的手法治疗

短纤维的反复收缩必须与关节突关节的运动同步。由于关节突关节面的倾斜角度根据腰椎高度的不同而不同，所以需要调节与各个关节突关节面相适应的腰椎前弯角，使牵引方向与各个关节突关节面的倾斜方向相符合。具体来说，可以根据腰椎的上段、中段、下段分类，分别将髋关节调整为 0° 伸展位、45° 屈曲位、大于 90° 的屈曲位。治疗师控制住患者的骨盆，一边平滑地活动关节突关节并进行摇动，一边进行长轴牵引。之后，治疗师让患者骨盆恢复到原来的位置，并进行辅助主动运动。见图 3-45。如果治疗师能使多裂肌进行准确的收缩，患者应该可以感觉到随着牵引运动的进行，腰椎活动幅度在扩大。

对于长纤维、短纤维进行手法治疗的技巧在于，牵引后的收缩运动不能中途停止，应该在多裂肌收缩的最大范围内进行诱导。此时，不要一味地强调让患者通过自身用力实现，而是应该在增加辅助力量的同时进行轻微的自主收缩。反复进行这样的操作可以改善关节突关节的挛缩，并且扩大腰骶部后凸。

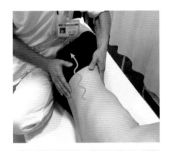
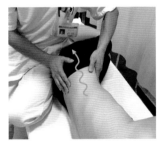
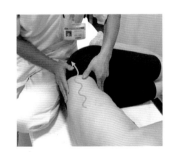

上段腰椎　　　　　　　　中段腰椎　　　　　　　　下段腰椎

图 3-45　扩大腰骶部后凸（多裂肌的短纤维）

　　患者取侧卧位。对不同关节突关节不同的多裂肌的短纤维进行手法治疗应采取不同的髋关节屈曲角度。在相应体位下对骨盆进行向远端的牵引之后再进行轻微的辅助主动运动。牵引后进行肌肉收缩运动时不要中途休息，要持续进行收缩诱导直到运动结束，以此来获得最佳的放松

改善骶髂关节挛缩

骶髂关节的活动度虽然非常小，但挛缩和松弛也是导致关节运动不稳定的因素，也会导致疼痛。为了改善挛缩，可以对骶髂关节的韧带进行牵伸和伸展。

改善骶髂后韧带的柔韧性。为了方便对各部分进行牵伸，将骶髂后韧带分为上部、中部、下部。患者取侧卧位，对于上部韧带的放松应在髋关节 45° 屈曲位进行，对于中部韧带的放松应在髋关节 60° ~70° 屈曲位进行，对于下部韧带的放松应在髋关节大于 90° 的屈曲位进行。治疗师用一只手触摸被牵伸的韧带，另一只手将髂骨沿着股骨长轴进行牵引。治疗师用身体固定患者的膝关节，这样可以更好地施加对骶髂关节的刺激。见图 3-46。

使用被动运动改善骶髂关节的柔韧性，可以在骶骨的章动（骶骨相对于髂骨整体向后、向下滑动）方向上以及反章动（骶骨相对于髂骨整体向前、向上滑动）方向上。患者采取侧卧位，治疗师一只手压在患者髂嵴后方，另一只手将坐骨结节向前方牵引使得髂骨向后方旋转（图 3-47a）。与之相反，治疗师一只手将髂嵴向前方牵引，另一只手通过股骨大转子对髋臼施加轴向压力，通过向后方挤压髋臼来实现髂骨向前方的旋转（图 3-47b）。考虑到骶骨的形态和关节面的方向，在关节面上施加与手法治疗方向一致的操作是非常重要的。

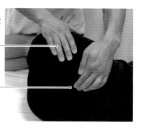

沿股骨长轴方向将髂骨向治疗师侧牵引

触诊骶髂后韧带的紧张度

图 3-46　骶髂后韧带的牵伸

患者取侧卧位，于髋关节 45° 屈曲位进行。治疗师将一只手放在骶髂关节稍内侧部位，对韧带施加一定张力进行触诊，另一只手将髂骨沿着股骨长轴方向向治疗师侧进行牵引。治疗师用大腿将患者的膝关节固定，这样对于髂骨的牵引力则可以有效地传至骶髂后韧带。而对于髋关节的屈曲角度，则要根据骶髂后韧带的位置进行调节

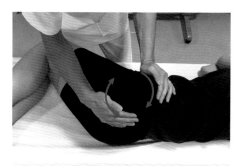

a. 在章动方向上的被动运动

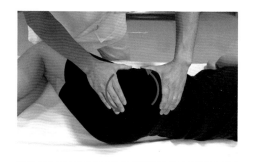

b. 在反章动方向上的被动运动

图 3-47　骶髂关节的被动运动

患者取侧卧位，治疗师一只手压在患者髂嵴后方，另一只手将坐骨结节向前方牵引使得髂骨向后方旋转（a）。与之相反，治疗师一只手将髂嵴向前方牵引，另一只手通过股骨大转子对髋臼施加轴向压力，通过向后方挤压髋臼来实现髂骨向前方的旋转（b）。考虑到骶骨的形态和关节面的方向，在关节面上施加与手法治疗方向一致的操作是非常重要的

3.3.4　骨盆后倾引起的髋关节疼痛

随着年龄的增长，腰椎前凸逐渐减小，骨盆呈现后倾的趋势。在日本，与女性继发性半脱位性髋关节炎不同，还有一种高龄发作的原发性髋关节炎，其表现为没有髋臼发育不良与股骨头变形，髋关节的形态基本正常。其中骨盆发生后倾的病例很多，脊柱病变会继发性地影响髋关节疾病的症状，相当于继发性髋脊综合征。脊

柱所产生的生理变化虽然在一定程度上会有些差异，但是伴随着年龄的增长这是非常普遍的现象。因此，目前普遍认为与脊柱变化相关的继发性髋关节疾病在临床上更多见。

我们将从与骨盆力线相关的人体力学角度梳理髋关节疼痛的发病机制。

3.3.4.1 伴随年龄增长导致的骨盆力线的结构变化

伴随年龄增长的姿势变化，很大程度上是与脊柱的形态变化以及骨质疏松导致的椎体骨折相关。椎弓板的高度减小导致的分离运动受限，脊柱压缩性骨折导致的后弯畸形，腰背部后伸肌群的萎缩、变性、肌力不足，以及活动性降低均会导致脊柱整体呈现后弯趋势。

对脊柱姿势的描述，一般采用的是 Staffel 的姿势分类（图 3-48）。与 Staffel 描述的平背相类似，竹光认为随着年龄的增长，支撑脊柱的软组织会发生变化，从而导致腰椎前凸几乎消失或腰椎退行性后凸，在 X 线片上可以分为 4 种类型（图 3-49）。对日本人来说，胸椎后凸扩大形成的圆背以及后凸发生在腰椎的情况比较多。

研究指出，由于年龄的增长，腰椎后凸变形导致骨盆后倾，髋关节前方的股骨头被覆盖的部分减少。中村等对 1647 名 18～80 岁的成年人以及其中 41 名原发性髋关节炎女性患者按年龄段进行了分析。结果表明，随年龄增长导致的腰椎后凸扩大、骨盆后倾、重心向前方转移等症状，在原发性髋关节炎患者中比在同年龄段的正常人中更加明显，而且与正常人相比，会更早地发生腰椎前凸角度减小继而腰椎向后凸。见图 3-50。

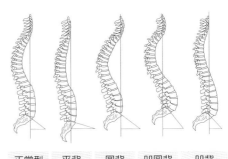

| 正常型（normal type） | 平背（flat back） | 圆背（round back） | 凹圆背（hollow round back） | 凹背（lordotic back） |

图 3-48 **Staffel 的姿势分类**

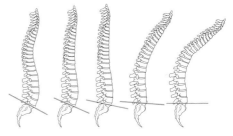

——— 骶骨线的倾斜程度

标准姿势　类型 1　类型 2　类型 3　类型 4

腰椎退行性后凸

图 3-49 **腰椎退行性后凸的分类**

类型 1：腰椎几乎没有前凸，脊柱整体直立，为平背，走路时逐渐前倾。

类型 2：腰椎有轻度的后凸。胸椎呈直线型或者产生轻度的前凸化。

类型 3：腰椎后凸扩大，胸椎呈现代偿性的前凸状态，以直立及步行时的前倾状态为特征。

类型 4：属于全后凸，走路时呈现弯腰的状态

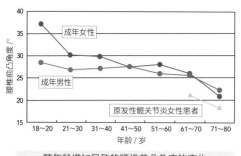

随年龄增加导致的腰椎前凸角度的变化

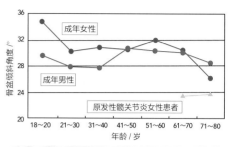

随年龄增加所导致的骨盆倾斜角度的变化

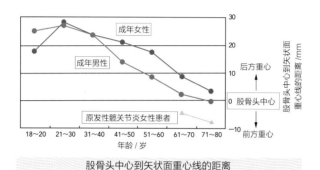

股骨头中心到矢状面重心线的距离

图 3-50　腰椎、骨盆、髋关节力线随年龄增长的变化

此外，对于由骨盆倾斜角度变化引起的髋臼角的变化，中村等用骨骼标本进行了模拟试验，并指出了正位影像学图像的髋臼指标。该研究指出，在正常人骨盆中，当骨盆倾斜角度从前倾 15° 向后倾 15° 变化时，若 CE 角为 11°、Sharp 角为 7°、ARO 为 10°，则这些指标说明患者有轻度的髋臼发育不良（图 3-51）。这意味着，通过纠正骨盆后倾，髋臼发育不良的髋臼指标可以接近正常范围。后倾的骨盆变为前倾位使股骨头被覆盖部分增大，进而达到稳定股骨头的目的，这和运动治疗的方向是一致的。

还有学者指出，骨盆后倾不仅是一个随年龄增长而发生形态变化的静态问题，也是一个在卧位和站立位之间变化的动态问题。会田等调查了各年龄组卧位和站立位时骨盆倾斜程度的变化，发现所有年龄组的骨盆在站立位时都比卧位时更倾向于后倾，但年龄越大，站立位时骨盆的后倾程度越大（图 3-52）。换句话说，以躯干肌肉力量为首，维持腰椎前凸位置的肌肉活动的下降将会导致卧位和站立位时骨盆对线的改变。对于年轻时没有髋关节疼痛的老年患者，这类变化正在随着年龄的增长而出现。对于肌力下降而影响骨盆对线的病例，站立位姿势存在问题是不能仅仅通过从仰卧位的 X 线片上识别力线问题就可以明确的。如何重建在站立位时的腰椎前凸和股骨头被覆盖程度是运动治疗的一个重要任务。

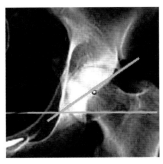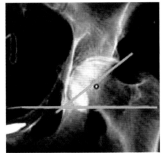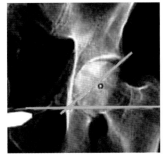

髋臼指标	骨盆前倾 15°	中立位	骨盆后倾 15°
CE 角	47°	45°	36°
Sharp 角	35°	38°	42°
ARO	−5°	−3°	5°

图 3-51　骨盆倾斜角度变化的同时髋臼指标的变化（由骨骼标本测得的数据）

　　利用骨骼标本，使骨盆位置从前倾 15° 向后倾 15° 变化，对冠状面的髋臼指标进行评估，得出结论：由于骨盆后倾会导致 CE 角减小、Sharp 角增大、髋臼对股骨头的覆盖面积减小，并出现轻度的髋臼发育不良倾向

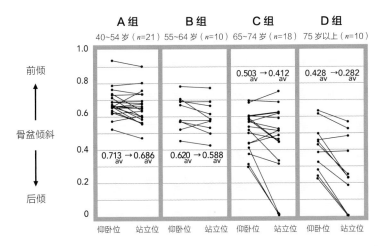

图 3-52　仰卧位及站立位时由于年龄增长导致的骨盆倾斜程度的变化

　　骨盆前倾程度会随着年龄的增长而降低，且骨盆会随着年龄的增长逐渐呈现后倾的趋势。无论在哪个年龄阶段，与仰卧位相比，站立位时骨盆都有后倾的倾向，在老年人中后倾程度更加明显，尤其是 75 岁以上的 D 组

3.3.4.2 伴随关节应力增加的髋关节疼痛

腰椎前凸减小，将导致骨盆后倾以及股骨头前方被覆盖度减少（图3-53）。由于股骨头前方被覆盖度减少以及负重面积减小，单位面积的接触压力将会增加。岩原等通过力学模型，对躯干的重力线像正常人一样通过髋关节的后方，以及腰椎退行性后凸而导致重力线通过髋关节前方的两种情况下的动作肌进行了研究。关于在立位下的姿势维持，正常人只有髂腰肌发挥作用；而对于腰椎退行性后凸的患者，情况则不同，肌电图表明不仅是髂腰肌，股直肌、股内侧肌、股外侧肌、股二头肌也发挥着一定的作用，且有多于约5倍的应力作用于髋关节。见图3-54。对腰椎退行性后凸的患者来说，由于上半身的重心向前方移动，随着髋关节伸肌群的收缩，髋关节变为伸展位，作为髋关节屈肌的髂腰肌和股直肌进行离心性收缩，这就形成了一种使肌肉活动增大的特殊姿势模式。

此外，在宫城岛的下肢球窝关节模型中可以发现，应力的方向如果从关节边缘33°及以上施加，偏移的力可以在髋关节内转换为稳定的力；但是应力的方向如果从关节边缘33°以下施加，则将成为从髋关节到外部的不稳定的力，对髋臼边缘产生较强的接触压力。见图3-55。

如上所述，由于骨盆后倾导致股骨头被覆盖度减少而产生的一定的形态学因素，以及姿势异常导致的髋关节受力增加这一力学因素，均导致股骨头局部应力增加，引发髋关节疼痛。

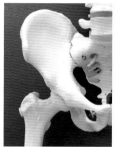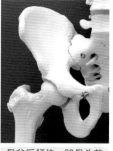

骨盆中立位，股骨头前方被覆盖度良好　骨盆后倾位，股骨头前方被覆盖度减少

图3-53　骨盆倾斜与股骨头被覆盖度的关系

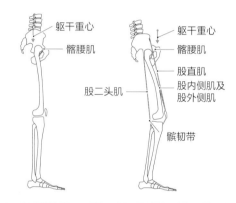

正常人　　腰椎退行性后凸患者

图3-54　躯干重心与动作肌的下肢力学模型

正常人的躯干重力线于髋关节后方通过，只有髂腰肌产生维持的作用。但是，对于腰椎退行性后凸的患者，躯干的重力线于髋关节的前方通过，产生作用的肌肉包括髂腰肌、股直肌、股内侧肌、股外侧肌、股二头肌

3.3.4.3 肌肉因素导致的髋关节疼痛

腰椎退行性后凸的姿势是骨盆后倾及大腿向前伸出，主观感觉上可能是髋关节处于一个相对屈曲的位置，而实际上髋关节的位置是相对伸展的，这一点必须要理解到位。当骨盆处于后倾位置时，髂腰肌和耻骨肌处于伸展的位置。骨盆后倾角度越大，髋关节前方的不稳定性就越大，因此位于前方的髂腰肌和耻骨肌也常处于被动伸展的状态，但是同时它们也持续处在强迫离心收缩的状态。图 3-56 是通过肌电图测定姿势变化

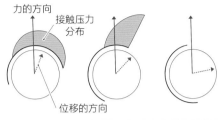

| 力的方向 ≥ 33°、位移在关节内部 →稳定 | 力的方向 <33°、位移在关节外部 →不稳定 | 力的方向 <0°、无法支撑 →脱臼 |

图 3-55　球窝（髋臼）关节的稳定性

对球窝关节来说，若从关节边缘 33° 及以上施加力，位移发生在关节内部，可以转化为稳定的力。但若从关节边缘 33° 以下施加力，位移的方向在关节面之外，则会在髋臼边缘产生较大的应力集中，以及在关节前方产生较大的形成脱臼的应力

时髋关节周围肌肉活动的报告。在正常姿势中，在立位时躯干重心处于合适的位置、髂腰肌有肌肉活动的同时，其他肌肉的活动相对较少。但是，对于腰椎退行性后凸的病例，髂腰肌和股四头肌的肌肉活动增加，而股二头肌的肌肉活动也有轻度的增加。这种肌肉活动对于正常青年人可以通过姿势的变化来重现，所以可以得出上述结论（图 3-57）。这样一来，髋关节周围肌肉的肌电活动会由于姿势的变化而产生较大的改变，因此，腰椎退行性后凸患者必须伴随着这种异常肌电活动而生存。

由于肌肉的离心性收缩是边收缩边进行伸展，此时肌内压处于一个极易上升的收缩形态。正常人在立位前屈时可以增大腰部伸肌群的肌肉活动，但当屈曲超过 60° 时肌肉活动将消失，我们将这一现象称为屈曲松弛现象（flexion relaxation phenomenon）。它的作用是将利用腰部伸肌群的离心性收缩来保持姿势的这种方式，转变成利用棘上韧带等被动地保持姿势的另一种方式。从姿势变化导致的腰部伸肌群肌内压来看，达到立位前屈 60° 之前，随着屈曲角度的增加肌内压也在增加；当前屈超过 60° 时，肌肉活动虽然消失，但是肌内压仍维持在一个较高的水平。这是因为当屈曲角度超过 60° 时，虽然肌肉活动消失，但是随着肌肉的伸展，肌筋膜处在一个较为紧张的位置上。

随着肌内压的上升，肌肉血流量明显减少。也就是说，由肌肉活动量增大和肌肉伸展导致的肌内压上升，肌肉血流量减少，会引发缺血性疼痛。如前所述，骨盆后倾使关节内压被动上升，而髂腰肌和耻骨肌的持续性活动会将股骨头压向髋臼，导致关节内压进一步上升。

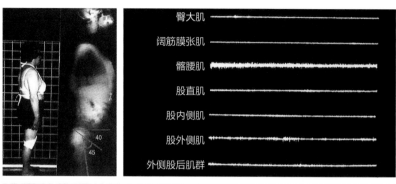

58 岁的女性，正常姿势

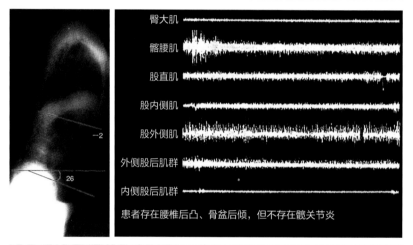

63 岁的女性，腰椎退行性后凸

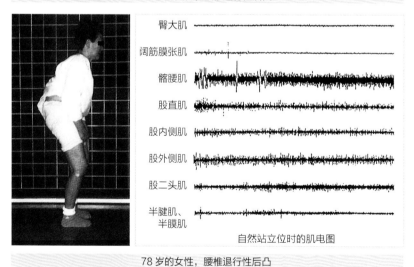

78 岁的女性，腰椎退行性后凸

图 3-56　腰椎退行性后凸与髋关节周围肌肉活动

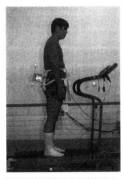
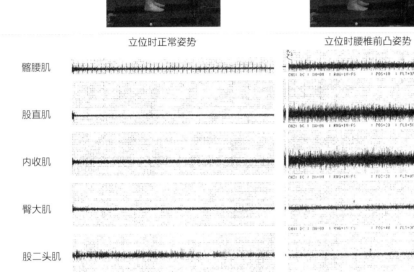

	立位时正常姿势	立位时腰椎前凸姿势
髂腰肌		
股直肌		
内收肌		
臀大肌		
股二头肌		

图 3-57　采取不同姿势时髋关节周围肌肉活动的变化

知识点：希尔顿定律

　　关节的神经分布在关节囊和韧带等关节成分中，同时也分布在活动关节的肌肉及覆盖肌肉附着点的皮肤上。从这一点来看，髋关节的支配神经涉及股神经、闭孔神经、副闭孔神经、臀上神经、臀下神经、股方肌支、坐骨神经等。在髋关节相关疾病中，对关节囊的刺激可以激发经由上述神经进行支配的肌肉的反射性挛缩和相应皮肤感知区域的放射痛。

此外，骨盆后倾的姿势还会因髋关节前方组织的压力增大而导致滑膜炎等疾病。东海等的研究表明，对髋关节注入引起疼痛的刺激因子，并使肌肉活动，可以发现对髋关节的有害刺激通过支配关节的神经向髋关节周围肌肉传导，进而引起反射性痉挛。一旦发生反射性痉挛，肌肉本身的疼痛就会进一步加剧，形成疼痛的恶性循环。

1970年，Postel等将老年人因股骨头上部的快速溶解而导致髋关节损害的疾病称为快速破坏性髋关节病（rapidly destructive coxopathy，RDC）。之前，也有研究认为RDC也发生在未发现髋臼形成不全或骨骼形态结构异常的正常髋关节的病例中，因此，临床一直在讨论血液动力学导致的骨坏死或者免疫学异常、酶学等相关因素的影响。但是，后来也有报道称形态学因素和生物力学因素也参与了RDC的发生，目前这是普遍的观点。也就是说，即使是看似正常的髋关节，也会随着年龄的增长、腰椎后凸增大、骨盆后倾化导致髋关节受到的应力总和增加以及股骨头前方被覆盖不全。但是，即使发生类似这样的姿势因素以及伴随发生的骨盆后倾、股骨头前方被覆盖不全，也会有无症状的病例，不能依据脊柱的因素来进行解释。伊藤等的报道显示，5例RDC患者的病理报告表明，所有病例均存在老年人骨质疏松症。此前就有关于患有骨质疏松症的老年人发生股骨脆性骨折的案例，Hagino等认为这种骨质疏松的病理状态可能是RDC的前奏。

这样一来，RDC的发生经由临床可以证实为：骨盆后倾的形态学因素导致的股骨头被覆盖面减小、姿势异常的力学因素导致的髋关节应力增加，以及骨质疏松导致的骨脆性增加，致使关节发生损害。

造成腰椎后凸及骨盆后倾的原因是，随着年龄的增长而导致保持姿势所需要的肌力下降以及关节活动度的降低。因此，与年轻人的康复目标不同，老年人的康复治疗应该在允许的最大范围内增加可以改善腰椎和髋关节的活动度、扩大股骨头被覆面积、保持腰椎前凸和骨盆前倾位置的肌肉活动。

骨盆的前倾是通过髋关节屈肌群和腰背部伸肌群的共同作用（力偶）来完成的。髋关节屈肌群包括髂腰肌和股直肌，腰背部伸肌群包括多裂肌、腹横肌、竖脊肌，其中髂腰肌、多裂肌、腹横肌的同步收缩极为重要。见图3-58。

多裂肌在腰部极为发达，主要有6种走行形态（图3-28）。由于多裂肌附着于棘突处，相比于附着于横突、作用为伸展脊柱的竖脊肌来说，多裂肌的杠杆臂更长，它的作用是增加腰椎垂直方向上的稳定性（图3-59）。

腹横肌的附着点从髂骨开始到下位肋骨，包裹着腹腔侧面走行，作用为增加腹内压、调整脊柱对线。另外，腹横肌利用对腰背肌筋膜中部纤维的附着作用，可以起到稳定腰椎、骶髂关节的作用。腰背肌筋膜包裹住竖脊肌，并与背阔肌、臀大肌、股二头肌等肌肉相连（图3-60）。此外，通过侧缝线（lateral rapha）传导到脊柱的张力，使上下椎骨之间结合得更加紧密，具有伸展腰椎的功能（图 3-61）。

髂腰肌由髂肌和腰大肌组成，是连接腰椎和股骨的肌肉。髂腰肌的作用是通过髂肌的收缩使骨盆前倾，通过腰大肌的收缩使腰椎屈曲。此外，通过腰大肌和多裂肌的协同作用，与躯干前倾时的腰椎屈曲作用相抵抗，起到在骨盆上固定脊柱的作用（图 3-62）。

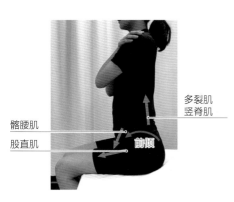

图 3-58　**伴腰椎前凸的骨盆前倾**

骨盆的前倾是通过髋关节屈肌群和腰背部伸肌群的共同作用（力偶）而完成的。髋关节屈肌群包括髂腰肌和股直肌，腰背部伸肌群包括多裂肌、腹横肌、竖脊肌，其中髂腰肌、多裂肌、腹横肌的同步收缩极为重要

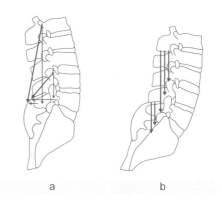

图 3-59　**躯干伸展时对腰椎的压力**

a. 通过最长肌达到的躯干伸展，可以轻易地使腰椎过伸，同时增加腰椎后方的压力。b. 通过多裂肌达到的躯干伸展，可以增加腰椎垂直方向上的稳定性

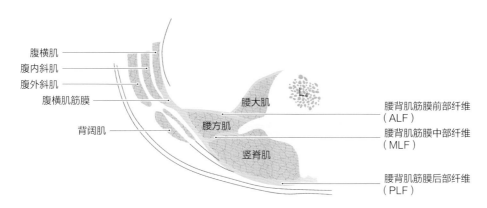

图 3-60　**L₄ 水平面腰背肌筋膜的构成**

从腰背肌筋膜的走行方向来看，前部纤维的张力传递功能比中部纤维和后部纤维的张力传递功能弱

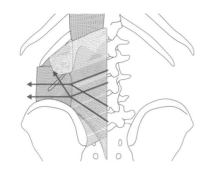

图 3-61　腰背肌筋膜的张力传导

通过侧缝线传导到脊柱的张力，使上下椎骨之间结合得更加紧密

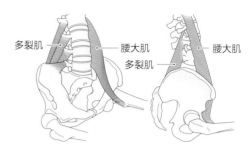

图 3-62　骨盆前倾机制中的腰大肌和多裂肌的协同作用

腰大肌是使髋关节旋前的主要肌肉。另外，腰大肌与腰部的多裂肌相互协同，以抵抗在躯干前倾时腰椎的屈曲作用，起到在骨盆上固定脊柱的作用

骨盆前倾受限的评估

骨盆前倾受限的主要原因，可能是腰椎或髋关节的活动性下降，以及以髂腰肌或者多裂肌为主的肌肉功能不全。

对于腰椎的活动性的评估，要在去除重力作用的俯卧位进行，确认在 L_3 处是否形成了腰椎前凸的顶点。髋关节的屈曲活动度评估要求在仰卧位进行，将垫子或患者的手背面放在腰部下方，确保腰椎的前凸，同时防止骨盆后倾，使髋关节在矢状面上屈曲。正常的髋关节活动度应该为 80°~90°。见图 3-63。

如果关节活动没有出现限制，但在下腰椎屈曲时出现问题，则应该怀疑骨盆前倾所需要的肌肉是否存在功能不全，确认在端坐位下辅助骨盆活动的主动肌和拮抗肌是否处于正确的解剖学位置。

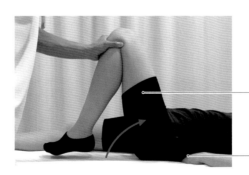

防止骨盆后倾而使髋关节在矢状面屈曲

把手放在腰后而保持腰椎前凸

图 3-63　髋关节屈曲活动度的评估

髋关节的屈曲活动度评估要求在仰卧位进行，将垫子或患者的手背面放在腰部下方，确保腰椎的前凸，同时防止骨盆后倾，使髋关节在矢状面上屈曲。正常的髋关节活动度应该为 80°~90°

评估多裂肌，应该从髂后上棘内侧开始到 L_3 棘突方向，在多裂肌的部位用手指向上提拉并按压。在此检查过程中，若能出现骨盆前倾、腰椎前凸的坐姿，则说明多裂肌功能不全（图 3-64）。多裂肌有使腰椎伸展的作用，但是没有使骨盆前倾的作用，对多裂肌进行操作时髂腰肌需要同时进行收缩，这是利用两块肌肉相协调完成躯干活动来进行评估的一种方法。如果可以进行协同收缩但还是不能维持正确的姿势，则应该对腹横肌进行检查。腹横肌与胸腰筋膜相连，用手法促进腹横肌的收缩并通过侧缝线辅助腰椎进行伸展。在腹横肌外侧施加牵拉的力，若出现骨盆前倾、腰椎前凸的坐姿，则考虑为腹横肌功能不全（图 3-65）。同样在评估髂腰肌时，如果在操纵髂骨诱导骨盆前倾时，腰椎也会随之向前凸，从而形成坐骨支撑的坐姿，那么有可能是髂腰肌功能不全（图 3-66）。

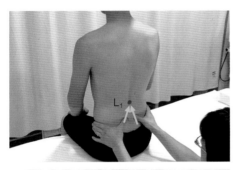

L

L₁ 水平的多裂肌的功能辅助

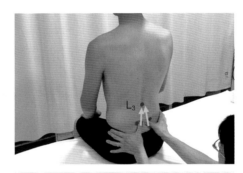

L₃ 水平的多裂肌的功能辅助

图 3-64　多裂肌功能不全的评估

根据多裂肌的走行，用手指压迫该水平的多裂肌部位。如果能出现骨盆前倾、腰椎前凸的坐姿，说明多裂肌功能不全

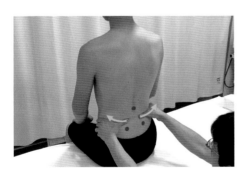

图 3-65　腹横肌功能不全的评估

腹横肌与胸腰筋膜相连，用手法促进腹横肌的收缩并通过侧缝线辅助腰椎进行伸展。在腹横肌外侧施加牵拉的力，若出现骨盆前倾、腰椎前凸的坐姿，则考虑为腹横肌功能不全

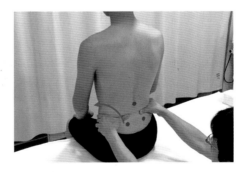

图 3-66　髂腰肌功能不全的评估

通过对髂骨进行操作使骨盆前倾，如果出现腰椎前凸、坐骨支撑的坐姿，则考虑髂腰肌功能不全

运动治疗

对老年人来说，脊柱的屈曲功能下降，可通过使用步行辅助车等方法进行辅助，若想保持脊柱的灵活性，治疗的目标应该是改善腰椎前凸并增加骨盆的覆盖面积。

如前所述，如果能够判断出肌肉功能不全的具体位置，则可以对应增强该肌肉的力量强度。

如果在辅助条件下也无法保证腰椎和骨盆的力线对位，则可以在去除重力的情况下开始进行训练。若辅助条件下可以保证腰椎、骨盆的力线对位关系，则可以在端坐位时前倾骨盆，并进行骨盆覆盖训练（图 3-67）。若存在肌肉功能不全，则很难实现改善骨盆覆盖所需要进行的肌肉活动，同时，由于运动范围更大的患者更容易进行骨盆覆盖的学习，所以椅子的高度从较低的位置开始会更好。在骨盆完全后倾的状态下，会呈现出髂骨相对于坐位竖直的状态，这一点很重要。患者的骨盆未前倾而腰椎处于伸展状态的情况较多，所以治疗时需要多加注意。可以先在椅子高度较低的位置上进行髂骨竖直训练，再慢慢升高椅子的高度进行训练，最后再进行骨盆竖直的骨盆覆盖训练，这样可以改善髋关节疼痛。诱导正确的肌肉活动是非常重要的步骤，所以必须保证肌肉不处于痉挛的状态。

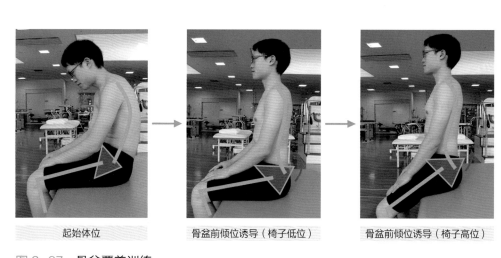

| 起始体位 | 骨盆前倾位诱导（椅子低位） | 骨盆前倾位诱导（椅子高位） |

图 3-67　骨盆覆盖训练

使患者处于端坐位，两足底与地面相接触。诱导骨盆前倾和腰椎前凸。椅子的高度从较低的位置开始，注意不要让躯干前倾。慢慢提高椅子的高度，在更接近立位的姿势下进行训练

3.4 挛缩引起的髋关节疼痛

挛缩会导致结缔组织的延展性、柔韧性、滑动能力下降，同时，随着关节运动，关节囊、韧带、肌腱、筋膜等组织附近的痛觉感受器会发生兴奋，引发相应的疼痛。

在肩关节处，若位于关节后方的关节囊和韧带发生短缩，在达到最大关节活动度（range of motion，ROM）之前，上述软组织就会发生过度紧张，导致肱骨头的对侧位移产生偏差［即强制平移（obligate translation）］，这样肩关节前上方的组织会发生病理性撞击。与肩关节相比，髋关节的髋臼覆盖位置更深，更容易保持股骨头的位置，但是若股骨头后方组织硬度增加就会将股骨头向前挤压，也会出现强制平移的现象，诱发前方软组织的撞击。

因此，髋关节的疼痛应该区分为自身组织柔韧性降低导致的疼痛，以及由于受挛缩的影响其他组织引起的疼痛。另外，髋关节和骨盆是联动的，哪一方出现问题都可能引发疼痛，所以应将髋关节看作一个复合体进行整体评估，这一点是很重要的。

3.4.1 骨盆后倾、腰椎后凸受限时髋关节前方疼痛

髋关节屈曲时，由于骨盆后倾导致髋臼前方张开，从而避免了撞击的发生。因此，当骨盆不能充分后倾，或者控制骨盆后倾的腰椎后凸不足时，均不能使髋臼前方张开，这是产生撞击的主要原因。

控制腰椎后凸和骨盆后倾的重要组织是多裂肌和髂腰韧带。从水平面上的面积来看，多裂肌在 $L_{3/4}$ 水平和竖脊肌的质量相当，随着腰椎高度的下降，多裂肌则占据更多的比例。在 L_5/S 的水平，多裂肌几乎占据了全部的腰椎支撑中心。见图 3-68。骨盆后倾时，解除下位腰椎的前凸状态很重要，但是多裂肌的挛缩会成为下位腰椎后凸化的重要阻碍。此外，如前文所述（图 3-28），起自 $L_{4/5}$ 的长纤维附着于骶骨上，控制着 L_5 和骶骨的位置关系，若此部分肌纤维高度紧张，会使骶骨前倾，妨碍骨盆的后倾。而且，若下位腰椎的多裂肌短纤维高度紧张则会直接影响关节突关节的活动，从这点来看，下位腰椎也确实需要一种能够使多裂肌放松的手法治疗。

位于腰椎最尾侧的 L_5 同髂嵴基部的坚韧韧带相连，稳定性很高。

髂腰韧带（iliolumbar ligament，ILL）是起自 L_5 横突，止于髂嵴内唇的三角形韧带，控制 L_5 相对于骶骨向前方的滑动、旋转、前后屈曲，以及限制向对侧的侧屈（图 3-69）。另外，髂腰韧带前方与髂肌内侧相连，后方与腰方肌相连，以

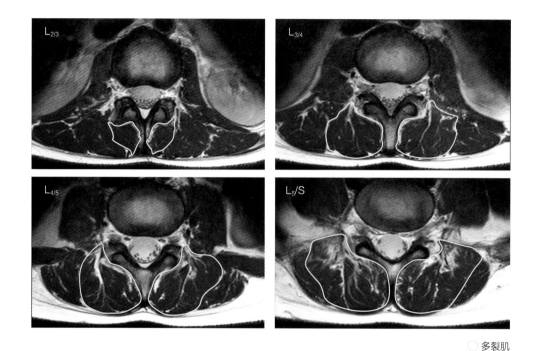

○ 多裂肌

图 3-68　在不同腰椎高度多裂肌所占的比例

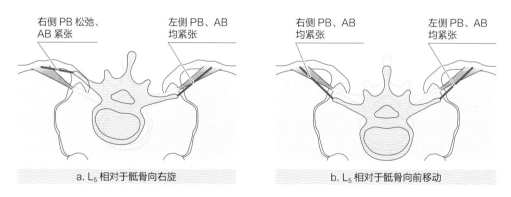

右侧 PB 松弛、AB 紧张　　左侧 PB、AB 均紧张　　右侧 PB、AB 均紧张　　左侧 PB、AB 均紧张

a. L₅ 相对于骶骨向右旋　　　　　　　　　b. L₅ 相对于骶骨向前移动

图 3-69　与 L₅ 运动相关的髂腰韧带的张力变化

　　当 L_5 相对于骶骨向右旋转时，左侧横突会向前方移动，左侧骶髂关节前面部分（AB）、骶翼外侧部分（PB）均紧张；由于右侧横突向后方移动，右侧 PB 松弛，AB 则根据移动的量而紧张（a）。当 L_5 相对于骶骨向前方移动时，左、右侧的 AB、PB 均紧张（b）

上肌肉均与髂腰韧带的上方、下方的张力相关。髂腰韧带挛缩限制了 L_5/S_1 的活动性，它将和多裂肌一同成为妨碍骨盆后倾的主要因素。因此，尽管通过对多裂肌的放松调整可以改善腰椎的后凸化，但是对于控制骨盆后倾动作，改善髂腰韧带自身的柔韧性也是非常必要的。

对于髂腰韧带柔韧性的改善，要在患者侧卧位下进行。韧带不是具有伸展性的软组织，所以只能通过对韧带反复伸展和松弛的操作，解除韧带粘连从而改善其柔韧性。治疗师要双手交叠对髂骨进行操作。使髂骨前倾，向靠近腰椎的方向运动，从而松弛髂腰韧带。之后，在此体位使髂骨后倾，向远离腰椎的方向运动，从而牵伸髂腰韧带。对韧带施加牵伸刺激时，不能使韧带持续处于牵张的状态，应使韧带再次恢复到松弛位置，这是操作的重点。见图 3-70。

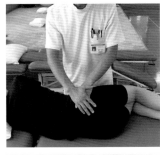 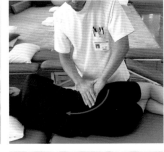 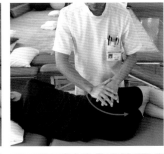

| a. 起始体位 | b. 放松体位 | c. 牵伸位 |

图 3-70　髂腰韧带的伸展运动

检查者双手交叠（a）使髂骨前倾并靠近腰椎，从而松弛髂腰韧带（b）。在此体位使髂骨后倾，向远离腰椎的方向运动，从而牵伸髂腰韧带（c）。重复以上操作，可较容易解除韧带粘连，使韧带柔韧性渐渐得到改善

3.4.2　髋关节后方支持组织柔韧性降低伴髋关节前方疼痛

若髋关节后方支持组织柔韧性下降，随着髋关节的屈曲，由于存在强制平移现象，应力则将股骨头向前推，会诱发前方组织的撞击（图 3-71）。

限制髋关节屈曲活动范围的软组织包括髋关节的关节囊、韧带等，而最先限制肌肉等软组织活动范围的是韧带组织。这其中最重要的就是髋关节外旋肌群，佐藤等通过观察和测量新鲜遗体的髋关节后侧肌群离断后的髋关节屈曲范围，发现髋关节屈曲时梨状肌和闭孔内肌发生明显的牵张。另外，平野等报道了通过尸体解剖所得出的闭孔内肌和闭孔外肌的解剖功能。他们的研究阐述了髋关节在屈曲 90° 位时闭孔内肌的内收机制和闭孔外肌的内旋机制，并且他们还阐述了对于后侧入路的手术来说，关注闭孔外肌的修复可以预防髋关节脱臼的观点。更进一步

讲，Solomon 等通过尸体解剖研究了髋关节屈曲、内收、内旋肌群的伸展程度，得出闭孔外肌的伸展程度远远超过梨状肌、闭孔内肌的伸展程度的结论。对髋关节进行的检查包括诱发髋关节撞击症（femoroacetabular impingement，FAI）的试验——前撞击征（anterior impingement sign）。此试验是使髋关节处于屈曲 90° 位时进行最大被动内收，观察是否产生疼痛。若观察闭孔外肌的走行，我们会发现和其他深层外旋肌群从髋关节后方向前方走行有所不同，闭孔外肌从闭孔前方向后方走行，并在股骨颈关节囊远端折返，包绕股骨颈（图3-72）。因此，若闭孔外肌柔韧性降

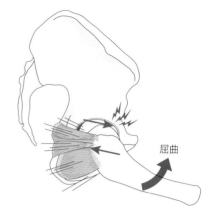

图 3-71　髋关节后方支持组织柔韧性降低造成的撞击

若髋关节后方支持组织柔韧性降低，随着髋关节的屈曲，由于存在强制平移现象，应力则将股骨头向前推，会诱发前方组织的撞击

低，早期会引发闭孔外肌紧张度增高，导致将股骨颈向前方推出，所以该肌肉的柔韧性十分重要。

下面阐述由于关节囊和韧带原因导致的髋关节活动受限，以及如何加强关节囊的韧带，包括位于髋关节前方的髂股韧带和耻股韧带，以及后方的坐骨韧带。坐骨韧带是从髋臼开始向股骨转子窝走行，限制髋关节处于屈曲位时的内旋动作。坐骨韧带可以分为上下两部分纤维束。当髋关节屈曲时，上部纤维束持续松弛；而下部

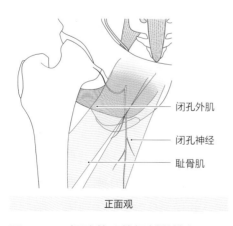

正面观

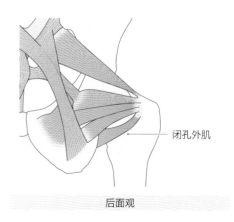

后面观

图 3-72　闭孔外肌的解剖学特征

和其他深层外旋肌群从髋关节后方向前方走行有所不同，闭孔外肌从闭孔前方向后方走行，并在股骨颈关节囊远端折返，包绕股骨颈

的纤维束在髋关节屈曲 30°~40° 时松弛，之后紧张。因此，髋关节屈曲位的内旋的主要限制因素就是下方纤维束。

各关节都存在使关节内压最小的特定角度，Eyring 等的研究指出髋关节屈曲 30°~60°、外展 15°、外旋 15° 时是最放松体位（loose-packed position，LPP）。以此体位为基准，若髋关节屈曲并内旋，则后方关节囊紧张度将升高。对后方关节囊及坐骨韧带进行挛缩治疗时，在髋关节屈曲、内旋位时沿股骨颈部长轴方向进行牵引是最有效的牵伸训练（图 3-73）。在股骨近端，由于颈干角、前倾角的存在，外部观察到的髋关节的运动方式和关节内部的骨骼运动方式有所不同，这就造成单从外部观察很难直接把握。所以在实际操作中，掌握正确的解剖知识显得极为重要。

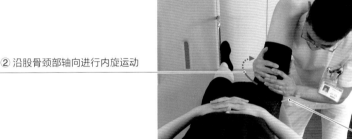

② 沿股骨颈部轴向进行内旋运动

① 沿股骨颈部长轴方向（简称"轴向"）进行牵引（译者注：即分离牵引）

图 3-73　后方关节囊及坐骨韧带的牵伸训练

通过将旋转运动与沿着作为作用轴的股骨颈部长轴进行的轴向牵引相结合来进行牵伸。根据柔韧性的改善情况，在调整内旋角度的同时可以增加牵引操作

3.4.3　髋关节前方支持组织柔韧性降低伴髋关节前方疼痛

吉尾等在对新鲜遗体的骨骼标本去除了关节囊以外的所有软组织成分后，对髋关节的屈曲角度进行了测量，得出真实的髋关节屈曲角度为 93° 左右。进一步讲，在用器械固定骨盆的同时使髋关节屈曲时，髂前下棘与股骨之间其实有 1 cm 左右的空间，实际上附着于髂前下棘的股直肌才是引起撞击的原因。这意味着在髋关节最大屈曲位时任何人都可能发生股直肌撞击，即使除去了之前所讲的髋关节屈曲导致的骨盆后倾，这也就是说在相同的股直肌撞击的情况下，有人会出现疼痛，有人不会出现疼痛。可以推测，没有出现疼痛的正常人可以有效地释放肌内压，而出现了疼痛的患者则不能有效地释放肌内压。那么，什么是有效释放肌内压的必要条件呢？

第一个要点是股直肌的柔韧性，肌肉能够允许形变。江玉等通过大体解剖观察了股直肌及其腱膜的结构。他们的报道指出股直肌的起始部由 2 个部分组成：起自髂前下棘的直头（direct head）和起自髋臼上缘的反折头（reflect head）。在肌纤维走行的近端部分，来自表层起始腱膜的肌纤维具有羽状结构，起自直头的肌纤维具有半羽状结构，而起自反折头的肌纤维的走行则与长轴平行。这些肌纤维附着在各自的终止腱膜上；在表层和深层形成不同的肌肉结构。见图 3-74。根据髋关节的屈曲角度，来观察这 2 条起始肌腱与肌腹的位置关系。髋关节屈曲 0° 时，直头与肌腹在同一条直线上，而当髋关节屈曲 90° 时，则反折头与肌腹处于同一条直线上，这说明起始肌腱与肌腹的位置关系会随着髋关节和骨盆位置的变化而变化（图3-75）。因此，进行以放松为目的的股直肌收缩时，在髋关节屈曲 0° 位和90° 位这两个体位下进行最为有效。

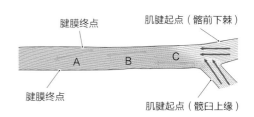

图 3-74　股直肌近端内侧面

A—羽状结构，起于表层起始腱膜的肌纤维；B—半羽状结构，起于髂前下棘的肌纤维；C—与长轴方向平行的结构，起于髋臼上缘的肌纤维

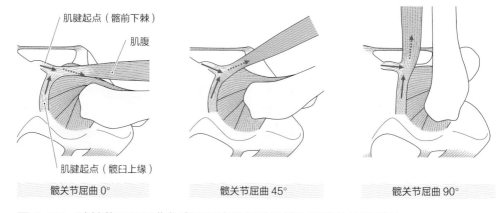

图 3-75　髋关节不同屈曲角度下股直肌起始肌腱和肌腹的位置关系

髋关节屈曲 0° 时，股直肌直头与肌腹在同一直线上；而髋关节屈曲 90° 时，股直肌反折头与肌腹处于同一直线上

第二个要点是，相邻组织的滑动性和与肌肉连接的组织的柔韧性会间接影响股直肌发生形变的程度。Tubbs 等报道了在股直肌的起始部除了直头和反折头之外，还存在第三头（third head），其附着在臀小肌上（图 3-76）。因此，改善与股直肌相连接的臀小肌和缝匠肌的柔韧性，以及阔筋膜张肌的柔韧性也至关重要。

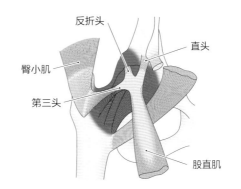

图 3-76　**股直肌的第三头**

股直肌的第三头止于大转子外侧面，附着在臀小肌上

3.5 压迫性神经病变

末梢神经走行会经过通路上存在解剖学上狭窄的部位。压迫性神经病变（entrapment neuropathy）是指末梢神经通过狭窄部位时引起的神经系统功能障碍，该症状受神经的特异性走行、骨骼、肌肉、筋膜等因素的影响。压迫性神经病变的病理基础，是末梢神经受到慢性压迫、摩擦、牵引等机械刺激，进而导致结缔组织增生和循环系统障碍。

本节将讨论发生在髋关节附近的压迫性神经病变，如股神经病变、梨状肌综合征、闭孔神经障碍。

3.5.1 股神经病变

股神经由第 2~4 腰神经构成，是腰丛神经中最粗大的神经分支。股神经表层被髂腰肌筋膜覆盖，在腰大肌和髂肌之间走行至肌腔隙中央部。在腹股沟部，股神经与髂腰肌一同在腹股沟韧带下方通过。在骨盆内部，除了有支配髂腰肌和耻骨肌的分支，在腹股沟韧带正下方还分出了支配股四头肌和缝匠肌的肌支和皮支，以及隐神经（图 3-77 左图）。股神经的前皮支支配大腿前面及前内侧面的皮肤感觉，隐神经则支配由小腿到足内侧的感知觉（图 3-77 右图）。

股神经的绞痛是由髂腰肌及腹股沟韧带二者的压迫，或腹股沟韧带正下方股直肌深层压迫所致。文献报道的由髂腰肌造成的压迫性神经病变，可分为由外伤和运动损伤造成的髂腰肌肿胀，以及由血友病导致的髂腰肌血肿、脓肿等。

另外，在没有明确外伤史及基础疾病的老年人中，由于脊柱 – 骨盆结构异常导致的压迫性神经病变也有报道。随着年龄的增长，采取腰曲后凸、骨盆后倾的立位姿势，必然引起髋关节的伸展。当骨盆处于后倾位时，由于髋臼覆盖股骨头的面积减少，髂腰肌将进行持续的强烈的离心性收缩，髂腰肌内压力上升，导致髂腰肌肿胀。在腹股沟韧带水平，由于股神经深部是髂腰肌所在的位置，股神经常会在腹股沟韧带与髂腰肌之间被挤压而引发绞痛（图 3-78）。

由股直肌引起的压迫性神经病变的症状，与在腹股沟韧带水平引起的神经系统功能障碍的症状不同。在腹股沟韧带水平挤压股神经会引起股神经全支的功能障碍，而与之相对的，在股直肌深层发生的股神经绞痛，不会导致由前皮支和隐神经损伤引起的感知觉障碍。

○狭窄部位

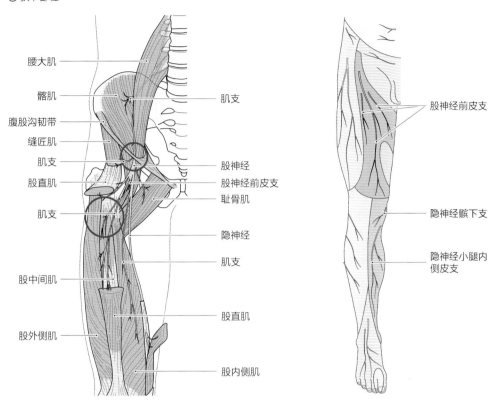

图 3-77 股神经走行及感觉支配区域

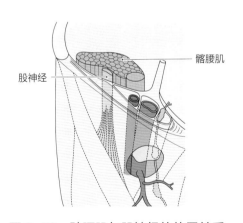

图 3-78 髂腰肌与股神经的位置关系

　　髂腰肌位于腹股沟韧带水平股神经深部。髂腰肌的肿胀会造成股神经在腹股沟韧带与髂腰肌之间被挤压，进而引发绞痛

另外，虽然支配股内侧肌的肌支没有发生神经功能障碍，但是由于支配股中间肌和股外侧肌的肌支发生损伤，可能会发生只有股中间肌肌力和股外侧肌肌力下降的现象（图3-77）。由股直肌原因造成的股神经压迫性神经病变的狭窄部位，是位于由小转子下方至大转子中央的区域（图3-79）。因此，诱发压痛时，应该在此高度的阔筋膜张肌和股直肌之间用手指施压，可以在股直肌内侧确认。

3.5.1.1　运动治疗

通过对造成绞痛的肌肉进行放松，解除股神经的压迫，在此基础上可以实现股神经的滑动。由于神经粘连，对神经进行反复的牵伸和松弛以提高神经的滑动性是极为重要的，但是注意不要一味地进行牵伸。对于不良姿势造成的压迫性神经病变，必须要考虑全身力线的对位关系。

为了使肌肉更好地放松，通常使用交替收缩和放松的方法。对于髂腰肌的放松，通常采取辅助主动运动进行股骨颈部轴屈曲的全范围活动（图3-39），或者进行股骨颈部长轴方向的牵引（图3-41）。

对于股直肌的放松，则是在股直肌和股神经之间以手法施加剪切力（shearing），或者向上提拉（lift up）以解除粘连（图3-80）。

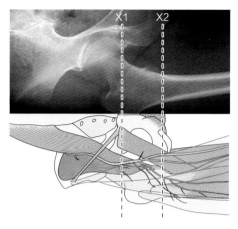

图 3-79　走行于股直肌深层的股神经

此图为从前外侧面进行观察的髋关节。因为股直肌呈半透明状，可以显现出股神经走行。X1为在转子间水平的股神经通过股骨颈中央部所经过的参考线，X2为通过小转子下缘所经过的参考线。由股直肌损伤造成的压迫性神经病变的狭窄部位，是由小转子下方至大转子中央的区域

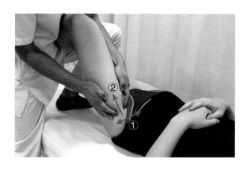

图 3-80　股直肌深层股神经粘连的松解

采取仰卧位、髋关节90°屈曲位。在大腿股直肌起始处外侧，股直肌与阔筋膜张肌之间，以及缝匠肌内侧部分，用手指施以压力，对股直肌进行横向移动操作（施加剪切力）（①）以及向上提拉（②）的操作。在此体位，应以股直肌收缩时出现与健侧相同的肌腱显现状态为目标

采取髋关节 90° 屈曲位，当股直肌收缩时，股直肌起始部位将会出现紧绷的状态，此时与健侧进行比较，再用手法进行改善。粘连被松解之后，股神经的滑动性将有所改善。由于目标神经是分支于股中间肌和股外侧肌的股神经，所以应该握住股中间肌和股外侧肌向外侧和远端方向进行旋转，以此来进行神经的牵伸。见图 3-81。

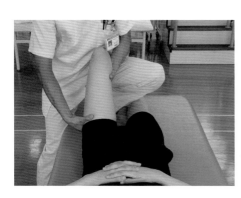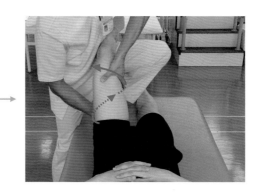

图 3-81　位于股直肌深层的股神经的滑动训练

由于所要训练的神经是分支于股中间肌和股外侧肌的股神经，所以应该握住股中间肌和股外侧肌向外侧和远端方向进行旋转，以此来进行神经的牵伸

3.5.2　梨状肌综合征

梨状肌综合征是指，坐骨神经在骨盆出口处由于受到以梨状肌为代表的髋关节外旋肌群的压迫和刺激，表现出的以坐骨神经支配区域的疼痛和麻痹为特点的综合征。Robinson 于 1947 年首次使用"梨状肌综合征"这一名称，他首先报道了在梨状肌解剖性麻痹的情况下由创伤引起的病理症状。

坐骨神经是人体内最大的周围神经，由第 4 腰椎神经根到第 3 骶椎神经根组成。坐骨神经穿过梨状肌下方的坐骨大孔出盆腔，在臀大肌下方向外侧走行。梨状肌和坐骨神经的解剖学的位置关系是众所周知的，Beaton 将梨状肌和坐骨神经的位置关系分为 6 种类型（图 3-82）。a 型最为常见；b 型、c 型次之；e 型、f 型是由理论推测出的，在实际中并没有被认可的报道。梨状肌综合征更可能发生在坐骨神经分裂成两个并穿透肌腱样梨状肌的类型中，但也有未观察到明显解剖异常的情况。在这种情况下，可以考虑外部因素，如与髋关节运动相关的坐骨神经卡压、梨状肌的强烈收缩及长时间痉挛导致的卡压。

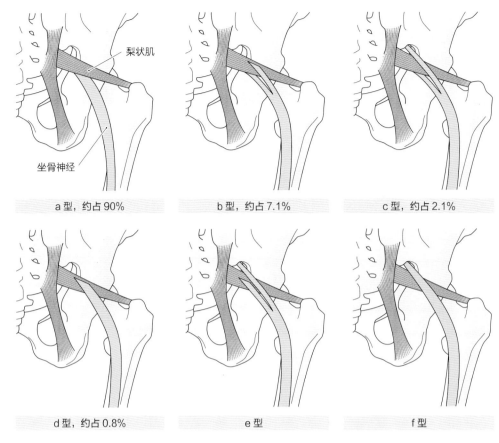

梨状肌

坐骨神经

a 型，约占 90%

b 型，约占 7.1%

c 型，约占 2.1%

d 型，约占 0.8%

e 型

f 型

图 3-82　梨状肌和坐骨神经的位置关系

　　a 型最为常见，b 型、c 型次之，除 a 型以外其他类型均罕见。梨状肌综合征多发生于坐骨神经分裂成两个并穿透肌腱样梨状肌的类型中。在临床实践中，很难确定是哪种类型

　　梨状肌综合征被定义为坐骨神经卡压，但在解剖学上，还有其他以梨状肌为中心的神经卡压点（entrapment point）。臀上神经经过在梨状肌上方形成的梨状肌上孔，坐骨神经和臀下神经经过在梨状肌下方形成的梨状肌下孔。上述神经如发生卡压，则会出现与之相对应的神经临床症状。

　　Robinson 对本病的特点进行了描述，包括臀部外伤既往史、由臀部延伸至下肢的疼痛、下肢牵引可使疼痛症状减轻、梨状肌香肠样肿块的触感、Lasegue 征阳性、臀肌萎缩 6 个特点。

　　诱发本病的特征性试验为梨状肌紧张试验（Freiberg test）、配速试验（Pace test），以及髋关节内旋位时的直腿抬高试验（straight leg raising test）（图 3-83）。中宿等认为本病的特征性压痛在梨状肌（95.4%）、孖肌（34.5%）、股方肌

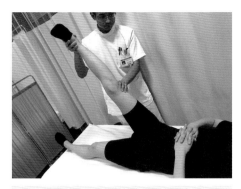

髋关节内旋位时的直腿抬高试验

在髋关节处于内旋位、外旋肌群紧张的状态下进行直腿抬高试验。如果诱发了臀部疼痛，则为阳性

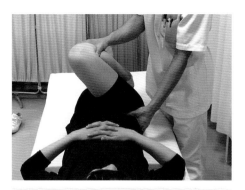

梨状肌紧张试验

患者取仰卧位，骨盆固定，将其髋关节屈曲、内收、内旋。如果引起臀部疼痛，则为阳性。若在骨盆固定的情况下结果为阴性，同时在骨盆未固定的情况下结果为阳性，则考虑存在骶髂关节疼痛

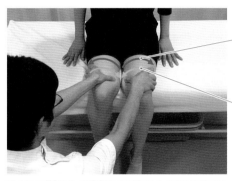

在检查者施加阻力的情况下外展、外旋

检查者在内收、内旋方向上施加力量

配速试验

患者取坐位，抵抗检查者施加的阻力外展并外旋两髋。如果诱发臀部的肌肉无力或疼痛，则结果为阳性。这个试验的目的是通过收缩外旋肌群来加强神经卡压，从而诱发疼痛

图 3-83　梨状肌综合征的诱发试验

（23.0%）、多裂肌（47.7%）、骶髂关节（79.1%）等部位，梨状肌紧张试验和配速试验的阳性率分别为 86.2% 和 1.0%。在骨盆固定的情况下，患者报告疼痛缓解或消失。

　　由此可以推断出，梨状肌综合征的发病原因可能与骶髂关节有关。中宿等将梨状肌综合征的发病机制分为以下 3 个大类：骶髂关节导致的梨状肌综合征、关节突关节导致的梨状肌综合征、梨状肌自身原因导致的单纯梨状肌综合征。

　　对于梨状肌综合征的保守治疗一般选择注射阻滞，近些年通过运动治疗改善神经的滑动性的病例也有被报道。

3.5.2.1 骶髂关节导致的梨状肌综合征

大约 80% 的梨状肌综合征患者有骶髂关节处的压痛，在多数情况下，骶髂关节变性或骶髂关节不稳定是造成该处压痛的主要原因。骶髂关节的前部由 L_4、L_5 和 S_1 神经的前支支配，而后部由 L_5、S_1 和 S_2 神经的后外侧支支配。骶髂关节的痛觉刺激会引起 L_5、S_1 和 S_2 所支配的梨状肌、孖肌、多裂肌和股方肌的反射性痉挛。

此外，若骶髂关节存在炎症或不稳定，也会引起起自骶髂后韧带的多裂肌的反射性痉挛，导致骶髂后韧带敏感性提高，并通过 L_5、S_1 和 S_2 神经的后外侧支引起外旋肌群的反射性痉挛，促成反射性循环。

大多数梨状肌综合征的病例都属于这种类型，运动治疗包括消除深层外旋肌群的痉挛，改善骶髂关节（以骶髂前、后韧带为中心）的挛缩，以及固定不稳定的骶髂关节。

3.5.2.2 关节突关节导致的梨状肌综合征

由于支配深层外旋肌群的神经是 L_5、S_1 和 S_2，所以深层外旋肌群和多裂肌的反射性痉挛，可能是由自 L_4、L_5 分支的脊神经后内侧支支配的 L_5、S 关节突关节受到痛觉刺激而产生兴奋，然后由 L_5 内侧支传导而引起的。

在 L_5、S 关节突关节处有压痛，但在骶髂关节处没有压痛的梨状肌综合征的病例，就归为这种类型。运动治疗包括消除深层外旋肌群的痉挛、改善关节突关节（以 L_5、S 关节突关节为主）挛缩的同时消除多裂肌痉挛。

3.5.2.3 单纯梨状肌综合征

单纯梨状肌综合征的急性发病是由久坐或长时间步行引起的，通过注射阻滞或消除梨状肌痉挛改善神经滑动性后，疼痛就会消失。

放松外旋肌群的具体方法是，在考虑肌肉走行与髋关节股骨头中心轴之间的关系的前提下，在髋关节轻度内收位时使梨状肌反复进行外旋运动，在髋关节中立位时使孖肌反复进行外旋运动，在髋关节轻度外展位时使股方肌反复进行外旋运动（图 3-84）。一旦外旋肌群的痉挛得到缓解，坐骨神经的滑动性就会得到改善（图 3-85）。

因此，在恰当评估的基础上，提供适合病情的运动治疗尤为重要。

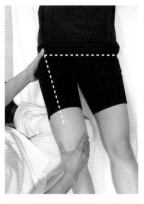
a. 梨状肌

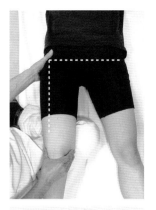
b. 孖肌

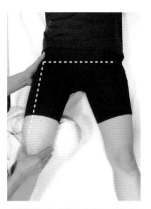
c. 股方肌

图 3-84　外旋肌群的放松

　　患者取仰卧位，将患者的腘窝置于治疗师的大腿上。在考虑肌肉的走行和髋关节股骨头中心轴之间的关系的前提下，在髋关节轻度内收位时使梨状肌反复进行外旋运动（a），在髋关节中立位时使孖肌反复进行外旋运动（b），在髋关节轻度外展位时使股方肌反复进行外旋运动（c）

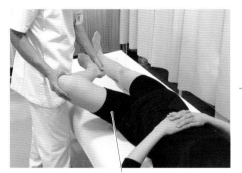
在开放体位下松解坐骨神经

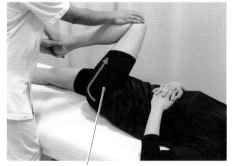
髋关节处于屈曲、内收、内旋位时拉伸坐骨神经

髋关节位置

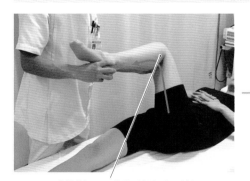
膝关节处于屈曲位时松解坐骨神经

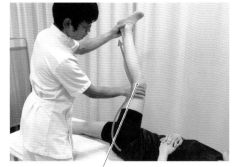
膝关节处于伸展位时拉伸坐骨神经

膝关节位置

图 3-85　改善坐骨神经伸展性和滑动性的运动治疗

　　利用下肢关节位置改变引起的坐骨神经紧张度的变化，来改善坐骨神经的滑动性和伸展性。通过重复进行轻柔的关节运动来反复拉伸和松解神经

知识点：髋关节外旋肌群与髋关节内收／外展轴之间的关系

由于梨状肌在髋关节内收／外展轴的外上方走行，因此梨状肌具有外展作用。然而，孖肌几乎全部在轴线上通过，所以孖肌缺乏内收、外展作用。股方肌则在轴线下方走行，因此具有内收作用。见图3-86。

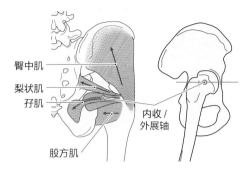

臀中肌
梨状肌
孖肌
内收／
外展轴
股方肌

图 3-86　髋关节外旋肌群与髋关节内收／外展轴之间的关系

3.5.3　闭孔神经障碍

闭孔神经由第2~4腰神经组成。闭孔神经沿着腰大肌的后内侧向小骨盆方向走行，从闭孔的顶部通过闭孔管到达大腿内侧。闭孔神经离开闭孔管，经过闭孔外肌，并在此处分为前支和后支，分别在短收肌的前方和后方走行。后支穿过闭孔外肌并支配闭孔外肌和大收肌，前支则支配长、短收肌和股薄肌（图3-87左图）。来自前支的皮支分布于髋关节和大腿远端内侧的皮肤（图3-87右图）。

由于闭孔外肌和闭孔神经所具有的解剖学特点，闭孔神经卡压性神经病变更可能是因闭孔外肌痉挛或肌内压上升导致的。井上等的报道显示，对被诊断为闭孔神经卡压性神经病变的患者进行闭孔外肌的阻断治疗，90%的病例在3次以内的阻断治疗后，疼痛会随着闭孔外肌的放松而消失。他们对闭孔神经卡压性神经病变的特征性症状进行了描述，这类疾病主要发生于老年人，表现为髋关节疼痛、臀部疼痛、大腿疼痛、髋关节运动疼痛和闭孔处的压痛。

闭孔外肌肌内压升高的原因是其为深层外旋肌群中最深的肌肉。如果导致闭孔外肌肌内压增加的压力来自表层，则肌内压很难降低。此外，其他外旋肌群均是从后方向前方走行，而闭孔外肌是从前方向后方，围绕股骨颈部的关节囊下部弯曲走行。这个区域有滑囊存在，能够使运动顺利进行。但如果发生滑囊炎，炎症会影响闭孔外肌，导致伴闭孔外肌走行的机械应力非常大，这会引发痉挛。此外，由于在从股骨颈部前方到后方的弯曲部分会产生肌肉的环绕（wrap around）结构，所以痉挛的闭孔外肌收缩以及对股骨颈部产生的压力也会引发疼痛。

炎症发生后，在修复过程中会形成粘连。筋膜间粘连以及难以降低的肌内压，促进了肌痉挛的反射性循环。

在评估闭孔外肌来源的闭孔神经卡压性神经病变时，重要的是能够准确地获得闭孔外肌的压痛部位，并在手动加压时触到闭孔外肌的硬度变化。由于闭孔外肌的压痛是通过股三角内的耻骨肌传导的，因此应在髋关节处于轻度屈曲、外旋位，耻骨肌处于放松状态时进行。当触摸到耻骨结节时，手指在末端按下，能够感觉到闭孔的存在。如果在这一点上施加压力，正常情况下，手指会下沉，但如果有痉挛，则会感觉到手指被弹起。使用以下方法更加易于理解：触摸到深层肌肉时，将两只手的手指重叠在一起，上方的手施加压力，下方的手来感受（图 3-88）。

运动治疗为放松闭孔外肌。由于闭孔外肌为横向走行，建议不要内收或外展髋关节，而是引导股骨头进行外旋，同时注意不要来回晃动（图 3-89）。此外，其他外旋肌在髋关节屈曲 90° 时外旋作用会减弱，但是闭孔外肌依然能够发挥足够的外旋作用，因此在髋关节屈曲 90° 时反复进行外旋收缩也同样有效。

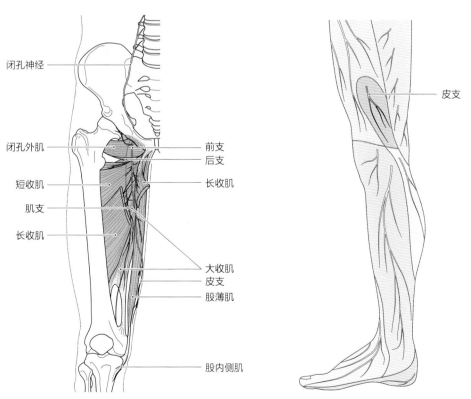

图 3-87　闭孔神经走行与感觉支配区域

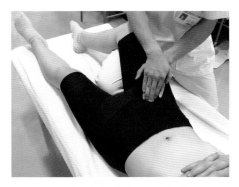

图 3-88　闭孔外肌的压痛表现

　　应在髋关节处于轻度屈曲、外旋位，耻骨肌放松的状态下进行。手指在触及处于股三角内的耻骨结节后向末端移动，就会找到闭孔。如果在这里施压，正常情况手指会下沉，但如果存在痉挛，则能够感觉到手指被反弹

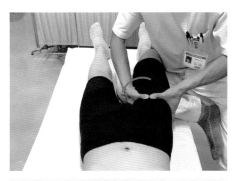

开始体位

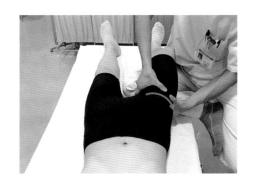

外旋运动

图 3-89　闭孔外肌的放松

　　因为闭孔外肌横向走行，所以不应使髋关节进行内收或外展运动，而是应当引导股骨头进行外旋，同时注意不要来回晃动

参考文献

[1] 信田進吾，他：成人の臼蓋形成不全における不安定性の股関節造影像による検討．東北整災紀要 34（1）：52-58，1990．

[2] Myers A, et al: Role of the Acetabular Labrum and the Iliofemoral Ligament in Hip stability. Am J Sports Med 39: 85-91, 2011.

[3] Freeman MAR, et al: The innervation of the knee joint. An anatomical and histological study in the cat. J Anat 101: 505-532, 1967.

[4] Schaible HG, et al: Effects of an experimental arthritis on the sensory properties of fine articular afferent units. J Neurophysiol 54: 1109-1122, 1985.

[5] Grigg P, et al: Mechanical sensitivity of group Ⅲ and Ⅳ afferents from posterior articular nerve in normal and inflamed cat knee. J Neurophysiol 55: 635-643, 1986.

[6] 丸山一男：痛みの考え方－しくみ・何を・どう効かす－．南江堂：260-261，2014．

[7] 村上元庸，他：肩関節包の神経支配と疼痛発生機序．関節外科 16（8）：49-57，1997．

[8] Provan JL, et al: Pitfalls in the diagnosis of leg pain. Can Med Assoc 121: 167-172, 1979.

[9] Terry AF, et al: Hip disease mimicking low back disorders. Orthop Rev 3: 95-104, 1979.

[10] Offierski CM, et al: Hip-spine syndrome. Spine 8: 316-321, 1983.

[11] DiGioia AM, et al: Functional pelvic orientation measured from lateral standing and sitting radiographs. Clin Orthop Relat Res 453: 272-276, 2006.

[12] Jackson RP, et al: Radiographic analysis of sagittal plane alignment and balance in standing volunteers and patients with low back pain matched for age, sex, and size; a prospective controlled clinical study. Spine 19: 1611-1618, 1994.

[13] Jackson RP: Spinal balance, lumbopelvic alignment around the "hip axis" and positioning for surgery. Spine: State of the Art Reviews 11: 33-58, 1997.

[14] Jackson RP, et al: Compensatory spinopelvic balance over the "hip axis" and better reliability in measuring lordosis to the pelvic radius on standing lateral radiographs of adult volunteers and patients. Spine 23: 1750-1767, 1998.

[15] Jackson RP, et al: Congruent spinopelvic alignment on standing lateral radiographs of adult volunteers. Spine 25: 2808-2815, 2000.

[16] 金村徳相，他：Spinopelvic alignmentに対する計測法の時間的信頼性－未治療の腰痛患者を対象に．脊柱変形 14：51-54，1999．

[17] 金村徳相：脊椎から見たhip spine syndrome － sagittal spinopelvic alignmentを用いた評価．姿勢と股関節症の進展－Hip-Spine Syndrome，日本股関節研究振興財団：25-33，2002．

[18] Hanson DS et al: Correlation of pelvic incidence with low-and high-grade isthmic spondylolisthesis. Spine 27: 2026-2029, 2002.

[19] Legaye J et al: Pelvic incidence; a fundamental pelvic parameter for three-dimensional regulation of spinal sagittal curves. Eur Spine J 7: 99-103, 1998.

[20] 金村徳相，他：日本人の脊柱矢状面弯曲とその評価．脊柱変形 18（1）：150-155，2003．

[21] 土井口祐一，他：X 線学的骨盤腔形態と骨盤傾斜角．整外と災外 41：641-645，1992．

[22] 會田勝広，他：Hip-Spine syndrome（第 3 報）－ THA 例での骨盤傾斜（臥位・立位）の観点から－．整外と災外 53：846-853，2004．

[23] Matsuyama Y, et al: Hip-spine syndrome: Total sagittal alignment of the spine and clinical symptoms in patients with bilateral congenital hip. Spine 29: 2432-2437, 2004.

[24] 帖佐悦男，他：Hip-Spine Syndrome － Secondary hip-spine syndromeにおける骨盤・脊椎アライメント－．Hip Joint 31：235-238，2005．

[25] 岩原敏人，他：腰部変性後弯の力学的考察，X 線学的検討－骨盤傾斜と股関節への影響を中心に－．臨整外 23：811-819，1998．

[26] 梅原隆司，他：骨盤後傾が発症原因と考えられる変形性股関節症．Hip Joint 21：75-79，1995．

[27] 前田和政, 他：Hip-Spine syndrome（第8報）－腰椎側弯と仙腸関節硬化像について－. 整外と災外 58：659-661, 2009.

[28] 奥田鉄人, 他：Hip-Spine syndrome 腰椎変性側弯症と変形性股関節症の合併頻度について. 中部整災誌 53：1329-1330, 2010.

[29] 渡辺栄一：変性腰椎側弯の臨床的検討. 福島医誌 39（4）：487-495, 1989.

[30] Vanderpool DW, et al: Scoliosis in elderly. J Bone Joint Surg 51-A: 446-455, 1969.

[31] 日本整形外科学会診療ガイドライン委員会：変形性股関節症診療ガイドライン, 南江堂：9-10, 2008.

[32] 森尾康夫, 他：Hip-spine syndrome 背景因子の検討. 中部整災誌 32：874-878, 1989.

[33] 三秋恒平, 他：末期変形性股関節症における腰椎変性側弯と脚長差との関係について. 中部整災誌 47：365-366, 2004.

[34] 斉藤昭, 他：腰・下肢痛を伴った変形性股関節症. Hip Joint 18：13-16, 1992.

[35] 森本忠嗣, 他：Hip-spine syndrome：片側変形性股関節症の脚長差と腰椎側弯の関係. Hip Joint 37：107-110, 2011.

[36] 山下敏彦, 他：椎間関節の支配神経と感覚受容器の分布. 関節外科 16（8）：965-970, 1997.

[37] 山下敏彦：腰痛に関わる神経・筋の解剖・生理学. スポーツと腰痛（山下敏彦編）, 金原出版：25-31, 2011.

[38] Giles LGF: Human lumber zygapophyseal joint inferior recess synovial folds: a light microscope examination. Anat Rec 220: 117-124, 1988.

[39] Adams MA, et al: Personal Risk Factors for First-Time Low Back Pain. Spine 24 (23): 2497-2505, 1999.

[40] 篠原純司：腰痛の基礎知識－腰部疾患におけるバイオメカニクスの基礎. 臨床スポーツ医学 30（8）：700, 2013.

[41] 福井晴偉, 他：腰椎椎間関節造影と後枝内側枝の電気刺激による放散痛の検討. 臨整外 31（10）：1121-1126, 1996.

[42] Bogduk N, et al: The human dorsal rami. J Anat 134: 383-397, 1982.

[43] 田口敏彦, 他：腰椎椎間関節性疼痛に対するブロック治療の検討. 整・災外 38：121-126, 1995.

[44] 林典雄：椎間関節性腰痛のみかた. 理学療法福井 13：10-16, 2009.

[45] 林典雄, 他：馬尾性間欠跛行に対する運動療法の効果. 日本腰痛会誌 13（1）：165-170, 2007.

[46] 吉尾雅春, 他：新鮮凍結遺体による股関節屈曲角度. 理学療法学 31（suppl）：461, 2004.

[47] 林典雄：多裂筋から考える腰痛の運動療法. 理学療法京都 41：25-29, 2012.

[48] Vleeming A, et al: Relation between form and function in the sacroiliac joint. Part 1: Clinical anatomical aspects. Spine 15: 30-132, 1990.

[49] Brunner C, et al: The effects of morphology and histopathologic findings on the mobility of the sacroiliac joint. Spine 16 (9): 1111-1117, 1991.

[50] Smidt GL, et al: Sacroiliac motion for extreme hip positions: A fresh cadaver study. Spine 22 (18): 2073-2082, 1997.

[51] 仲川富雄：日本人仙腸関節および近接域神経細末の分布に関する研究. 日整会誌 40：419-430, 1966.

[52] 村上栄一, 他：仙腸関節性腰殿部痛の診断と治療. MB Orthop 18（2）：77-83, 2005.

[53] 村上栄一, 他：仙腸関節性疼痛の部位と発現動作の特徴. 臨整外 32：11-16, 1997.

[54] Bradley KC: The anatomy of backache. Aust NZJ Surg 44: 227-232, 1974.

[55] Sakamoto N, et al: An electrophysiologic study of mechanoreceptors in the sacroiliac joint and adjacent tissues. Spine 26: 468-471, 2001.

[56] 村上栄一, 他：仙腸関節性疼痛の発痛部位のブロックによる検索. 整・災外 41：1293-1298, 1998.

[57] Gaenslen FJ: Sacroiliac arthrodesis, indications author's technic and results. JAMA 89: 2031-2035, 1927.

[58] Patrick HT: Brachial neuritis and sciatica. JAMA 69: 2176-2179, 1917.

[59] Newton DRL: Clinical aspests of sacroiliac disease. Proc Roy Med 50: 850-853, 1957.

[60] 鈴木信正, 他：日本人における姿勢の測定と分類に関する研究－その加齢変化について－. 日整会誌 52：471-492, 1978.

[61] 山口義臣, 他：日本人の姿勢の分類とその加齢的変化の検討. 整形外科 27（11）：981-989, 1976.

[62] 中村泰裕, 他：Hip-Spine Syndrome：腰椎骨盤 alignment と高齢発症の股関節症. 整・災外 46：939-949, 2003.

左側縦書き：髋关节功能障碍评估和手法治疗

[63] 渡部亘，他：Hip-Spine Syndrome：加齢に伴う腰椎彎曲異常と股関節症．整・災外 46：951-961，2003．

[64] 中村泰裕，他：立位 2 方向 X 線計測値からみた高齢者の一次性股関節症．関節外科 23（4）：494-503，2004．

[65] 宮城島純：発育期股関節のバイオメカニクス．図説整形外科　先天性股関節脱臼・臼蓋形成不全．メジカルビュー社：36-41，1990．

[66] 後藤英司：腰部変性後弯と股関節症－股関節周囲筋活動の測定から－．関節外科 23（4）：504-509，2004．

[67] 熱田裕司，他：高齢者の脊柱後彎症の原因と治療方針－腰部変性後彎に注目して－．整・災外 37：289-295，1994．

[68] 菊池臣一：腰痛，医学書院：49-108，2003．

[69] 紺野慎一，他：腰椎背筋群のコンパートメント内圧上昇と腰痛．臨整外 28：419-426，1993．

[70] 東海敏夫：変形性股関節症に対する筋切離術の臨床的研究．日整会誌 44（1）：25-45，1970．

[71] Postel M, et al: Total prosthetic replacement in rapidly destructive arthrosis of the hip joint. Clin Orthop 72: 138-144, 1970.

[72] 伊藤惣一郎，他：老人に発症し，急速に破壊の進行する変形性股関節症の5例．Hip Joint 3：168-174，1977．

[73] Rafii M, et al: Insufficiency fracture of the femoral head; MR imaging in three patients. AJR 168: 159-163, 1997.

[74] Hagino H, et al: Insufficiency fracture of the femoral head in patient with severe osteoporosis; report of 2 cases. Acta Orthop Scand 70: 87-89, 1999.

[75] Cresswell AG, et al: Observations on intra-abdominal pressure and patterns of abdominal intra-muscular activity in man. Acta Physiol Scand 144 (4): 409-418, 1992.

[76] Bogduk N, et al: The applied anatomy of the thoracolumbar fascia. Spine 9 (Phila Pa 1976): 164-170, 1984.

[77] 石井慎一郎：動作分析臨床活用講座　バイオメカニクスに基づく臨床推論の実践．メジカルビュー社：131，2014．

[78] Viehöfer AF, et al: The molecular composition of the extracellular matrix of the human iliolumbar ligament. Spine J 15 (6): 1325-1331, 2015.

[79] Yamamoto I et al: The role of the iliolumbar ligament in the lumbosacral junction. Spine 15 (11): 1138-41, 1990.

[80] Luk KD et al: The iliolumbar ligament. A study of its anatomy, development and clinical significance. J Bone Joint Surg Br 68 (2): 197-200, 1986.

[81] 佐藤香緒里，他：健常人における股関節外旋筋群が股関節屈曲に及ぼす影響．理学療法科学 23（2）：323-328，2008．

[82] 平野和宏，他：ヒト屍体を用いた股関節外旋筋群の機能解剖の検討－THA 術後脱臼予防における内・外閉鎖筋の役割－．Hip Joint 35：174-176，2009．

[83] Solomon LB et al: Anatomy of piriformis, obturator internus and obturator externus: implications for the posterior surgical approach to the hip. J Bone Joint Surg Br 92 (9): 1317-1324, 2010.

[84] 佐藤陽介，他：股関節関節包靱帯の内外旋制動効果に関する解剖屍体を用いた検討．Hip Joint 37：316-318，2011．

[85] Eyring EJ, et al: The effect of joint position on the pressure of intraarticular effusion. J Bone Joint Surg 46-A: 1235-1241, 1964.

[86] 吉尾雅春：セラピストのための解剖学－根本から治療に携わるために必要な知識－．Sportsmedicine 25（2）：4-26，2013．

[87] 江玉睦明，他：大腿直筋の筋・腱膜構造の特徴－肉ばなれ発生部位との関連について－．厚生連医誌 21（1）：34-37，2012．

[88] Tubbs RS, et al: Does a third head of the rectus femoris muscle exist? Folia Morphol 65 (4): 377-380, 2006.

[89] 誉田明弘，他：外傷性腸腰筋血腫により大腿神経麻痺をきたした1例．整形外科 47（10）：1335-1337，1996．

[90] 白井利明，他：外傷性腸腰筋血腫により大腿神経麻痺を生じた1例．整形外科 53（3）：315-319，2002.

[91] 酒本佳洋，他：高齢者に発生した腸腰筋血腫の2例．整形外科 57（2）：165-167，2006.

[92] 宿南高則，他：腸腰筋の攣縮により大腿神経麻痺様症状を呈したと考えられた一症例．整形リハ会誌14：108-110，2011.

[93] Grob K, et al: Distal extension of the direct anterior approach to the hip poses risk to neurovascular structures: an anatomical study. J Bone Joint Surg Am 97 (2): 126-132, 2015.

[94] Robinson D: piriformis syndrome in relation to sciatic pain. Am J Surg 73: 355-358, 1947.

[95] Beaton LE, et al: The sciatic nerve and the piriformis muscle; their interrelation a possible cause of coccygodynia. J Bone Joint Surg 20: 686-688, 1938.

[96] Freiberg AH: Sciatic pain and its relief operations on muscle and fascia. Arch Surg 34: 337-350, 1937.

[97] Pace JB, et al: piriformis syndrome. West J Med 124: 435-439, 1976.

[98] 河合真矢：梨状筋症候群に対する運動療法．関節機能解剖学に基づく整形外科運動療法ナビゲーション－下肢・体幹－，メジカルビュー社，東京：2-5，2008.

[99] 中宿伸哉，他：梨状筋症候群の理学所見より見た発症タイプ分類と運動療法成績．整形リハ会誌10：58-63，2007.

[100] 松本正知，他：梨状筋症候群に対する運動療法の試み．理学療法学 30（5）：307-313，2003.

[101] 井上清，他：閉鎖神経絞扼障害に対する外閉鎖筋ブロックの経験．整形外科 63（1）：21-25，2012.

[102] Robinson P, et al: Obturator externus bursa: anatomic origin and MR imaging features of pathologic involvement. Radiology 228 (1): 230-234, 2003.

[103] 山下敏彦，他：introduction －関節の感覚受容器と痛み－．関節外科 16（8）：887-889，1997.

[104] 金村徳相：脊椎からみたhip-spine syndrome －矢状面アライメントの評価－．関節外科 23（4）：524-534，2004.

[105] 土井口祐一，他：骨盤傾斜異常と股関節症の進展メカニズム－股関節正面像を用いた骨盤傾斜の解析から－．関節外科 23（4）：484-492，2004.

[106] Neumann DA：筋骨格系のキネシオロジー（嶋田智明，平田総一郎監訳），医歯薬出版，東京，430-445，2005.

[107] 林典雄：運動療法のための機能解剖学的触診技術下肢・体幹，メジカルビュー社：307-311，2012.

[108] 伊藤俊一，他：腰椎・腰部のバイオメカニクス的特性．理学療法 28（5）：680-687，2011.

[109] Castaing J, et al：図解関節・運動器の機能解剖上肢・脊柱編，共同医書出版社：140，1993.

[110] 増田一太：慢性腰痛に対する運動療法．関節機能解剖学に基づく整形外科運動療法ナビゲーション－下肢・体幹－，メジカルビュー社，東京：249，2008.

[111] Bowen V, et al: Macroscopic and microscopic anatomy of the sacroiliac joint from embryonic life until the eighth decade. Spine 6: 620-628, 1981.

[112] 整形外科リハビリテーション学会 編：仙腸関節障害に対する運動療法．関節機能解剖学に基づく整形外科運動療法ナビゲーション－下肢・体幹－，メジカルビュー社，東京：289，2014.

[113] 中村泰裕，他：立位2方向X線計測値からみた高齢者の一次性股関節症．関節外科 23（4）：494-503，2004.

[114] 平林茂：脊椎変性による姿勢異常と変形性股関節症との関係．関節外科 23（4）：510-516，2004.

[115] Koulouris G: Imaging review of groin pain in elite athletes: an anatomic approach to imaging findings. AJR Am J Roentgenol 191: 962-972, 2008.

[116] Michael Schunke, Erik Schulte, Udo Schumacher（坂井建雄，松村讓兒監訳）：プロメテウス解剖学アトラス解剖学総論／運動器系，医学書院，東京，2009

[117] 大瀬戸清茂，他：神経ブロック法手技LV 仙腸関節ブロック，股関節ブロック．外科治療 59（3）：341-344，1988.

[118] 林典雄：運動療法のための機能解剖学的触診技術下肢・体幹，メジカルビュー社：117，2012.

[119] 鈴木信正：日本人における姿勢の測定と分類に関する研究－その加齢変化について．日整会誌 52（4）：471-492，1978.

[120] 竹光義治，他：腰部変性後弯（Lumbar Degenerative Kyphosis）の臨床的，X線学的研究．日整会誌 60（10）：495-496，1986.

第 4 章

髋关节挛缩的评估与治疗

▌4.1 髋关节的关节活动度

髋关节是人体中与肩关节一样拥有较大关节活动度的球形关节。髋关节的运动与骨盆和腰椎的运动相关，所以要将髋关节作为髋关节复合体来看。

4.1.1 髋关节复合体的活动度和髋关节固有的活动度

吉尾的研究发现日本人的平均髋关节屈曲活动度为133°，然而，将新鲜遗体的软组织全部去除后，测量出骨盆和股骨之间髋关节的屈曲角度平均只有93°。甚至还有研究表明因为有关节唇和肌肉等软组织的存在，髋关节实际上只能屈曲70°左右。所以说，目测的髋关节屈曲角度133°和原有角度93°相比，相差40°是由于腰椎后伸和骨盆后倾造成的。因此，要记住髋关节屈曲的角度中还包含了骨盆的运动。见图4-1。

正确测量髋关节固有的活动度和髋关节复合体的活动度，有助于推测活动度受限的原因。测量髋关节固有的活动度时，在把握骨盆代偿的同时，需要准确地固定骨盆。

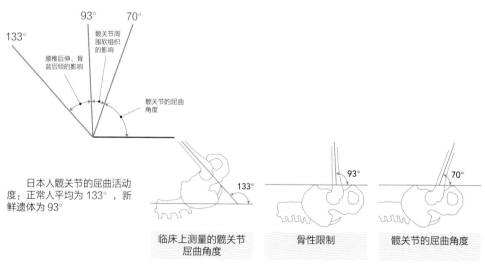

图4-1 **髋关节活动度**

4.1.2 髋关节屈曲与股骨颈部轴屈曲的区别

因为有颈干角的存在，通常髋关节运动时的运动轴与股骨颈的运动轴是不一致的。髋关节屈曲90°时髋臼前部会和股骨头颈联合部（head-neck junction）（髋臼缘、股骨头和股骨颈的移行部）发生撞击。另一方面，以股骨颈部长轴为中心旋转股骨颈的动作被称为股骨颈部轴屈曲，髋臼与股骨头的接触点是固定的，因此不会发生撞击。见图4-2。

因为不会有脱臼的危险，股骨颈部轴屈曲运动对于全髋关节置换术或股骨头置换术后早期关节活动度是相对安全的。并且，通常髋关节在矢状面的屈曲

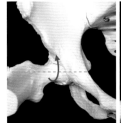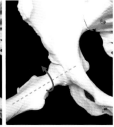

| 通常屈曲 | 股骨颈部轴屈曲 |

图4-2　髋关节屈曲与股骨颈部轴屈曲的区别

通常屈曲的时候，髋关节屈曲90°时髋臼前部会和股骨头颈联合部发生撞击。股骨颈部轴屈曲，即以股骨颈部长轴为中心旋转股骨颈，髋臼与股骨头的接触点是固定的，因此不会发生撞击

角度只有90°，所以髋关节后方的组织并不能很好地被拉伸。但是，因为股骨颈部轴屈曲可以增大髋关节屈曲角度，后方组织的拉伸也会随之增强。股骨颈部轴屈曲角度的大小可以反映出后方组织拉伸的程度，角度越大拉伸越强。

综上所述，股骨颈部轴屈曲是临床上可以广泛应用的很好的方法，所以治疗师需要掌握这项技术。下面介绍确认股骨颈部轴屈曲是否正确的方法。受试者取仰卧位，为防止腰椎后伸和骨盆后倾的代偿，让受试者将手放在腰下。在矢状面上被动屈曲髋关节，达到80°左右能确认骨盆开始后倾。这就是髋关节固有的屈曲角度。同样的条件下，使用股骨颈部轴屈曲后，没有骨盆后倾代偿也应该可以达到更大的屈曲角度。在完全掌握这项技术之前，可以通过触诊并固定大转子下端和股骨头前方进行练习，以更好地感受股骨颈部轴屈曲。见图4-3。

4.1.3 关节活动度的测量方法

测量关节活动度的目的是掌握现有的活动度、寻找受限的原因和评价治疗效果。为了防止代偿，除了固定骨盆外还需要预测其他代偿动作的出现，把握任何导致骨盆运动的因素，才能正确地测量髋关节固有的活动度。

本章不仅会讲解日本骨科学会、日本康复医学会制定的测量方法，也会阐述测量关节活动度时的代偿动作与关节操作的要点。

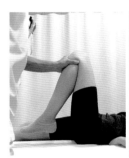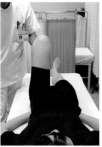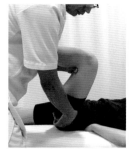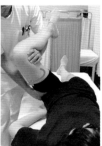

a. 屈曲　　　　　　　　　　　　　　b. 股骨颈部轴屈曲

图 4-3　股骨颈部轴屈曲的关节操作

　　a. 以仰卧位为开始体位，为防止受试者腰椎后伸和骨盆后倾，让受试者将手放在腰下。在矢状面上被动屈曲髋关节，到 80° 左右的时候可以确认骨盆开始后倾，这就是髋关节固有的屈曲角度。b. 在股骨颈部轴屈曲的情况下，没有骨盆后倾代偿也应该可以达到更大的屈曲角度。在完全掌握这项技术之前，可以通过触诊并固定大转子下端和股骨头前方进行练习，以更好地感受股骨颈部轴屈曲

4.1.3.1　屈曲

　　目测的髋关节屈曲角度除了评估髋关节固有的活动度外，还要观察腰椎后伸、骨盆后倾、两侧骶髂关节的活动、对侧髋关节伸展、脊椎侧弯等因素。尤其是对侧如果存在伸展受限，测量开始时会因为骨盆已经处于前倾状态，被测量侧的屈曲角度会比实际角度小。因此，对侧的活动度也需要引起注意。

　　【测量体位】仰卧位。

　　【代偿动作】骨盆的后倾、抬高、向对侧旋转。

　　【关节操作】腰下垫软垫或让受试者将自己的手放在腰下。测量者用手触诊骨盆的同时在矢状面上屈曲髋关节，屈曲直到骨盆代偿动作开始出现的时候测量此时的角度。还需要注意因腰椎、骨盆的代偿伴有的腹部运动。见图 4-4。

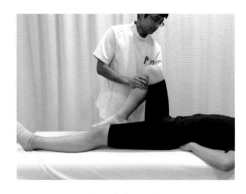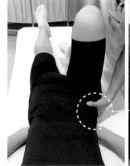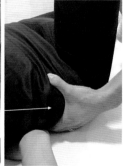

图 4-4　屈曲活动度的测量

　　腰下垫软垫或者让受试者将自己的手放在腰下。测量者用手触诊骨盆的同时在矢状面上屈曲髋关节，屈曲直到骨盆代偿动作开始出现的时候测量此时的角度

4.1.3.2 伸展

为了鉴别髋关节伸展受限的原因是来自阔筋膜张肌或股四头肌这样的双关节肌，还是单关节肌或关节囊，测量时需要改变髋关节内、外旋或膝关节屈曲、伸展角度。

【测量体位】有侧卧位和俯卧位两种。取俯卧位时，单纯靠测量者从背后的压制并不能充分地固定骨盆。

【代偿动作】骨盆的前倾、向同侧旋转。

【关节操作】

■ 俯卧位时的测量

使受试者的对侧下肢从床边垂下，从背后固定骨盆，比较髋关节中立位和外展位时的伸展角度。若髋关节中立位时的伸展角度比外展位时的伸展角度小，则可以考虑阔筋膜张肌是限制因素。若膝关节屈曲位时的髋关节伸展角度比膝关节伸展位时的髋关节伸展角度小，则可以考虑股四头肌是限制因素。见图 4-5。髋关节伸展的时候，重要的不是将大腿向后方牵引，而是使髋关节旋转。

■ 侧卧位时的测量①

测量者用足部固定受试者的足部，将受试者对侧髋关节保持在屈曲位。测量者将自己的拇指放在受试者的大转子上，将第 2~4 指放在受试者的髂骨翼与髂前上棘，测量髋关节外展位与中立位时的伸展角度（图 4-6）。髋关节伸展的时候，重要的不是将大腿向后方牵引，而是使髋关节旋转。

■ 侧卧位时的测量②

与侧卧位时的测量①不同的是，测量者的下肢从受试者检查侧下肢的上方通过，因此容易测出髋关节内收位时的伸展角度。这种方法容易进行内收位和中立位的比较。足部与骨盆的固定、髋关节伸展的操作与侧卧位时的测量①相同。见图 4-7。

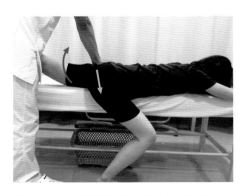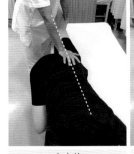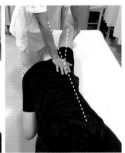

中立位　　　　外展位

图 4-5　伸展活动度的测量（俯卧位）

　　髋关节中立位时的伸展角度比外展位时的伸展角度小，可考虑阔筋膜张肌是限制因素。膝关节屈曲位时的髋关节伸展角度比膝关节伸展位时的髋关节伸展角度小，可考虑股四头肌是限制因素

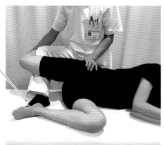
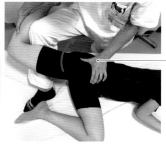

测量者用足部固定受试者的足部，将受试者对侧髋关节保持在屈曲位

测量者用拇指触诊受试者的大转子，用第2~4指触诊受试者的髂骨翼与髂前上棘

图4-6　伸展活动度的测量（侧卧位①）

测量髋关节外展位与中立位时的伸展角度

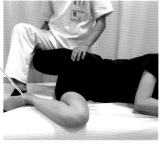
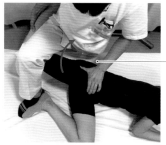

测量者用足部固定受试者的足部，将受试者对侧髋关节保持在屈曲位

测量者用拇指触诊受试者的大转子，用第2~4指触诊受试者的髂骨翼与髂前上棘

图4-7　伸展活动度的测量（侧卧位②）

测量髋关节内收位与中立位时的伸展角度

4.1.3.3　外展

由于利用了内收肌的张力来固定骨盆，对侧的髋关节就会外展。若限制外展的原因是股薄肌（双关节肌），与膝关节屈曲位时的髋关节外展角度相比，膝关节伸展位时的髋关节外展角度更小。

【测量体位】仰卧位。

【代偿动作】骨盆的上抬、前倾。

【关节操作】受试者在床上斜躺，使膝关节屈曲从床边垂下，此为开始体位。测量者将一只手放在受试者检查侧的大转子和髂前上棘处，从大转子向股骨颈部长轴方向施加压力，另一只手使髋关节外展。在出现骨盆代偿动作时测量角度。接下来被动屈曲膝关节，用同样的手法外展髋关节，感受外展角度和抵抗感的变化。见图4-8。如果活动度增大，考虑与股薄肌有关。

4.1.3.4　内收

当一侧下肢跨过对侧下肢的上面使髋关节内收时，会伴有髋关节的略微屈曲。在髋关节内收不伴屈曲的情况下，为了不妨碍检查侧的下肢运动，可以将对侧下肢抬高或提前外展。

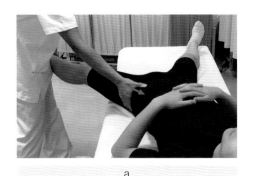
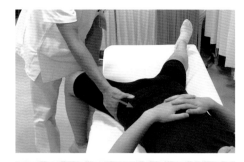

图 4-8　外展活动度的测量

　　受试者在床上斜躺，使膝关节屈曲从床边垂下，此为开始体位。测量者的一只手放在受试者检查侧的大转子和髂前上棘处，从大转子向股骨颈部长轴方向施加压力，另一只手使髋关节外展（a）。出现骨盆代偿动作时测量角度。接下来被动屈曲膝关节，用同样的手法外展髋关节，感受外展角度和抵抗感的变化（b）

　　若内收受限是阔筋膜张肌引起的，与髋关节内旋位时的内收相比，髋关节外旋位时的内收角度会变小。

　　【测量体位】仰卧位。

　　【代偿动作】骨盆下沉。

　　【关节操作】对侧下肢保持内收状态，测量者的一只手放在受试者检查侧的大转子和髂前上棘处，另一只手沿股骨长轴方向施加压力使髋关节内收。在骨盆开始出现代偿动作时测量角度。接下来测量髋关节外旋位时的内收角度与髋关节内旋位时的内收角度，感受内收角度和抵抗感的变化。见图 4-9。若阔筋膜张肌、臀小肌、臀中肌前部纤维是限制因素，髋关节外旋位时各肌肉的张力增加，髋关节内收

沿股骨长轴方向施加压力使髋关节内收

对侧下肢保持内收位

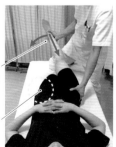
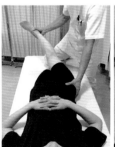
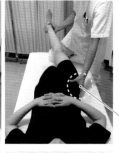

触诊受试者检查侧的大转子和髂前上棘

中立位　　　　　　内旋位　　　　　　外旋位

图 4-9　内收活动度的测量①

　　髋关节外旋位时内收活动度减小的情况是由阔筋膜张肌、臀小肌、臀中肌前部纤维导致的

时伴有抵抗感增大，可确认活动度减小。

上述方法里的内收运动多少会伴有髋关节的屈曲。进行不伴有屈曲的内收角度测量时，可以让测量者的脚踩在床上，将受试者检查侧的下肢放在测量者腿下进行测量（图4-10）。而且，还有将对侧下肢提前外展的方法（图4-11）。

4.1.3.5 髋关节屈曲位时的外旋

与屈曲角度的测量一样，在腰部垫软垫或者让受试者将自己的手放在腰下。若屈曲活动度受限，当下肢保持在不出现骨盆代偿的角度时开始测量。

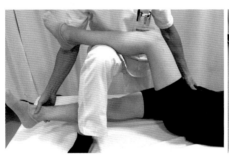
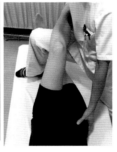

图 4-10　内收活动度的测量②

不伴髋关节屈曲的内收角度测量的方法是，测量者脚踩在床上，将受试者检查侧的下肢放在自己的大腿下方，受试者的对侧下肢放在自己腿上

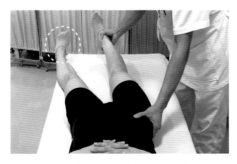

图 4-11　内收活动度的测量③

为了不妨碍检查侧下肢的运动，先将受试者的对侧下肢外展。测量者的一只手放在受试者检查侧的大转子和髂前上棘处，另一只手沿着股骨长轴方向施加压力，同时内收髋关节。骨盆出现代偿动作时测量角度

【测量体位】仰卧位。

【代偿动作】骨盆的下沉、向同侧旋转。

【关节操作】使受试者的检查侧下肢屈曲，测量者的一只手固定受试者的大腿远端后侧，将受试者的下肢搭在自己的前臂和大腿上来控制受试者的下肢。测量者用另一只手触诊受试者的检查侧骨盆。测量者以自身为轴旋转将受试者的髋关节外展，注意不要使股骨长轴移动，髋关节外旋伴骨盆代偿出现时测量角度。要注意髋关节在外旋时和超过外旋最大活动度且骨盆开始运动时的最终域感 [也作终末感觉（ end feel ），就是在被动运动终末区域感受到的抵抗感] 的变化。见图 4-12。

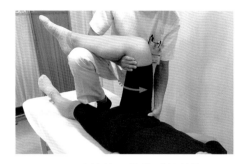

图 4-12　髋关节屈曲位时的外旋

使受试者的检查侧下肢屈曲，测量者的一只手固定受试者的大腿远端后侧，将受试者的下肢搭在自己的前臂和大腿上来控制受试者的下肢。测量者用另一只手触诊受试者的检查侧骨盆。测量者以自身为轴旋转将受试者的髋关节外展，注意不要使股骨长轴移动，髋关节外旋伴骨盆代偿出现时测量角度

4.1.3.6　髋关节屈曲位时的内旋

与测量屈曲角度一样，在腰部垫软垫或让受试者将自己的手放在腰下。若屈曲活动度受限，当下肢保持在不出现骨盆代偿的角度时开始测量。

【测量体位】仰卧位。

【代偿动作】骨盆的上抬、向对侧旋转。

【关节操作】开始体位与外旋运动相同。之后测量者将受试者的髋关节向内旋方向旋转，注意不要使股骨长轴移动。这时，股骨容易向髋关节外展、后伸方向运动，因此确认运动方向是沿股骨长轴的。髋关节内旋伴骨盆代偿出现时测量角度。要注意感受髋关节在内旋时和超过内旋最大活动度且骨盆开始运动时的最终域感的变化。见图 4-13。

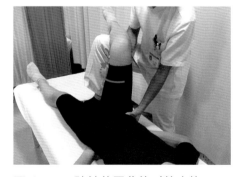

图 4-13　髋关节屈曲位时的内旋

开始体位与外旋运动相同。之后测量者将受试者的髋关节向内旋方向旋转，注意不要使股骨长轴移动。这时，股骨容易向髋关节外展、后伸方向运动，因此确认运动方向是沿股骨长轴的。髋关节内旋伴骨盆代偿出现时测量角度

4.1.3.7 髋关节伸展位时的外旋

【测量体位】若条件允许，受试者取俯卧位最佳。需要注意仰卧位测量的时候骨盆易前倾。

【代偿动作】骨盆向同侧旋转。

【关节操作】

■ 俯卧位时的测量

受试者的膝关节屈曲 90°，测量者的一只手放在受试者的检查侧骨盆和大转子处，另一只手握住受试者小腿远端使髋关节外旋。髋关节外旋伴骨盆代偿开始出现时测量角度。要注意感受髋关节外旋时和超过外旋最大活动度且骨盆开始活动时的最终域感的变化。见图 4-14。

■ 仰卧位时的测量

受试者的膝关节屈曲 90° 并使小腿垂下床面。测量者的一只手放在受试者检查侧的骨盆和大转子处，另一只手握住受试者的小腿远端使髋关节外旋。髋关节外旋伴骨盆代偿开始出现时测量角度。要注意感受髋关节外旋时和超过外旋最大活动度且骨盆开始活动时的最终域感的变化。见图 4-15。

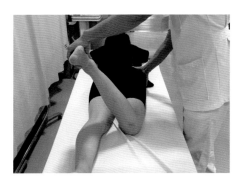

图 4-14　髋关节伸展位时的外旋（俯卧位）

受试者的膝关节屈曲 90°，测量者的一只手放在受试者的检查侧骨盆和大转子处，另一只手握住受试者小腿远端使髋关节外旋。髋关节外旋伴骨盆代偿开始出现时测量角度

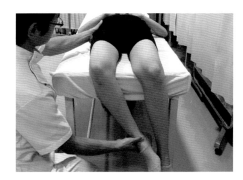

图 4-15　髋关节伸展位时的外旋（仰卧位）

受试者的膝关节屈曲 90° 并使小腿垂下床面，测量者的一只手放在受试者的检查侧骨盆和大转子处，另一只手握住受试者小腿远端使髋关节外旋。髋关节外旋伴骨盆代偿开始出现时测量角度

4.1.3.8　髋关节伸展位时的内旋

【测量体位】若条件允许，受试者取俯卧位最佳。需要注意仰卧位测量的时候骨盆易前倾。

【代偿动作】骨盆向对侧旋转。

【关节操作】

■ 俯卧位时的测量

受试者的膝关节屈曲 90°，测量者的一只手放在受试者检查侧的骨盆和大转子处，另一只手握住受试者小腿远端使髋关节内旋。这时，只旋转足部更容易使髋关节内旋，因此可以同时向内旋方向沿股骨长轴施加压力。髋关节内旋伴骨盆代偿开始出现时测量角度。要注意感受髋关节内旋时和超过内旋最大活动度且骨盆开始活动时的最终域感的变化。见图 4-16。

■ 仰卧位时的测量

受试者的膝关节屈曲 90° 并使小腿垂下床面。测量者的一只手放在受试者检查侧的骨盆和大转子处，另一只手握住受试者的小腿远端使髋关节内旋。这时，只旋转足部更容易使髋关节内旋，因此可以同时向内旋方向沿股骨长轴施加压力。髋关节内旋伴骨盆代偿开始出现时测量角度。要注意感受髋关节内旋时和超过内旋最大活动度且骨盆开始活动时的最终域感的变化。见图 4-17。

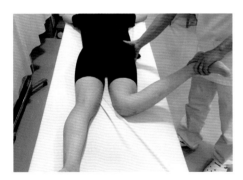

图 4-16　髋关节伸展位时的内旋（俯卧位）

受试者的膝关节屈曲 90°，测量者的一只手放在受试者的检查侧骨盆和大转子处，另一只手握住受试者小腿远端使髋关节内旋。这时，只旋转足部更容易使髋关节内旋，因此可以同时向内旋方向沿股骨长轴施加压力。髋关节内旋伴骨盆代偿开始出现时测量角度

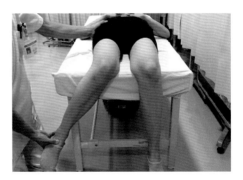

图 4-17　髋关节伸展位时的内旋（仰卧位）

受试者的膝关节屈曲 90° 并使小腿垂下床面。测量者的一只手放在受试者检查侧的骨盆和大转子处，另一只手握住受试者的小腿远端使髋关节内旋。这时，只旋转足部更容易使髋关节内旋，因此可以同时向内旋方向沿股骨长轴施加压力。髋关节内旋伴骨盆代偿开始出现时测量角度

4.2 关节活动度受限（挛缩）的基础知识

4.2.1 关节挛缩的发生机制

关节挛缩是指因软组织引起的关节活动度受限，常伴有炎症和组织损伤。关节活动度受限按照不同部位引起的病理变化可分为两种类型：一种是构成关节的组织，如关节面、关节软骨、关节囊、关节囊韧带、关节内韧带等的变化引起的强直；另一种是由皮肤、肌肉、肌腱、韧带、神经等关节以外的软组织的变化引起的挛缩。然而想要明确区分两种类型是很困难的。大多数情况下，若被动运动时完全不能活动，这是强直；若可以进行少许活动，则是挛缩。

若因疼痛、痉挛性麻痹或固定等各种原因使关节持续制动，会使关节囊、韧带、肌肉、筋膜、皮肤等组织失去伸展（拉长）性，造成挛缩。而且，除了制动引起的挛缩以外，外伤及关节外科手术后出现的挛缩也很常见。这是由组织的损伤或手术侵袭伴有滑膜增生，关节囊或韧带的粘连、增生、纤维化所引起的。

关节制动时长是关节活动度受限的重要影响因素，关节活动度受限会随着制动时间的延长而不断加重。利用大鼠研究各组织与关节活动度受限的相关率的实验表明，在各种引起关节活动度受限的因素中，骨骼肌造成的影响占 43%，是占比最高的，是最重要的原因。随制动时间的延长，关节活动度受限的原因会发生改变。冈本等用石膏将大鼠的踝关节固定在最大跖屈位，经过 1 个月左右，关节活动度受限的影响因素主要是肌肉，但是制动时间延长至 2~3 个月后，影响因素是构成关节的组织。另外，Trudel 等利用大鼠膝关节屈曲位固定进行的实验也显示了同样的结果。由此可以得出，1 个月内的制动引起的关节活动度受限的最主要的影响因素是骨骼肌。制动时间延长后，构成关节的组织对关节活动度受限的影响会变大。

关于关节挛缩的发生顺序的组织学研究大多利用大鼠和犬类的膝关节。尽管不同研究的结果有些许出入，但总结后可以发现：固定 15~30 天后开始出现关节内软组织闭塞、粘连和纤维性结缔组织增生；40~50 天后关节软骨的病变开始显现；超过 60 天，固定会引起关节软骨的纤维化，形成裂沟和溃疡（表 4-1）。另外，八百坂的关于固定解除后的恢复的研究表明，固定 30 天以内软骨、软组织、关节活动度都可以恢复正常；固定 40 天以上软组织有修复倾向但速度很慢；固定 60 天以上关节内残留较强的结缔组织粘连，关节软骨的崩坏无法恢复，难以期待恢复关节活动度。

表 4-1　关节挛缩的发生顺序

固定时间/周	Evans	小林	浮田等	八百坂
1		水肿、淤血	纤维素渗出、髌上囊、滑膜	细胞浸润
2	结缔组织增生、关节腔内			
3			纤维性瘢痕、髌上囊	⎧结缔组织增生 ⎨髌上囊狭窄 ⎩软骨变性
4	软骨变薄、矮小化	⎧结缔组织增生 ⎩水肿、淤血消失		
5				
6			软骨变性	
7				
8	软骨溃疡	软组织萎缩	⎧髌上囊腔消失 ⎩软骨纤维素	⎧结缔组织充满关节腔 ⎩软骨坏死

安藤根据各研究的结果解释了挛缩的发生顺序。首先，在组织学上，制动引起局部循环障碍、滑膜和滑膜下层淤血，导致血管周围的软组织发生水肿。其次，会引起软组织细胞浸润、纤维素渗出、结缔组织增生和关节腔狭窄。最后，关节内压上升、关节滑液的吸收速度减慢，再加上关节软骨变性、坏死，使关节腔内的纤维性粘连和骨性强直不断进展。

冲田等的研究显示，长时间制动引起的肌肉短缩是由于胶原蛋白分子间的架桥结合和肌节的减少，以及弹性低下。然而，在伸展位固定时肌节长度并没有短缩，细微构造也显示正常。因此可以看出，骨骼肌的伸展对于预防废用性肌萎缩和肌肉、肌筋膜的短缩有着重要的意义。

形成挛缩的因素有两个，一个是由于水肿成分里含有的纤维蛋白在组织中沉积所引起的纤维化（fibrosis），另一个是修复过程中产生的组织间粘连（adhesion）。两者的发生存在时间差，前者在外伤和手术后立刻会发生，后者在创伤开始修复后2周左右的时候才开始出现。因此，预防纤维化需要彻底控制水肿，还需要考虑到各组织的功能解剖来选择固定体位。粘连的预防中最重要的是，开始修复过程之前就要尽早进行关节运动，增加组织间的滑动和牵张刺激。

4.2.2 关节活动度受限的原因

关节挛缩广义上分为两种，一种是以先天性内翻足为代表的先天性挛缩，另一种是后天性挛缩。本书主要讲解后天性挛缩。

上田将后天性挛缩按原因分为 5 类：皮肤性挛缩、结缔组织性挛缩、肌肉性挛缩、神经性挛缩、关节性挛缩。

林把挛缩的原因粗略分为 3 类（表 4-2）。第一类原因来自骨组织，包括关节周围有多余的骨刺、异位骨化和软骨的缺失等带来的功能障碍，通过 X 线片可以判断。一般的运动治疗没有效果，必须依靠以关节形成术为主的外科手术来治疗。第二类原因来自软组织，包括肌肉、韧带、关节囊和皮肤。皮肤原因导致的关节活动度受限分为两种情况，一种是烫伤后形成的瘢痕疙瘩，另一种是手术后早期伤口的机械刺激引起的疼痛。对于前者，运动治疗无效，须进行外科处理；对于后者，在进行关节运动的时候需要避免活动导致的皮肤刺激所引起的疼痛。第三类原因是上述之外的，包括水肿、肿胀或疼痛。

表 4-2　关节挛缩的分类

种类	原因
骨组织	关节周围多余的骨刺、异位骨化和软骨的缺失等带来的功能障碍
软组织	肌肉、韧带、关节囊
	皮肤　烫伤后形成的瘢痕疙瘩 术后早期伤口的机械刺激引起的疼痛
其他	水肿、肿胀和疼痛

4.2.3 粘连和短缩

挛缩的病理状态分为两种情况，一种是由于组织的伸展性降低导致不能产生关节运动，另一种是组织间的滑动性降低。伸展性降低是由于各组织自身长度的短缩（shortening）和纤维化（fibrosis）引起的（图 4-18）。滑动性降低是由于关节周围的组织间粘连（adhesion）引起的（图 4-19）。这两种情况很少单独存在，大多数挛缩病例中两种情况同时存在。

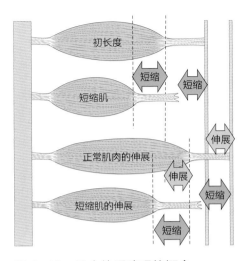

图 4-18　肌肉伸展障碍的概念

在远端的伸展刺激不会引起短缩肌伸展

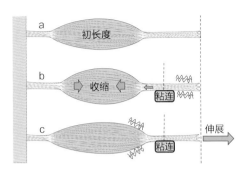

图 4-19　组织间粘连的概念

肌肉收缩时的张力变化不能传导到末端而无法产生运动（b）。就算被动拉伸肌腱，张力也无法传导到肌肉（c）

肌肉的病理状态分为肌肉痉挛和短缩（真实变短）两种状态，同样是无法伸展但原因不同。进行关节挛缩评估、治疗的时候，需要鉴别对象肌肉是痉挛还是短缩。痉挛是指肌肉或者关节周围受到伤害刺激后肌肉发生反射性持续收缩，无法随意地控制肌肉收缩和舒张肌肉的状态（图 4-20）。痉挛的本质是神经 - 肌肉反射障碍，所以充分抑制各种神经兴奋可降低肌肉紧张度，可以立刻缓解痉挛。短缩的本质是肌肉伸展障碍，所以就算使用神经学的抑制手法也无法得到很好的效果。

图 4-21 展示的是肩关节周围组织受到伤害刺激后挛缩发生的过程。某种原因导致关节囊发生炎症后，通过脊髓反射引起肩周肌肉收缩（痉挛）；同时也引起交感神经活动，使肌肉内的毛细血管收缩，导致肌肉缺血。之后，致痛物质产生，肌肉本身成为疼痛的来源，新的脊髓反射再次使肌肉收缩，交感神经活动更加活跃，导致产生疼痛并形成恶性循环。长期的关节运动受限会向挛缩发展。因此，应尽早解除肌肉痉挛，中断脊髓反射引起的恶性循环。

触诊是鉴别痉挛和短缩的基本方法。最大的不同是痉挛合并缺血的肌肉容易出现压痛，短缩的肌肉不容易出现压痛。另一种鉴别方法是在肌肉伸展体位和放松体位下比较肌肉的紧张度，痉挛的肌肉在两种体位下紧张度都很高，短缩肌在伸展体位紧张度高，在放松体位紧张度低。综上所述，肌肉痉挛是神经 - 肌肉反射障碍，使用神经学的抑制手法来松弛肌肉可以立刻改善活动度；肌肉短缩是肌肉的实质性障碍，需要进行牵伸运动（表 4-3）。因此，不能无差别地进行伸展，需要根据病理状态采取适当的治疗方法。

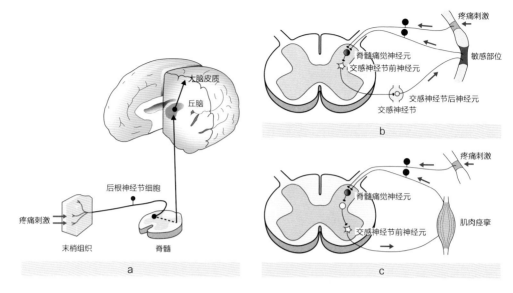

图 4-20 **疼痛、血管痉挛和肌肉痉挛的发作顺序**

　　关节周围组织受到刺激，伤害感受器发生反应，信号在脊髓内经过 2 次换元然后分成 3 条线。首先传导到大脑通路，在脊髓后角通过突触相连，从外侧脊髓丘脑通路上行，在丘脑通过突触连接，投射到大脑的躯体感觉区感知疼痛（a）。形成脊髓反射的通路分为 2 种，分别是通过交感神经作用于节前纤维，引起血管痉挛（b），以及作用于前角细胞的 α 运动纤维，引起肌肉痉挛（c）

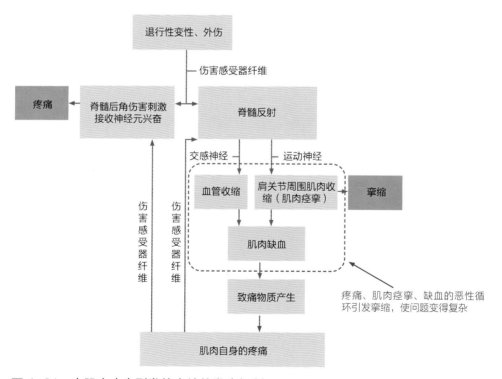

图 4-21 **由肌肉痉挛引发的挛缩的发生机制**

表 4-3 观察痉挛和短缩的不同

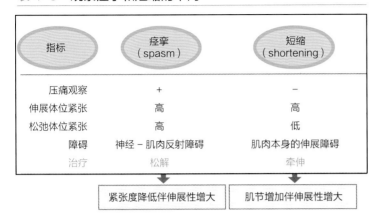

指标	痉挛 （spasm）	短缩 （shortening）
压痛观察	+	−
伸展体位紧张	高	高
松弛体位紧张	高	低
障碍	神经 – 肌肉反射障碍	肌肉本身的伸展障碍
治疗	松解	牵伸

紧张度降低伴伸展性增大　　　　肌节增加伴伸展性增大

4.2.4　外伤性挛缩形成的时间要素

　　骨折等骨外科外伤性疾病导致受伤或接受手术治疗时，软组织会受到损伤，各个部位的组织修复过程同时进行。对损伤组织可以通过受伤机制、图像观察、手术记录、修复过程等进行评估。若受伤和手术之间有时间差，两个情况的修复过程要分开考虑。各个组织的修复过程所需时间有所不同，但可以大致分为炎症期、增生期、成熟再构建期 3 期（图 4-22）。

　　笔者参考各组织修复过程，依据挛缩形成的时间大致分 3 期实施运动治疗。第一期是受伤、手术之后 2 周内，也称为早期（early phase）。损伤后 3 天内的炎症期优先采用局部制动、控制炎症。这个时期，主要问题是局部的循环障碍和周边组织的水肿、疼痛，以及肌肉痉挛。这些问题也会受其他因素影响，所以早期的治疗目标是使受伤组织保持镇静的同时减轻水肿、肿胀和疼痛。努力消除关节运动时对皮肤损伤部位的机械刺激、维持皮下组织的滑动性。肌肉痉挛会加重挛缩，所以早期处理很重要。这个时期的关节活动度受限是由上述原因导致的，不是由挛缩引起的。但是，还是需要采取措施预防挛缩。

　　第二期是损伤后第 2～4 周的粘连期（adhesional phase）。损伤 2 周后，纤维蛋白的沉积和损伤部位的瘢痕化促进挛缩形成，导致关节活动度受限。组织之间起到连接、填充作用的组织被称为结缔组织。通常，在关节、筋膜和皮下组织存在着富有流动性的疏松结缔组织。然而，在瘢痕部位和发生挛缩的组织其会变为致密结缔组织，构成结缔组织的胶原纤维开始形成架桥。为了防止在组织修复和关节制动过程中胶原纤维形成坚韧的架桥，需要加入改善伸展性的刺激。为了预防损伤愈合过程中形成粘连，肌肉需要获得充分的收缩距离和被动伸展距离（图 4-23）。

　　第三期是损伤 4 周后的挛缩期（contractive phase）。对于因时间形成的挛缩，

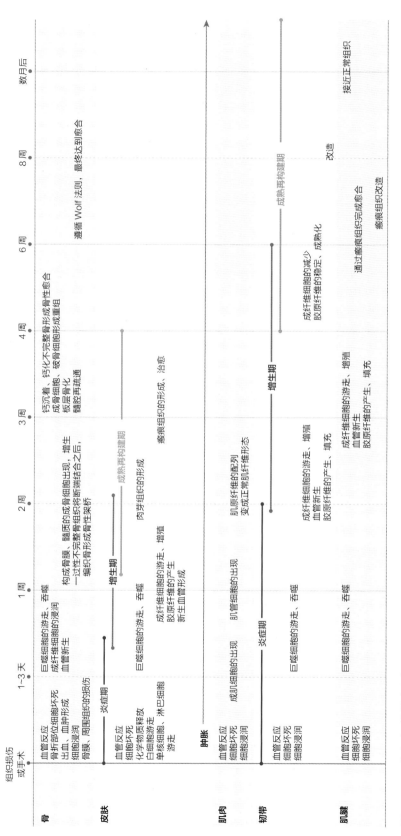

图 4-22 各组织的修复过程

在运动治疗中加入剥离粘连和拉长短缩组织的治疗、维持已获得的关节活动度、预防复发也是很重要的。以这种思维方式为基础，安全地训练关节活动度时重要的是提前通过术中观察和术后图像观察确认手术的稳定性。

4.2.5 髋关节活动障碍的特征

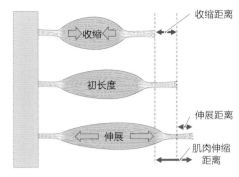

图 4-23　通过收缩和伸展获得的滑动

初长度的肌肉收缩时其短缩的距离称为收缩距离，初长度的肌肉伸展时延长的距离称为伸展距离。这两个加起来的距离称为肌肉伸缩距离

髋关节拥有多轴性，在各种方向上都可以活动，因此下肢关节活动度受限会对日常生活活动（activity of daily living，ADL）带来很大的影响。

与髋关节相关的 ADL 障碍分为以下几种：“活动度障碍”为主的正坐或剪趾甲障碍，“支持性障碍”为主的上下台阶、患侧单脚站立障碍等，还有以上障碍共存的坐下、从地上起身和下蹲障碍。

关于 ADL 中必需的髋关节活动度，学者们有一系列的研究。古川等测量了正常人在日式 ADL 中必需的髋关节活动度，与保持最终体位相比，髋关节在完成动作过程中需要更大的活动度（图 4-24）。还有 Johnston 等通过测量 ADL 动作中髋关节在 3 个维度上的活动度，来测量各动作中的最大运动角度。根据他们的研究，ADL 动作中髋关节的活动度至少需要屈曲 120°、外展 20° 和外旋 20°。

对于髋关节挛缩易发生的变形性髋关节炎，最容易发生屈曲、内收、外旋的挛缩。这是由于采取了可以降低关节内压、减轻疼痛的髋关节屈曲位（图 4-25），以及股骨头向外上方移动导致髋关节内收、肌力不平衡等原因造成的。

通过步行中的矢状面、冠状面、水平面的髋关节角度变化图（图 4-26）可以了解到三维的髋关节运动。支撑相末期髋关节伸展角度达到最大，同样内旋角度也达到最大。外旋角度在髋关节处于屈曲位时的摆动相达到最大。

ADL 的各种动作的特征是，髋关节屈曲位需要有外旋活动度，同时步行时髋关节伸展位需要有内旋活动度。

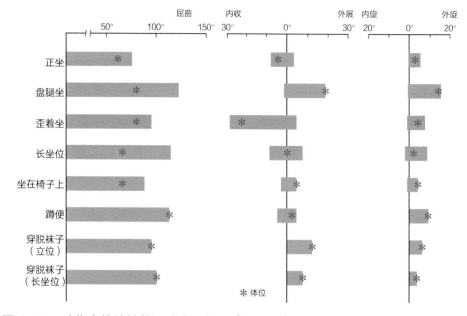

图 4-24　动作中的髋关节活动度和体位（正常人）

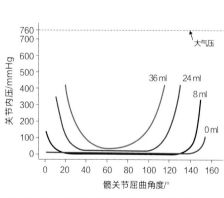

图 4-25　液体注入时髋关节屈曲角度
不同引起的关节内压的变化

　　往关节内注入液体时关节内压上升，
然而在髋关节接近中立位时关节内压常见
低值

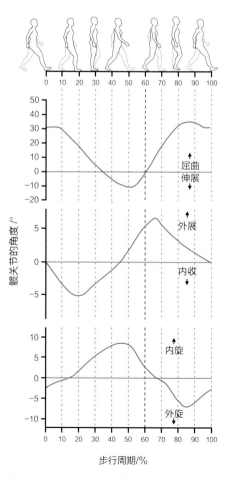

图 4-26　步行周期中髋关节的运动

4.3 关节活动度受限的评估与治疗

关节活动度受限的评估是为了寻找受限原因、确定限制因素而实施的，只利用角度计测量活动度不能确定限制因素。

为了确定限制因素，需要结合病历、影像学图像、问诊收集的信息以及各种物理学观察来判断，不能依靠主观臆测。对于推测关节活动度受限是否为该限制因素造成，需要通过治疗后关节活动度的改善情况来证实其是否正确。关节活动度受限的原因能否运用运动治疗来处理，也需要合并动作评估和对日常生活影响的评估。

4.3.1 限制因素的推测方法

4.3.1.1 通过病历、影像学图像、问诊预测病理状态

在与患者接触前，先从病历中收集必要的信息。预先通过患病经过、影像学图像、手术内容预测病灶和病理状态，这对正确而快速地完成评估来说是很重要的。若发生了骨折，须考虑骨折部位附着部或穿过骨折部的软组织损伤和炎症。对于术后患者，可以通过查看术中和术后的影像学图像来把握因手术操作引起的软组织损伤和修复的状态，预测会出现问题的组织。

4.3.1.2 通过各种物理学观察预测病理状态

最终域感（end feel）

在被动运动终末区域感受到的抵抗感被称为最终域感，也叫终末感觉。被动运动关节的时候，由于活动度受限的关节的结构和病理状态不同可以感受到不同的最终域感。仔细地观察关节活动度受限的方向和最终域感可以判断限制因素。见表4-4。

骨性的受限多发生于髋关节炎或骨折后的残留变形，最终域感是骨与骨之间的直接撞击的感觉，关节活动度急剧受限。

组织损伤和炎症、疼痛引起的受限不会感受到抵抗；肌肉防御性收缩或者肌肉痉挛会在关节活动度达到解剖学限制之前引发疼痛，关节活动度急剧受限。

软组织粘连、短缩、延展性降低引起的受限有越接近关节活动范围末端抵抗感越强的特征。

最终域感不是单纯地在终末区域感受到的抵抗感，还能通过与这种抵抗感一起感受到的运动轨迹和弹响等视觉和听觉的信息，进一步获得更多的信息。

表 4-4　关节活动度的限制因素和最终域感

限制因素	最终域感
骨性因素	骨性 ·坚硬、没有弹性的抵抗感 ·无痛
疼痛	无抵抗性 ·无结构上的抵抗感，无任何感觉
肿胀、水肿	软组织的接触性、伸展性 ·富有弹性的软组织受压使运动停止 ·微弹的硬弹簧一样的抵抗感
关节囊、韧带的粘连和短缩	软组织的伸展性 ·在终末区域突然感受到坚硬的抵抗感
肌肉、肌腱的粘连和短缩	软组织的伸展性 ·接近关节活动范围末端抵抗感逐渐增强
肌肉紧张度增加（肌肉痉挛）	肌肉痉挛 ·被动运动中突然动作被阻止一样的抵抗感 ·通常伴疼痛
皮肤的粘连或伸展性降低	软组织的伸展性
关节囊内运动的障碍	多种多样的最终域感

压痛观察

压痛提示组织在压力变化后伴有某种病理状态。有循环障碍的痉挛的肌肉必定有压痛，除此之外，需要局部制动的损伤组织或有炎症的组织也会出现压痛，所以通过多次的观察推测病理状态是很重要的。

观察深层组织的压痛时，评估的难度在于表层组织的紧张状态或不能确认是否处于伸展位。因此，为了松弛表层组织必须设计患者的体位。

关节操作伴活动度及疼痛的变化

对于双关节肌，一侧关节的体位发生变化，会发生另一侧的活动度增加或减少的现象。以髋关节伸展活动度为例，基本上跨过髋关节屈曲伸展轴前侧的组织，都可能成为伸展活动度的限制因素。判断股直肌是否参与，通过膝关节的体位变化，观察髋关节伸展活动度有没有发生变化，若股直肌是主要限制因素，则膝关节屈曲时髋关节的伸展活动度减少。阔筋膜张肌与运动轴和肌肉走行有关，除髋关节的屈曲以外还有外展和内旋两个作用。判断阔筋膜张肌是否参与，观察髋关节内收、外旋位和外展、内旋位时髋关节伸展活动度是否发生变化，若阔筋膜张肌是主要限制因素，则髋关节内收、外旋位时的伸展活动度减少，外展、内旋位时肌肉松弛的程度与伸展活动度增加的程度一致。通过这些操作，在活动度和疼痛的程度不变的情况下，可以判断与单关节相关的软组织是否是限制因素。

通常在活动度受限时，作为限制因素的组织在伸展时会产生抵抗感。然而，从运动方向来看，在松弛的组织处经常出现疼痛。这种情况是由于拉长组织的股骨头向对侧移位造成的，可以考虑这是产生撞击的原因。以髋关节屈曲为例，髋关节后方组织的伸展性降低会使屈曲时后方组织的紧张度增高。此时再进一步屈曲，股骨头就不能停在正确的位置上，而是从硬度高的组织侧脱位到硬度低的组织侧，结果在髋关节前方产生撞击。若从股骨头前方增加压迫，通过手法操作纠正前方移位使活动度增加、疼痛减轻，则可以判断髋关节后方组织是限制因素。

通过触诊确认限制因素

若通过信息收集和上述所讲的物理学观察预测到的组织最终被确认为限制因素，必须在关节活动度受限的同时确认这个组织紧张度和硬度的变化。临床上，某组织单独成为限制因素的情况非常罕见，有相同作用的肌肉和邻近组织等多个组织共同成为限制因素的情况比较常见。

这个时候，按照运动时紧张状态的不同来判断优先处理的组织。同一组织全长度的紧张度都增加，可以考虑为短缩。粘连发生时，会触诊到只有粘连部位远端由于伸展引起的紧张度增加，粘连部位和其近端紧张度不增加（图 4-27）。术后早期或创伤部位发生疼痛，从创口部位的周围开始松解可以感受到关节活动度的变化。若关节活动度增加，则可以确认被松解的组织的损伤或炎症就是限制因素。

关节活动度受限时，若在体表不能触及紧张的组织，并有明显的抵抗感，则限制因素很可能是关节囊或韧带等构成关节的组织。

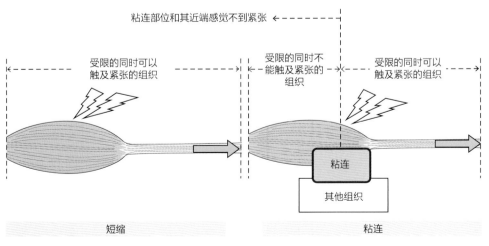

图 4-27　短缩和粘连的紧张状态的不同

髋关节周围韧带、关节囊的挛缩评估

髋关节屈曲 30°~65°、外展 15°、外旋 15° 是髋关节的关节囊与关节韧带最松弛、关节内压最低的体位，这个体位也被称为松弛位置（loose-packed position）。以这个体位为基准，髋关节伸展时，前侧关节囊紧张度增加，后侧关节囊松弛。反过来，髋关节屈曲时，后侧关节囊的紧张度增加，前侧关节囊松弛。同样，外展位时的下方关节囊、内收位时的上方关节囊、外旋位时的前侧关节囊、内旋位时的后侧关节囊的紧张度均增高（图 4-28）。例如，髋关节屈曲出现挛缩，若髂腰肌没有问题，则外展位出现伸展受限是由于前下方关节囊或耻股韧带的伸展性低下造成的，内收位出现伸展受限是由于前上方关节囊或髂股韧带的伸展性低下造成的。如此，以松弛位置为基准，通过观察多方向的活动度，可以推断挛缩的原因。

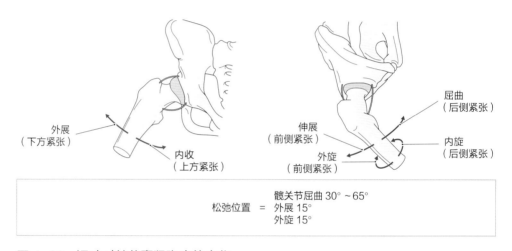

图 4-28　运动时关节囊紧张度的变化

4.3.2　关节活动度运动的实质

组织修复过程，分为以预防挛缩为目的的时期和以改善挛缩为目的的时期，下面将讲述各个时期相应的运动治疗。

4.3.2.1　以预防挛缩为目的的早期运动治疗

早期是指上述所说的受伤、手术之后的 2 周内。这个时期主要的治疗目标是镇痛以及改善和维持损伤部位的组织间的滑动性。关节活动度的运动治疗分为主动运动、辅助主动运动、被动运动。主动运动和辅助主动运动利用肌泵作用可以改善循环，排出致痛物质，利用各种脊髓反射放松肌肉，所以应尽可能早期进行主动运动。

术后早期创口部位的分离应力是引起疼痛的原因。以治疗髋关节炎的人工髋关节置换术或治疗股骨头颈部骨折的人工股骨头置换术常用的后侧入路为例，髋关节屈曲使创口部位周围的皮肤伸展，能观察到大转子在表层滑动（图4-29）。针对股骨转子部骨折运用短股骨钉或滑动髋螺钉的闭合复位内固定术术后，皮肤切口部位和远端骨皮质被刺入的部位在髋关节内收运动时会受到分离应力。这种情况下，治疗师用手掌轻轻抚摸创口部位周围的皮肤，通过降低创口部位紧张度的操作来抑制疼痛，可以有效地扩大关节活动度。

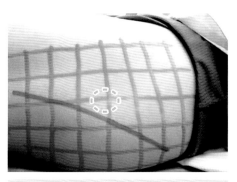
中立位

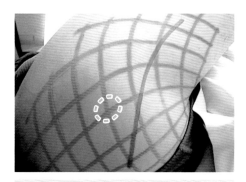
最大屈曲位

图 4-29 **髋关节屈曲伴皮肤的伸展和大转子的滑动**

以后侧入路（南方切口）为例，两图分别展示了髋关节中立位和最大屈曲位时皮肤的伸展和大转子的滑动状态。画圈的位置表示的是大转子位置。中立位时大转子在皮肤切口部位的前方，最大屈曲位时大转子移动到后方

Ia 抑制

若使髋关节伸展的臀大肌发生挛缩，臀大肌紧张会使髋关节屈曲活动度受限。这种情况下，收缩髋关节屈肌（髂腰肌）可以抑制拮抗肌（臀大肌）的挛缩，利用Ia抑制（图4-30）可以有效扩大活动度。

利用重复性等长收缩的肌肉松弛

重复性等长收缩是改善肌肉挛缩引起的关节活动度受限的有效方法。等长收缩的特性是收缩时张力作用在肌肉肌

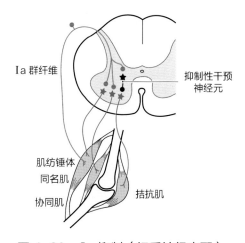

图 4-30 **Ia 抑制（相反神经支配）**

Ia 纤维从主动肌的肌纺锤体中发出，通过抑制性干预神经元抑制拮抗肌。这样的神经支配模式称为相反神经支配

腱移行部。肌肉肌腱移行部存在大量的高尔基腱器。这些感受器受到的牵伸刺激是通过脊髓水平Ib纤维参与的抑制突触反射诱发的，能使目标肌肉松弛。高尔基腱器的阈值低，轻度的牵伸刺激就能引发充分的反应。见图4-31。重复收缩通过肌泵作用促进肌肉内血液循环和淋巴反流，能有效降低肌肉内压和促进致痛物质的排出。肌肉收缩时的发热有降低结缔组织黏弹性的效果。因此，在治疗中应有效地灵活运用重复性等长收缩。见图4-32。

具体操作是，伸展到最大角度后稍微放松并以此为开始体位角度，然后以最短的距离诱导从开始体位角度到最大角度的运动。此时，在伸展位施加1~2秒轻度阻力并进行等长收缩。之后通过主动运动或辅助主动运动收缩到终末区域。

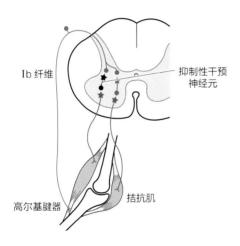

图4-31　Ib抑制

肌肉被拉长时肌肉肌腱移行部存在的大量高尔基腱器感受到张力，通过向心性的Ib纤维使脊髓的抑制性干预神经元兴奋。这种抑制性干预神经元可以通过抑制离心性运动神经元，来抑制和调节同名肌的收缩量。对拮抗肌来说可以使α运动纤维兴奋

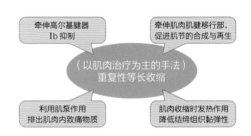

图4-32　重复性等长收缩的特性

4.3.2.2　以改善挛缩为目的的运动治疗

针对伸展性低下、滑动障碍的运动治疗

若无法实施以预防挛缩为目的的术后早期运动治疗，如由于外伤导致高度组织损伤、患病期间发展为变形性髋关节炎，就会引发关节挛缩。以改善挛缩为目的的运动治疗是针对软组织的纤维化引起的柔韧性和伸展性低下、组织间粘连引起的滑

动障碍而开发的。若要剥离组织间粘连，重要的是要在各个组织之间进行肌肉的主动收缩和被动伸展的双向滑动刺激，这样才会有效。若要剥离肌肉粘连，有效的方法是重复进行上述所说的肌肉收缩以引起向近端方向的滑动，以及伸展以引起向远端方向的滑动。

有研究表明，等长收缩通过牵伸刺激肌肉肌腱移行部以促进肌节的再合成，能有效治疗肌肉短缩。

关节活动度运动的关节操作

前面提到过针对呈现挛缩状态的关节进行活动度运动时，由于强制平移（obligate translation）会产生撞击。通过纠正异常的运动轨迹、让关节在正常轨迹上运动以避开撞击，可以使作为限制因素的肌肉伸展。因此，必须注意在股骨近端增加操作或者进行适应关节形状的曲线操作（图4-33）。

髋关节周围肌肉的拉伸

被动活动髋关节可以使关节周围软组织紧张度增高。与此同时，骨盆会代偿性地前后倾、旋转、侧倾。为了有效地拉伸目标肌肉，最重要的一点是固定骨盆和腰椎以抑制它们运动。

另外，关节体位的变化会使髋关节外旋肌群的旋转作用发生变化。在髋关节屈曲0°时，包括梨状肌在内的髋关节后外侧肌群的作用是使髋关节外旋；然而髋关节屈曲90°时，臀大肌上部纤维、臀中肌后部纤维、梨状肌走行于旋转轴的前方，变成有内旋作用的肌肉（图4-34）。

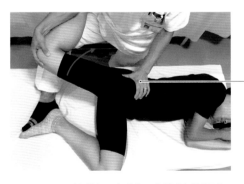

用拇指指腹触诊大转子
用第2~5指触诊髂骨翼和髂前上棘

图4-33　关节活动度运动的关节操作

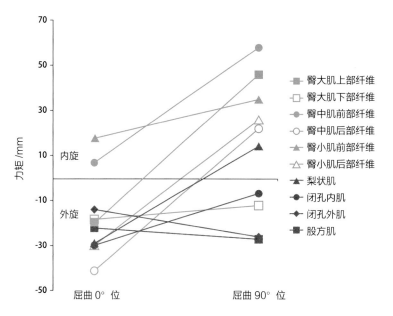

图 4-34　髋关节的体位和肌肉的作用

由此可见，为了拉伸梨状肌，髋关节屈曲 0° 时要内收、内旋，髋关节屈曲 90° 时要内收、外旋。从解剖学的角度来看，臀大肌上部纤维和臀中肌后部纤维比梨状肌更靠近股骨头，更需要在髋关节处于屈曲位并内收、外旋时进行拉伸。因此，在拉伸因为关节体位不同而引起作用变化的肌肉的时候，必须要根据其解剖学的特征来处理。

参考文献

[1]　吉尾雅春：セラピストのための解剖学－根本から治療に携わるために必要な知識－．Sportsme-dicine 25（2）：4-26，2013.

[2]　Scully R, et al: Physical Therapy. Improving Flexibility, JB Lippincott, Philadelphia: 698-738, 1989.

[3]　岡本眞須美，他：不動期間の延長に伴うラット足関節可動域の制限因子の変化－軟部組織（皮膚・筋）と関節構成体由来の制限因子について－．理学療法学 31：36-42，2004.

[4]　Trudel G, et al: Contractures secondary to immobility: Is the restriction articular or muscular? An experimental longitudinal study in the rat knee. Arch Phys Med Rehabil 81: 6-13, 2000.

[5]　Evans EB, et al: Experimental immobilization and remobilization of rat knee joints. J Bone Joint Surg., 42-A: 737-758, 1960.

[6]　八百坂沙：長期固定による膝関節拘縮の発生と修復に関する実験的研究．日整会誌 40：431-453，1966.

[7]　安藤徳彦：関節拘縮の発生機序．総合リハ 5：1005-1012，1977.

[8]　沖田実：関節の固定肢位の違いが筋線維ならびに筋内膜コラーゲン線維におよぼす影響．理学療法学 25：128-133，1998.

[9]　上田敏，他・編：リハビリテーション基礎医学（第2版）．医学書院，1994.

[10]　林典雄：膝関節拘縮に対する運動療法の考え方～膝関節伸展機構との関連を中心に～．The Journal of Clinical Physical Therapy 8: 1-11, 2005.

[11]　古川良三，他：股関節可動域と日常生活動作の関連－術前・術後の股関節機能評価を中心に－．理・作・療法 16（1）：13-21，1982.

[12]　Johnston RC, et al: Hip motion measurements for selected activities of daily living. Clin. Orthop., 72: 205-215, 1970.

[13]　Eyring, EJ, et al: The effect of joint position on the pressure of intraarticular effusion. J Bone Joint Surg., 46-A, 1235-1241, 1964.

[14]　林典雄，他：等尺性収縮を用いた肩関節 ROM 訓練．理学療法学 17（5）：485-489，1990.

[15]　大地陸男：生理学テキスト．文光堂：35-49，67-82，1992.

[16]　赤羽根良和：肩関節拘縮の評価と運動療法，運動と医学の出版社：77，2014.

[17]　村上元庸，他：肩関節包の神経支配と疼痛発生機序．関節外科 16（8）：49-57，1997.

[18]　松本正知：骨折の機能解剖学的運動療法　その基礎から臨床まで　総論・上肢，中外医学社：24-26，2015.

[19]　Wingstrand H, et al: Intracapsular and atomospheric pressure in the dynamics and stability of the hip. A biomechanical study, Acta Orthop Scand 61: 231-235, 1990.

[20]　Neumann DA：筋骨格系のキネシオロジー（嶋田智明，平田総一郎監訳），医歯薬出版，東京：560-571，2005.

[21]　建内宏重：下肢運動器疾患の診かた・考え方　関節機能解剖学的リハビリテーション・アプローチ，医学書院：90-93，2016.

[22]　猪田茂生：下肢運動器疾患の診かた・考え方　関節機能解剖学的リハビリテーション・アプローチ，医学書院：204-206，2016.

[23]　Delp SL, et al: Variation of rotation moment arms with hip flexion. J Biomech 32 (5): 493-501, 1999.

[24]　Dix DJ, et al: Myosin mRNA accumulation and myofibrillogenesis at the myotendinous junction of stretched muscle fibers. J Cell Biol 111 (5 Pt 1): 1885-1894, 1990.

第 5 章

异常步态（跛行）的评估与治疗

直立双足步行是人类所特有的移动方式。虽然步行是随意运动，但同时也是身体各部位共同运动的高度自动化的动作。

人类步行的特征是，利用抬高身体重心产生的势能向前行进。也就是说，这是一种将势能的一部分转化为动能的极其高效的移动手段。从能量消耗的角度来看，异常步态（跛行）可以说是低效的移动手段。

对异常步态的分析是诊断运动系统疾病时的重要评估之一。关节活动度受限、肌力（肌力输出）低下、疼痛、双下肢不等长等原因交织在一起，造成了异常步态。本章将以关节活动度受限引起的异常步态为重点进行讲解。

5.1 正常步态的运动学

关于人类的步行，自古以来就有很多研究。由于动作分析的飞跃性进步和各种测量仪器的发展，正常步态的机制被更加详细地阐明。

5.1.1 双足步行的力学特性

不仅是人，鸵鸟和袋鼠等动物也能双足行走，但只有人类能进行脊柱保持垂直的直立双足步行。髋关节和膝关节伸展，脊柱保持垂直，这样抬高了身体重心，由此产生的巨大势能可以用于向前移动，这是抬高身体重心的最大优点。

从能量的角度来分析直立双足步行，多以倒立摆模型来表示（图5-1）。倒立摆模型是指支点固定在地面，摆杆顶端的质心以支点为中心进行旋转运动的模型。在直立双足步行中，足部相当于支点，下肢相当于摆杆，身体重心可以看成质心。重力环境下倒立摆的旋转运动是将势能转化成动能而产生的。摆杆垂直时势能最大，此时质心前倾后势能转化成动能，摆

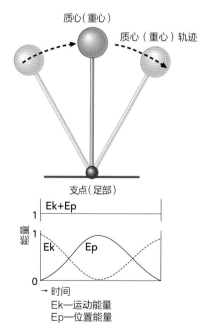

图 5-1　倒立摆运动的力学能量

倒立摆运动以支点作为中心进行旋转运动，质心（重心）轨迹是以支点为中心进行的圆形轨迹运动

杆以支点为中心旋转倒下。

也就是说，势能最大时动能最小，势能最小时动能最大（图5-1）。当身体重心降到最低时，利用达到的最大动能，再次将身体重心抬高，为下一次运动做准备。这种行进方式最贴切的例子就是过山车。对于实际的步行，由于是使用最小限度的肌肉活动来补充动能的不足，所以与全部通过肌肉活动来补充推进力的情况相比，能量消耗极低。

5.1.2　步行周期的分期和作用

一侧下肢触地到对侧下肢触地的动作称为一步（step），此时双足之间的距离称为步幅。与此相对，一侧下肢触地到同侧下肢再次触地的动作称为跨步（stride）。跨步中的一连串动作称为步行周期（gait cycle）。步宽是指左右连续触地的足跟中央之间的横向距离，正常在7~9 cm的范围内。足偏角是脚的纵轴相对于前进方向所形成的夹角，正常约7°。见图5-2。

步行周期根据足部是否与地面接触，分为支撑相（stance phase）和摆动相（swing phase）。支撑相包括双脚接触地面的双支撑期（double limb support），在支撑相的开始和结束时两次出现。除此之外的支撑相称为单支撑期（single limb support）。单支撑期和对侧下肢的摆动相一致。在步行周期中，支撑相和摆动相的比例为支撑相占60%、摆动相占40%，并且双支撑期在支撑相的开始和结束时分别占10%。支撑相和摆动相根据其作用和运动学特征可以进一步细分。本书采用了美国兰乔·洛斯·阿米戈斯国家康复中心（Rancho Los Amigos National Rehabilitation Center，RLANRC）提出的步行周期的定义和术语（RLA方式，图5-3、表5-1）。

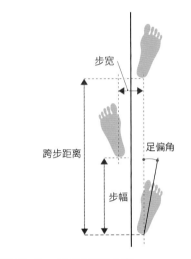

步宽

跨步距离

足偏角

步幅

图5-2　步行距离因素

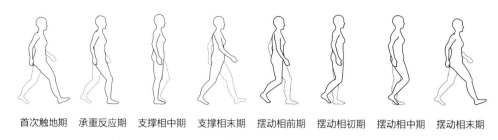

首次触地期　承重反应期　支撑相中期　支撑相末期　摆动相前期　摆动相初期　摆动相中期　摆动相末期

交替负重　　　　　　　单侧下肢支撑　　　　　　　　　摆动下肢的前进

支撑相（60%）　　　　　　　　　　　　　摆动相（40%）

图 5-3　步行周期（RLA 方式，右下肢的情况）

表 5-1　步行周期和定义

步行周期			定义
支撑相（占 60%）	交替负重	首次触地期（initial contact）	指足部接触地面的瞬间。支撑相的初期是提高下肢刚度、准备应对触地后造成的冲击的时期
		承重反应期（loading response）	指从首次触地开始到对侧足部离开地面为止的区间。主要作用是吸收冲击，不干扰重心向前的惯性力而平稳地承受负荷，以及支撑体重
	单侧下肢支撑	支撑相中期（mid stance）	为单支撑期，指对侧下肢离开地面到观察侧足跟离地瞬间的区间。主要作用是维持单足站立平衡的同时使躯干向前移动，将身体重心提升至最高点以增加势能
		支撑相末期（terminal stance）	指观察侧足跟离地的瞬间到对侧下肢首次触地的区间。主要作用是，使身体重心超过支撑足向前推进，对身体重心向前的加速施加适当的限制，为争取身体重心的滞空时间，将重心轨道向上修正
摆动相（占 40%）	摆动下肢的前进	摆动相前期（pre-swing）	指从对侧下肢首次触地到观察侧足尖离地的区间。主要作用是摆动的准备和体重支撑的交接
		摆动相初期（initial swing）	指观察侧下肢的足尖离开地面后到超过对侧下肢之前的区间。主要作用是，将足部抬起以确保其与地面间的距离，加大大腿摆动速度使摆动腿向前迈出
		摆动相中期（mid swing）	指超过对侧下肢到摆动侧（观察侧）小腿与地面成直角为止的区间。主要作用是，将摆动腿向前移动，确保足部和地面之间的高度
		摆动相末期（terminal swing）	指观察侧小腿与地面成直角后到足跟触地的区间。主要作用是停止摆动腿的摆动，为下一个步行周期的支撑相做准备

知识点：立位姿势下的肌肉活动

　　保持立位姿势需要抗重力肌的活动。静止立位时重心线通过髋关节后方、膝关节及踝关节的前方（图5-4）。因此，重力作用产生伸膝、伸髋力矩和踝关节背伸力矩。但是，保持静止立位的工作并非全部通过肌肉活动来承担，韧带和关节囊也会对抗这些力矩，以对肌肉的作用进行补充。由于髂股韧带对抗伸髋力矩，膝关节后方的关节囊和韧带对抗伸膝力矩，因此保持立位并不需要太多髋关节周围肌肉和大腿部的肌肉活动，这样就减少了能量消耗。同样，颈椎和腰椎等脊柱的生理性前凸部对抗脊柱上由于重力后伸的前纵韧带，以及后凸的胸椎上的棘上韧带和背部筋膜，也补充了保持立位所需的竖脊肌的作用。如此，通过利用最小限度的抗重力肌的活动和软组织的高效弹性作用就能轻松地保持站立姿势。若发生脊椎的变形和下肢关节挛缩，会破坏重心线与下肢关节的理想位置关系，因此需要更多肌肉的持续活动。

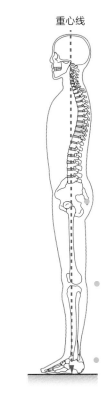

重心线

图5-4　矢状面上，重心线和脊柱、下肢关节的位置关系

5.2 关节活动度受限引起的异常步态

异常步态是指由于功能、形态障碍，步态脱离正常范围。正常人的步态不仅由于年龄和体形的个体差异而发生变化，还会由于环境和疲劳程度等以及个人因素的差别发生变化，所以差异很大。但是正常人可以很轻易地修正步态，而异常步态却不能通过指示来纠正。运动系统疾病容易引起关节挛缩（关节活动度受限），从而造成异常步态。关节活动度受限增大了重心上下、左右方向的移动，降低了步行效率。

5.2.1 步行时下肢关节角度的变化

正常步行时下肢关节角度的变化如图 5-5 和图 5-6 所示。理解步行周期各时期所需要的关节活动度，对于评估因关节活动度受限而引起的异常步态（跛行）是很重要的。

■ 髋关节

髋关节屈曲约 30° 时，发生首次触地。此后髋关节逐渐伸展，支撑相末期达到约 10° 的最大伸展位。在摆动相前期髋关节开始屈曲。摆动相中期髋关节达到约 30° 的最大屈曲位，该状态持续到首次触地期。

步行时髋关节的内收、外展角度：以中立位 0° 首次触地，到足底触地时约 4° 内收，支撑相中期时接近中立位；之后，持续外展到支撑相末期，摆动相时逐渐内收回到首次触地时的中立位。

步行时髋关节的内、外旋角度：于约 4° 的外旋位时首次触地；之后持续内旋，到支撑相末期时变为约 4° 的内旋位，然后开始外旋，到摆动相中期外旋约 4° 后首次触地（图 5-5）。

■ 膝关节

膝关节的活动范围为从几乎完全伸展到约 60° 的屈曲。首次触地时膝关节几乎完全伸展，承重反应期屈曲 15° ~ 20° 后，从支撑相中期到支撑相末期再次伸展到接近完全伸展的状态。摆动相前期时屈曲约 40°，摆动相中期时屈曲约 60° 时达到最大屈曲位，然后膝关节伸展至首次触地（图 5-6）。

■ 踝关节

踝关节的活动范围为从背伸约 10° 到跖屈约 15°。以中立位 0° 首次触地后跖屈至足底触地。支撑相中期踝关节背伸约 5°，支撑相末期变为约 10° 的背伸位，摆动相前期达到约 15° 的最大跖屈位。摆动相时再次背伸到中立位，变为首次触地（图 5-6）。

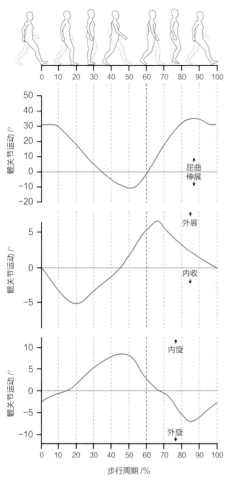

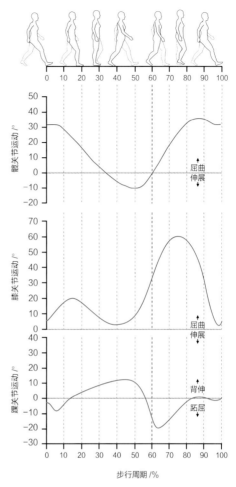

图 5-5　步行周期中髋关节在矢状面、冠状面、水平面上的关节角度变化

图 5-6　步行周期中髋关节、膝关节、踝关节在矢状面上的关节角度变化

5.2.2　伴有髋关节活动度受限的异常步态

5.2.2.1　内收受限

Trendelenburg 步态和 Duchenne 步态是否是由于髋关节外展肌肌力降低引起的呢？

髋关节疾病中常见的异常步态有 Trendelenburg 步态和 Duchenne 步态。一般来说 Trendelenburg 步态是髋关节外展肌肌力降低导致患侧支撑时健侧（摆动）的骨盆低于患侧的现象。而 Duchenne 步态可以理解为髋关节外展肌肌力不足的患侧，在支撑相时为了防止健侧（摆动侧）的骨盆比患侧低，代偿性地使躯干向患侧倾斜以保持平衡的现象（图 5-7）。也就是说，这两种现象都被认为是由于髋关节外展肌肌力降低引起的跛行。

但是也会有即使肌力没有问题却出现跛行，或徒手肌力评定（manual muscle test，MMT）的结果和实际表现不一致等情况。实际上这些涉及疼痛、关节挛缩（髋关节内收受限）、双下肢不等长、股骨颈的短缩，以及股骨头外上方移位等骨形态异常引起的力学因素的变化等原因，因此需要对各因素进行充分的探讨。

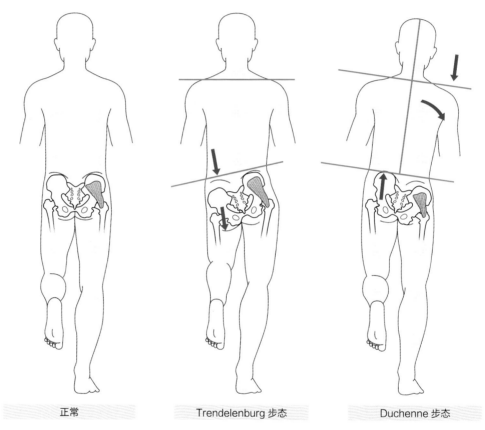

正常　　　　　　　Trendelenburg 步态　　　　　　Duchenne 步态

图 5-7　Trendelenburg 步态和 Duchenne 步态

髋关节内收受限和外展肌肌力对 Duchenne 步态的影响

下面介绍我们进行的一项关于髋关节内收受限和外展肌肌力如何影响 Duchenne 步态的研究。

【方法】

受试者是 34 例因股骨近端骨折及变形性髋关节病进行手术治疗，转院或出院时可以无拐杖步行的患者。其中股骨近端骨折患者 25 例，变形性髋关节病患者 9 例。分为负重时躯干无代偿的正常步行组［N 组，其中，男性 1 例，女性 14 例，平均年龄（74.3±10.7）岁］和负重时躯干向患侧倾斜的 Duchenne 步态组［D 组，其中，男性 2 例，女性 17 例，平均年龄（69.1±10.0）岁］。观察指标：①N 组和 D 组的髋关节外展肌肌力；②N 组和 D 组的髋关节内收角度；③不同髋关节内收角度导致的跛行出现率。使用徒手肌力测量装置测量侧卧位最大等长收缩时的髋关节外展肌肌力，除以体重后对数据进行标准化（单位：N·m/kg）。

【结果】

在患者年龄和性别等一般情况上两组之间差异无统计学意义。①N 组髋关节外展肌肌力为（1.8±0.6）N·m/kg，D 组髋关节外展肌肌力为（1.6±0.8）N·m/kg，差异无统计学意义。②N 组髋关节内收角度为（12.7±3.2）°，D 组髋关节内收角度为（6.6±4.4）°，N 组的内收活动度明显增大（$P<0.01$）。③不同髋关节内收角度导致的跛行出现率：髋关节内收 5° 以下时跛行出现率为 100%，髋关节内收 10° 时跛行出现率为 38.5%，内收角度 15° 以上时跛行出现率为 22.2%，随着内收活动度的增大跛行出现率显著降低。见表 5-2、5-3。

表 5-2　两组外展肌肌力和内收角度（均数 ± 标准差）

分组	外展肌肌力 /N·m·kg^{-1}	内收角度 /°
N 组（15 例）	1.8±0.6	12.7±3.2*
D 组（19 例）	1.6±0.8	6.6±4.4*

注：*$P<0.01$。

表 5-3　不同内收角度导致的跛行出现率

内收角度	出现率 /%
5° 以下	100
10°	38.5*
15° 以上	22.2*

注：与内收角度 5° 以下时比较，*$P<0.01$。

Duchenne 步态的解释

对于髋关节疾病的术后病例，髋关节内收角度的减小对 Duchenne 步态的出现产生了影响。但是，髋关节外展肌肌力并不是导致 Duchenne 步态的直接原因。本研究检查的肌力是用徒手肌力测量装置测量的等长性肌力，由于该评估很难反映时间和空间因素，不能断言一定表明肌肉功能低下，对于"肌力不足 = Duchenne 步态"这一概念需要带着疑问在临床上探讨。

在采取人工全髋关节置换术治疗变形性髋关节病的情况下，下拉股骨头导致的外侧软组织紧张、手术刺激引起的肌肉痉挛，以及手术创口部位的牵伸刺激、皮下组织滑动性的降低等是髋关节内收受限的原因。由于与变形性髋关节病不同，股骨近端骨折并没有肌肉的变性，Duchenne 步态的主要原因是术后的肌肉痉挛。根据我们的研究结果，髋关节内收角度为 5° 以下的患者全部出现了跛行，这意味着关节活动度（range of motion，ROM）和 Duchenne 步态之间有很强的相关性。正常步行时，从足跟触地到足底触地需要大约 4° 的髋关节的内收角度。但是，立位时外展肌随着离心性收缩，肌内压增高，伸展性降低，因此为了获得正常步态，在仰卧位时测量的内收角度需要比步行时所需的 4° 更大。

从肌力的角度来分析 Duchenne 步态的原因，将躯干向患侧倾斜能缩短股骨头到重心线的距离，可以说这是利用较弱的外展肌肌力行走的代偿运动。但是从髋关节内收受限的角度来看，可以解释为通过躯干的侧屈来抵消支撑相骨盆向外侧移动（髋关节的内收）的限制（图 5-8）。也就是说，虽然 Duchenne 步态的外观都一样，但其是由完全不同的病因引发，需要治疗师高水平的观察能力和评估能力。另外，作为跛行的两个原因，髋关节内收角度和外展肌肌力之间的关系如图 5-9 所示。需要明确在内收角度受限的情况下不会出现 Trendelenburg 步态，但一定会出现 Duchenne 步态。

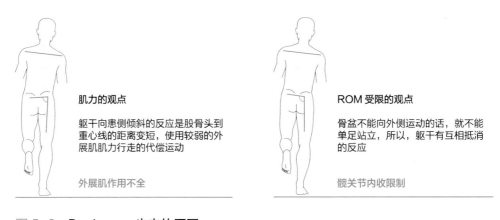

肌力的观点

躯干向患侧倾斜的反应是股骨头到重心线的距离变短，使用较弱的外展肌肌力行走的代偿运动

外展肌作用不全

ROM 受限的观点

骨盆不能向外侧运动的话，就不能单足站立，所以，躯干有互相抵消的反应

髋关节内收限制

图 5-8　Duchenne 步态的原因

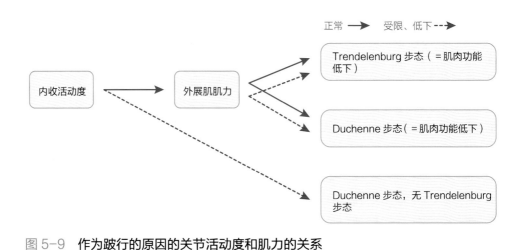

图 5-9　作为跛行的原因的关节活动度和肌力的关系

主观性双下肢不等长

临床中，尽管双下肢长度实际上并无差异，但是在起立、步行练习时，患者经常会有手术侧下肢好像延长了的感觉。与结构性双下肢不等长相对，这种现象被称为主观性双下肢不等长（perceived leg length discrepancy，PLLD）。古贺等发现人工全髋关节置换术（total hip arthroplasty，THA）术后立即出现 PLLD 的原因是伴随创口和大腿肿胀的外侧软组织紧张导致患侧下肢有外展倾向。PLLD 是在髋关节内收受限和脊柱侧屈畸形的病例中发现的特征性表现。

对于 3 cm 以上的长度差，消除双下肢不等长的方法多为增高短缩侧下肢的鞋底。对于 PLLD 的情况，针对病因优先考虑用运动治疗改善髋关节内收受限和腰椎侧屈受限。川端等对患有 PLLD 的 THA 病例从早期开始合并使用增高鞋垫，发现有助于使左、右下肢的负重率达到均衡。

需要鉴别的异常步态

■ 臀中肌步态

在臀中肌肌力降低和麻痹的情况下经常可见 Trendelenburg 步态和 Duchenne 步态。双侧发生障碍时，由于躯干前倾，上身总是向支撑侧倾斜，所以出现躯干左右摇摆着行走的蹒跚步态（waddling gait）或鸭子步态（duck gait）。在出现臀中肌步态的情况下，提高步行速度会使异常步态的症状减轻。

■ 髋关节疼痛

因疼痛而引起的异常步态，为了避免患侧支撑相负重时的疼痛，躯干向健侧倾斜，使支撑时间缩短。髋关节疼痛时，为了让关节周围的韧带松弛以缓解疼痛，髋关节会变为轻度屈曲、外展、外旋位。为了在步行时保持这种体位，膝关节代偿性屈曲。为了减轻患侧因冲击带来的疼痛，患者会先从足尖开始轻轻触地，导致支撑相缩短，健侧的步幅变小。两侧疼痛时，由于双侧的步幅变小、双支撑期所占的比例增加，导致步行速度变慢。

■ 腰背部疼痛

两侧的腰背部疼痛时，患者采取躯干前屈的姿势，走路时限制躯干的前后摇动。步幅、跨步距离缩短，步行速度减慢。单侧的腰背部疼痛时，患者采取躯干前屈同时向患侧或者健侧侧屈的姿势。

5.2.2.2 伸展受限

支撑相末期髋关节能够伸展的意义

图 5-10 表示一个步行周期中髋关节、膝关节、踝关节的角度、力矩和功率。

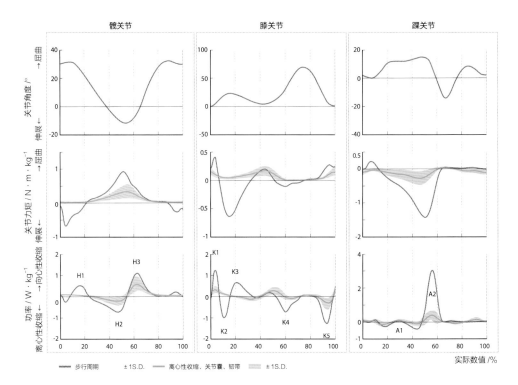

图 5-10　自由步行时下肢关节的运动学数据

下面以髋关节为例进行讲解，髋关节屈曲位时首次触地，此时从足跟指向身体重心的地面反作用力的矢量通过髋关节的前方，产生屈曲方向的外力矩。因此，为了平衡这些力矩，髋关节伸肌会产生伸展力矩。由于首次触地后膝关节立即伸展，髋关节伸肌进行向心性收缩（关节功率为正）。支撑相中期前后地面反作用力的值相对变小，地面反作用力的矢量与髋关节的距离也相对较小。因此，作用于髋关节的力矩的值变小。支撑相末期身体重心向前方移动，从跖趾关节（MTP 关节）指向身体重心的地面反作用力的矢量通过髋关节的后方，产生伸展方向的外力矩。为了抵抗此力矩，髋关节屈肌产生屈曲力矩。由于此时髋关节持续伸展，髋关节屈肌进行离心性收缩（关节功率为负）。由此髋关节屈肌和关节囊韧带被牵伸，储存弹性势能。然后摆动相前期髋关节的运动从伸展变为屈曲，髋关节屈肌发生向心性收缩（关节功率为正）。这里应该注意的是，作为支撑相中期以后髋关节伸展和向前摆动时力量来源的被动因素（通过牵伸而发挥力量的因素），负责产生了一半的关节功率。也就是说，通过此时髋关节屈肌的活动和支撑相中期以后储存的弹性势能的释放，使下肢向前摆动。与其他关节相比，支撑相中期以后髋关节中被动能量储存的比例更高，为了进行高效的步行，支撑相末期获得充分的髋关节伸展角度是很重要的。

知识点：关节力矩和关节功率

关节力矩：严格来说也包括关节支持组织的弹性，但主要是指通过骨骼肌的收缩产生的张力的总和。但是由于肌肉的张力和弹性力无法直接测量，计算由地面反作用力产生的关节外力矩，与该值相平衡的关节内力矩的值称为关节力矩。

关节功率：关节力矩和角速度的乘积称为关节功率。关节功率与肌肉的收缩方式有关。肌肉进行向心性收缩时，关节运动和力矩方向相同，所以功率为正，意味着产生能量。相反，若是离心性收缩，关节运动和力矩方向相反，功率为负，意味着能量被吸收。

知识点：伸展活动度也会影响步行的神经控制？

步行的控制是自动的，我们可以在不特别注意四肢动作的情况下继续运动。不仅是步行，在通过学习而被高度模式化的运动中，与运动执行相关的中枢会向中枢神经系统的下位部位推移。

发现步行基本节奏的神经回路存在于脊髓、脑干中，具有生成或修正运动输出的机制。脊髓对四肢自主且非对称的运动输出的贡献非常大，位于颈膨大和腰膨大的步行模式发生器［中枢模式发生器（central pattern generator，CPG）］的存在很重要。CPG是位于高位中枢和运动神经元中间的脊髓中间神经元群，在生成步行的基本节奏的同时，具有决定参与步行的肌群的运动模式的作用（图5-11）。高位中枢负责计划步行运动，包括CPG在内的下位运动中枢实现基本运动模式。肌梭提供的感觉信息对步行运动的控制很重要，它感知步行中不断变化的肌肉的长度和张力，将末梢的情况传达给脊髓以及上位中枢。

CPG活性引起的步行肌肉活动需要伴随下肢负荷和髋关节角度变化的感觉信息才能发生。特别重要的是，支撑相末期髋关节伸展时髂腰肌张力感受器的向心性输入，可以刺激负责向摆动相相位转换的髋关节屈肌群的活动。

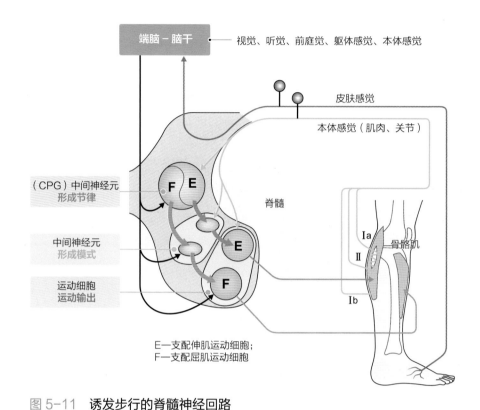

端脑－脑干 —— 视觉、听觉、前庭觉、躯体感觉、本体感觉

皮肤感觉

本体感觉（肌肉、关节）

（CPG）中间神经元
形成节律

中间神经元
形成模式

运动细胞
运动输出

脊髓

Ia

II

骨骼肌

Ib

E—支配伸肌运动细胞；
F—支配屈肌运动细胞

图 5-11　诱发步行的脊髓神经回路

　　步行运动的模式是通过 CPG 生成的，以支撑相中期为界，髋关节的伸肌和屈肌进行交替活动。同时期摆动侧的屈肌和伸肌也进行交替活动（图 5-12）。像这样为了转换髋关节伸肌和屈肌的活动，支撑相中期需要采取髋关节位于屈伸中立位的功能性立位姿势。关节挛缩和肌力不足，或者过度的肌肉活动造成的骨盆与股骨的对线异常，限制了髋关节的功能性运动自由度，需要采取适当的负重姿势。

　　步行的基本模式由脑干和脊髓生成，上位中枢的大脑皮质、小脑、基底核控制其活动，具有层次性。也就是说，CPG 生成的周期性运动输出，承担着可以减轻上位中枢负担的极其重要的作用，使双重任务动作成为可能。

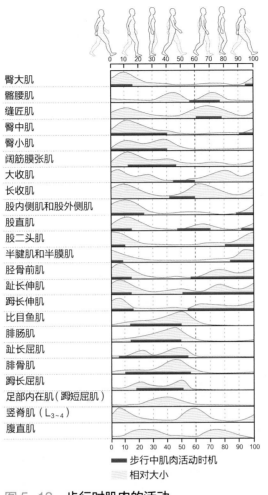

	臀大肌
	髂腰肌
	缝匠肌
	臀中肌
	臀小肌
	阔筋膜张肌
	大收肌
	长收肌
	股内侧肌和股外侧肌
	股直肌
	股二头肌
	半腱肌和半膜肌
	胫骨前肌
	趾长伸肌
	蹞长伸肌
	比目鱼肌
	腓肠肌
	趾长屈肌
	腓骨肌
	蹞长屈肌
	足部内在肌（蹞短屈肌）
	竖脊肌（$L_{3\sim4}$）
	腹直肌

■ 步行中肌肉活动时机
□ 相对大小

图 5-12　步行时肌肉的活动

伸展受限时的跛行

髋关节屈曲挛缩时，骨盆前后方向的活动变大，步幅减小。支撑相末期骨盆前倾，腰椎前凸，躯干前倾；摆动相后期骨盆后倾，腰椎后凸，躯干后倾。并且，在支撑相末期结束、摆动相开始时，能观察到过度利用骨盆和对侧髋关节旋转推进步行的代偿运动。

伸展受限的原因

所有在髋关节屈伸轴前方走行的组织都会成为伸展受限的原因，但在临床上往往是髂腰肌、耻骨肌出现问题。由于髋关节在支撑相末期处于伸展且内旋位（close-packed position），关节内压上升和关节囊韧带伸展性降低也会成为伸展受限的原因（图 5-13）。

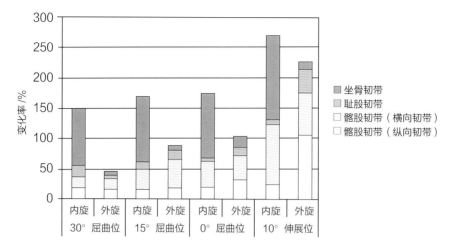

图 5-13　不同髋关节位置和韧带的伸展率

　　由于髋关节屈伸角度的不同，限制内旋、外旋的组织是有变化的。所有韧带的伸展率，在屈曲 30° 伴外旋时最低，在伸展 10° 伴内旋时最高。若不考虑内外旋，则在放松体位和紧张体位都是一样的

需要鉴别的异常步态

■ 髋关节疼痛

请参见本章"5.2.2.1 内收受限"的部分。

■ 股四头肌肌力不足

股四头肌麻痹导致膝关节伸肌肌力不足时，为了防止患侧支撑相发生打软腿现象，患者会出现上身前倾，将身体重心移至膝关节前方步行和用手按住膝关节前面步行等特征（图 5-14）。两侧肌力不足时，步行时总是上身前倾，在下坡时异常步态尤为明显。

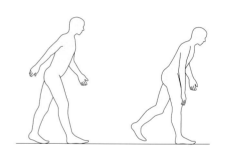

图 5-14　股四头肌肌力不足

　　股四头肌麻痹导致膝关节伸肌肌力不足时，为了防止患侧支撑相发生打软腿现象，患者会出现上身前倾，将身体重心移至膝关节前方步行和用手按住膝关节前面步行等特征

5.2.2.3　外展受限

外展受限时的跛行

　　髋关节内收挛缩时，骨盆侧倾导致挛缩侧下肢明显短缩。挛缩侧在支撑相变为足尖步态，与结构性双下肢不等长的短缩侧类似。

需要鉴别的异常步态

■ 双下肢不等长

若双下肢长度差在 3 cm 以内，通过躯干、骨盆、下肢的代偿，外观上异常步态不明显。这是因为支撑相时短缩侧同侧的骨盆下降和倾斜弥补了外观上的长度差，而骨盆的倾斜是可以通过脊柱的侧屈代偿的。

若长度差超过 3 cm，则上述的方式无法代偿，为了弥补短缩，步态变成了足尖步态。而且由于一侧下肢的短缩，支撑相时短缩侧身高变低，躯干向短缩侧倾斜出现硬性坠落性跛行。摆动相时非短缩侧的髋、膝关节屈曲，使踝关节背伸角度变大。

5.2.3 伴有膝关节活动度受限的异常步态

由于步行时需要膝关节较大的屈曲、伸展角度，膝关节活动度受限后很容易出现异常步态。若膝关节屈曲挛缩在 30° 之内，步行速度变快时，会观察到和下肢短缩类似的异常步态。屈曲挛缩超过 30° 则总是表现出这种异常步态。

膝关节伸展挛缩时，挛缩侧下肢在摆动相出现划圈步态，对侧下肢在支撑相出现跳跃（足尖）步态。

知识点：老年人的步行特征

随着年龄增大，步行速度减慢。这主要是由于髋关节屈曲、伸展活动度的减少，步幅的减小、双支撑期的延长、步频的下降等与髋关节相关的原因。Murray 等为了观察老年人的步态变化，对 64 名（20～87岁）的健康男性进行了步态分析，表 5-4 列举了老年人步行的特征，图 5-15 显示了老年人的特征性步行姿势。植松等计算出健康老年

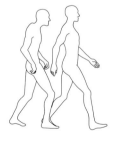

图 5-15 **老年人（左）和年轻人（右）步行姿势**

老年人和年轻人相比步幅减小，髋关节屈曲和伸展活动度下降，后足踝关节跖屈和足跟上抬减少，前足踝关节背伸和足尖上抬减少，上肢肩关节屈曲和肘关节伸展低下

女性和健康年轻女性自由行走时下肢关节力矩（峰值），并进行比较分析。该研究结果显示，年轻组在触地期膝关节屈曲，单支撑期开始时的膝伸展和双支撑期中间点的足背伸等是制动期的主要力矩，并与步行速度明显相关，老年组则是在摆动相后半的膝伸展和摆动相开始时踝跖屈的力矩与步行速度明显相关，两组之间显示了不同的结果。这支持了先行研究的结果，也就是老年人在摆动相膝伸展和踝跖屈功率的低下是导致步行速度缓慢的主要原因。

这些步行模式的变化是一种为了弥补随着年龄增长运动能力下降和感觉功能减退而产生的不稳定的步行的策略。可以说是通过减小步幅和减慢步行速度来改变步行模式，以确保步行的稳定性。

表 5-4　老年人步行的特征

1. 步行速度减慢
2. 步幅缩短
3. 步频下降
4. 步宽增加
5. 步行周期的延长（支撑相延长、摆动相缩短）
6. 下肢关节运动范围减少
　　足跟触地期：髋关节屈曲角度减小、膝关节伸展角度减小、踝关节背伸角度减小
　　踢出期：髋关节伸展角度减小、踝关节跖屈角度减小
　　摆动相：膝关节屈曲角度减小、足跟上升幅度减小
7. 头部上下活动幅度减小及侧方摇增加
8. 躯干的旋转面、水平面的骨盆旋转运动范围减小
9. 肩关节的运动区域减小及肘关节伸展角度减小

5.2.4　伴有踝关节活动度受限的异常步态

踝关节的疾病多会产生背伸活动度受限，背伸受限抑制了从支撑相中期到支撑相末期发生作用的踝摇杆的活动。

踝关节跖屈挛缩（尖足变形）时，可以看到首次触地时足尖先触地，足跟始终浮于地面的足尖步态，由于蹬离时推进力低下，步行速度变慢。背伸严重受限时，支撑相会出现膝关节过度伸展的膝反张。为了保持摆动相足尖和地面的间隙，形成了髋、膝关节过度屈曲的外展、划圈步态。踝关节背伸挛缩时，支撑相时挛缩侧只有足跟触地，支撑相缩短，蹬离时的推进力减弱，形成跟骨步态（calcaneal gait）。

知识点：**摇杆功能**

在支撑相时，为了使身体顺利地向前方移动，有 3 个摇杆功能（rocker function）（图 5-16）。摇杆功能是将向下的身体重量向前方转移的必要功能，是使 3 个旋转中心在逐渐向前方移动的同时像摇椅一样向前方旋转的足部功能。身体旋转的支点从足跟开始，移动到踝关节、跖趾关节（MTP 关节），分别称作足跟摇杆（heel rocker）、踝摇杆（ankle rocker）和前足摇杆（forefoot rocker）。

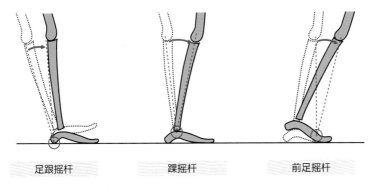

足跟摇杆　　　　　　踝摇杆　　　　　　前足摇杆

图 5-16　**3 个摇杆功能**

足跟摇杆：用足跟支撑初期触地以后的身体重量，以足跟为支点将大腿向前拉。

踝摇杆：前足部接地后，以踝关节为支点使小腿向前方被动移动。

前足摇杆：以跖趾关节为支点的前足部触地的摇杆构造，将以踝关节为中心的旋转运动转变为以距骨为中心的旋转运动，防止重心下降

5.3 异常步态（跛行）的评估

步态评估的目的是确定异常步态的原因并与治疗相结合，以及进行治疗效果的判定。步态评估的方法和标准并没有明确的规定，多采取基于治疗师经验的主观方法进行评估。这里将对临床中常用的定性评估即观察分析进行讲解。

5.3.1 通过观察进行步态评估

通过观察进行步态评估之前必须先了解正常步态的机制。以步行周期各期所必需的运动功能为基础，考察实际观察到的步态是很重要的。

观察到的偏离正常步态的现象可能直接反映功能障碍，也可能作为另一种功能障碍的代偿出现，不能仅凭草率的观察就判断功能障碍，需要通过功能诊断进行验证。

5.3.1.1 矢状面和冠状面的观察

观察从前后及侧方进行。对于没有临床经验的学生和新人治疗师而言，很难在短时间内评估步态并确定障碍的原因。由于实施者的熟练度的差异会导致评估结果不同，推荐用视频作为减少误差的手段。

冠状面的观察指标：双眼的位置、肩峰、髂前上棘、髂后上棘、坐骨结节、大转子、腓骨小头、内踝、外踝等。

矢状面的观察指标：耳孔、肩峰、髂前上棘、髂后上棘、大转子、腓骨小头、外踝等。

5.3.1.2 观察步态的技巧

步行是律动的具有周期性的动作。为了不拘泥于局部的一部分运动，掌握整体的运动，首先要观察步行的流畅性，以及左右的节奏、动作的时机是否一致。若左右支撑相的时间和步幅、步宽出现不对称，则存在导致此情况的问题点。

一个步行周期虽分为 8 个动作阶段，但先从支撑相和摆动相两个大的阶段开始区分，配合提高自身的观察力，慢慢细致地观察就会变得容易理解。

只要生活在地球上，身体就会受到重力和地面反作用力两个外力作用，以身体重心为指标，可以通过足底压力中心和关节中心的位置关系推断出关节力矩。表 5-5 显示了各时期各关节的偏离现象。

姿势和动作有着密切的联系，在双足立位姿势和单足站立时，也可以通过观察如何进行姿势控制来评估异常步态。

表 5-5　观察步行时下肢和躯干主要的偏离现象

关节	偏离现象	观察时期	现象说明
踝关节	跖屈位足跟着地	首次触地期	踝关节稍微跖屈位。膝关节完全伸展
	前足着地		踝关节跖屈位，膝关节屈曲位。前足触地
	全足底着地		全足底触地
	前足拍打地面（foot slap）	首次触地期至承重反应期	足跟触地时由于背伸肌活动不足而急速跖屈
	过度的跖屈和背伸	整个步行周期或一部分	跖屈、背伸较大
	过度的外旋和内旋		外旋、内旋明显
	足跟离地	承重反应期至支撑相中期	足跟不能落地
	足跟不离地	支撑相末期至摆动相前期	足跟上抬欠佳
	足蹭地面	摆动相初期至摆动相末期	在摆动相中，足的一部分或整体接触地面
膝关节	屈曲受限	整个步行周期或一部分	屈曲较小
	过度屈曲	承重反应期或摆动相	屈曲较大
	摇晃	整个步行周期或一部分	快速的伸展运动
	过度伸展	承重反应期至支撑相中期	过度的伸展
	急剧伸展		急剧发生的伸展运动
	外翻、内翻	整个步行周期或一部分	由于膝关节的变形
髋关节	屈曲受限	摆动相中期至承重反应期	屈曲较小
	过度屈曲		屈曲较大
	迈出回撤（past retract）	摆动相末期	因为下肢向前伸得角度比较大，所以在首次触地前将下肢收回
	内旋、外旋	整个步行周期或一部分	内旋、外旋大
	内收、外展		内旋、外旋大
骨盆	上提	摆动相前期至摆动相中期	骨盆一侧过度上提
	前倾、后倾	整个步行周期或一部分	前倾、后倾的异常
	前方旋转、后方旋转不足		前方旋转、后方旋转不足
	过度的前方旋转和后方旋转		过度的前方旋转和后方旋转
	同侧、对侧的下降	摆动相前期至摆动相末期	骨盆一侧下降
躯干	前倾、后倾	整个步行周期或一部分	前倾、后倾异常
	侧屈		侧屈异常
	过度的前方旋转和后方旋转		过度的前方旋转和后方旋转

5.3.2　通过动作引导进行步态评估

无论观察如何详细，通过观察得到的步态评估也不过是许多障碍原因的假设而已。想要从中确定原因就必须引导患者做出想要的动作，然后根据当时观察到的患者的反应做出判断。如果忽视了患者的反应，不假思索地为了不让代偿运动出现而进行矫正的话，就无法从中获得有价值的信息。步态评估应该是按照观察引导时患者的反应，针对产生这种反应的原因建立假设，然后为了验证假设进行检查，最后确定原因。

这里列举一个股骨近端骨折患者术后早期出现负重困难的例子。其原因有：①小转子骨折和内侧骨皮质不连续对骨折处造成的压力；②手术伤口和组织刺激引起的疼痛；③髋关节周围肌肉的肌力不足；④髋关节内收活动度受限等。仅从外部观察无法判断其中哪一个是原因，可尝试引导重心正确的侧方移动。若虽然能够引导动作但髋关节内侧出现疼痛，则怀疑是原因①，并可通过增减负重和使骨盆处于前倾位后疼痛是否减轻来判断。若虽能够引导动作但出现来自手术伤口和组织刺激的疼痛，则怀疑是原因②，并可通过徒手放松伤口的操作，或者使臀大肌和臀中肌的起点与止点相互靠近并保持的操作后是否变得容易负重来判断。若虽能够引导动作但骨盆不能保持水平位且对侧骨盆下降，则怀疑是原因③，此时需要按上述方法辅助肌肉输出后观察是否容易负重，并对照臀肌的肌力进行判断。即使通过MMT诊断出肌力不足，也有必要确认这是否真正是负重困难的原因。若双手扶住骨盆试图将其引导至患侧却无法移动则怀疑是原因④，此时需要对照髋关节内收的活动度进行判断。

为了引导动作，可以根据需要帮助的程度推测步态障碍的问题点，这在进行此类评估时可以作为参考（表 5-6）。

表 5-6　引导动作所需的辅助和被预测的问题点

引导动作所需的辅助	被预测的问题点
修正运动方向所需的引导	运动习惯化的影响
正确运动所需力量的辅助	肌力不足和运动麻痹的影响
如果不抵抗患者输出的力量就无法引导	过度努力、欠缺运动的代偿、联合反应、回避疼痛、恐惧心理的影响
即使辅助也不能运动	活动度受限的影响

5.4 步态障碍的运动治疗

5.4.1 获得步行时所需的关节活动度

以躯干和髋关节为中心的下肢关节活动的受限是异常步态的重要原因。由于关节活动度受限会引起支持性降低和肌力发挥困难等，肢体活动受限的治疗应该尝试改善各关节的活动度（参见第4章相关内容）。

对于外伤和术后早期的患者，为了放松处于过度紧张状态的髋关节周围肌肉，以及改善循环状态，可使用悬吊训练在消除重力的情况下进行关节运动，其效果显著。

5.4.2 以肌肉的功能改善为目的的运动治疗

正常的步行动作中最大肌力并不是必需的，各相中需要在适当的时机进行适当的肌肉活动，并改变收缩形式。加藤指出仅通过MMT来评估肌力是不够的，包括强度、时间、空间因素在内的肌肉功能也很重要，并对以往使用沙袋和弹力带等的肌力增强训练提出了疑问。

单足立位时外展肌的活动对于髋关节的稳定很重要。提起外展肌很容易让人想到臀中肌，但在单足立位时需要臀大肌、阔筋膜张肌、臀小肌等外展肌和作为拮抗肌的内收肌同时收缩。根据姬野的刚体弹簧模型的研究，保持单足立位所需的外展力矩具体构成为臀中肌、臀大肌上部纤维、臀小肌分别占46%、32%、22%；骨盆前倾角度增大20°后，具体构成变为臀中肌、臀大肌上部纤维、臀小肌分别占38%、43%、19%。这表明在单足立位时并不是臀中肌单独活动，而是外展肌群协调活动，因此需要根据骨盆的排列进行训练。另外，由于运动姿势的不同，外展肌群的活动也会发生变化。观察仰卧位时髋关节外展运动的肌肉活动，可发现臀大肌的活动比臀中肌少（图5-17a）。保持仰卧位，髋关节内旋位时臀中肌的活动增加（图5-17b），姿势变为俯卧位后发现臀大肌的活动增加（图5-17c）。这样可以根据目标肌肉考虑训练的姿势。

立位姿势时髂腰肌对于躯干以及骨盆、髋关节的稳定承担着重要的作用。在支撑相中期以后的髋关节伸展时期，髂腰肌有稳固结构上脆弱的髋关节前部的作用。Lewis等对髂腰肌的功能进行了研究。他们利用肌肉骨骼模型研究了从伸展10°到屈曲30°的运动时施加于髋关节的力。见图5-18。减少髂腰肌50%的输出后，髋关节处于伸展位时向前或向内侧推动股骨头的力增加（——）。尽管肌肉输出减少，关节承受的负荷却增加了，这在表面上似乎发生了矛盾的现象，但可以通过观

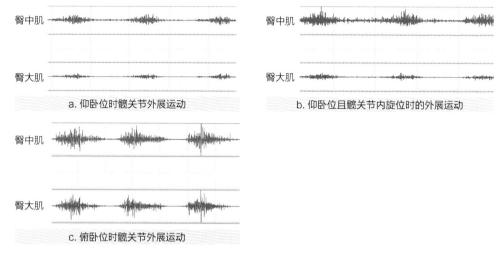

图 5-17　运动姿势对髋关节外展肌群的肌肉活动的影响

通过改变运动姿势，外展肌群的活动会发生变化。仰卧位时，在髋关节外展运动时，与臀中肌相比，臀大肌的活动较少（a）。在仰卧位且髋关节内旋位时，臀中肌的活动增加（b）；变为俯卧位后，臀大肌的活动增加（c）

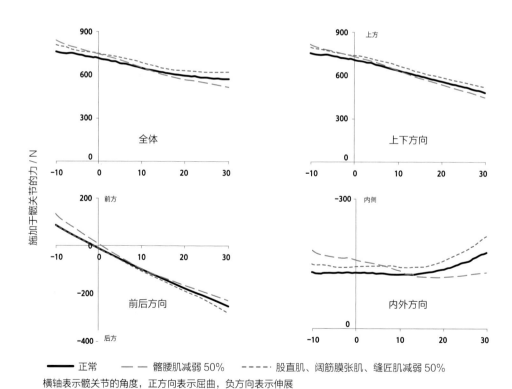

图 5-18　髋关节周围肌肉的代偿和施加于髋关节的力

仰卧位髋关节屈曲运动时，在模型上减少髂腰肌或股直肌等的输出时施加于髋关节的力。如果将髂腰肌的输出减少 50%，髋关节处于伸展位时，向前或向内侧推动股骨头的力会增加（ー ー）。施加在髋关节上的力受髋关节角度和相关肌肉力量的影响很大

察其他肌肉的活动来理解（图 5-19）。髂腰肌活动减少的情况下（■），缝匠肌、阔筋膜张肌、长收肌等很多具有屈曲作用的肌肉代偿性增加输出。相对于只具有屈曲作用的髂腰肌，这些肌肉除屈曲作用以外还有内收、外展和内旋、外旋等作用，髂腰肌可以抵消这些伴随屈曲产生的作用。其结果是许多肌肉活动导致关节整体的负荷增加。

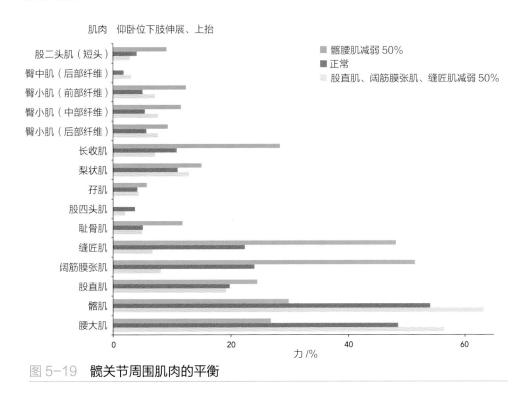

图 5-19　髋关节周围肌肉的平衡

通常肌肉的起点与止点靠近后肌肉收缩会减弱，但是髂腰肌和臀小肌等深层肌肉的特点是在关节活动范围末端也能活动。比较股直肌和髂腰肌的屈曲力矩可发现，即使在深度屈曲位时髂腰肌的屈曲力矩也很高（图 5-20）。

Kumagai 等研究了在髋关节处于不同肢位时臀中肌和臀小肌的肌肉活动，

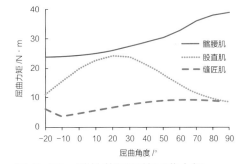

图 5-20　髋关节屈肌的屈曲力矩

发现与中立位相比，变为 20° 外展位时短缩的臀中肌活动减少，而位于深层的臀小肌的活动却仍然维持（图 5-21）。另外，在进行肌力训练时，如果治疗师施加的阻力过大，双关节肌和浅层的肌肉会比深层肌肉优先活动。因此，在进行深层肌肉的训练时，最好选择关节活动终末区域附近的小阻力运动（图 5-22）。

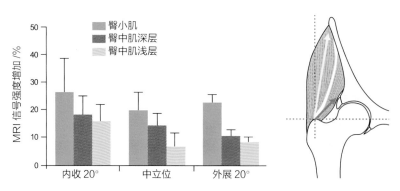

图 5-21　髋关节的位置和外展肌的功能

　　与髋关节中立位和内收位相比，外展位时外展肌肌力降低。不过，臀小肌与臀中肌相比，在外展位时也能保持肌肉力量。髋关节外展可以使臀小肌更好地选择性收缩。臀中肌的矢量在 20° 外展位时缺乏外展作用（　　），但是臀小肌在 20° 外展位也可以外展（——→）

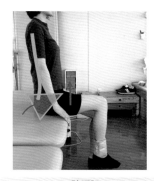

a.髂腰肌

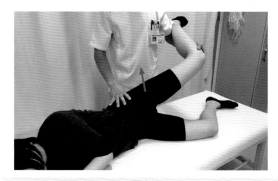

b.臀小肌

图 5-22　深层肌肉的训练

　　如果治疗师给予的阻力过大的话，双关节肌和浅层的肌肉就会占优势。在进行深层肌肉训练时，可以选择在终末区域附近进行小阻力运动。髂腰肌在保持腰椎前凸位的同时进行髋关节的屈曲运动。考虑到骨盆没有后倾时髋关节固有活动度为 90° 左右，以此来设定椅子的高度（a）。臀小肌从髋关节外展位进行外展运动（b）

　　另外，作为方向控制训练，福井等报道了仅通过双关节肌或单关节肌的活动可以判断肌力的输出方向（图 5-23）。用悬吊装置使小腿与床面保持平行，在此状态下进行髋关节的屈曲和伸展运动，可以促进作为单关节肌的髂腰肌和臀大肌的肌肉活动（图 5-24）。临床中经常进行以训练臀大肌为目的的桥式

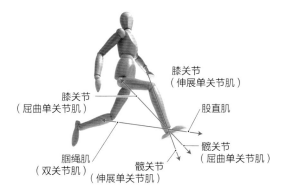

图 5-23　方向控制训练中肌肉的运动特异性（下肢）

运动，但是若在小腿与地面垂直的状态下抬起臀部，腘绳肌的活动会减少，可以强化臀大肌的活动（图 5-25）。步行时必要的肌肉收缩形式多为离心性收缩。重枝等在以人工全髋关节置换术的术后患者为对象的追踪调查中发现，步行时随着步行速度的加快和步幅的增大，髋关节的伸展角度减小，骨盆前倾角度增大。分析各种原因的结果表明，患者无法使髂腰肌进行快速的离心性收缩，于是由骨盆的前倾来代偿。这种离心性收缩能力的下降，在 MMT 的评估中可能会被忽视。阻力和肌肉收缩速度的关系是，随着阻力的增加肌肉收缩速度变慢。进行肌肉收缩速度的肌力训练时，重要的是要减少阻力，使患者快速地进行稳定的运动（图 5-26）。

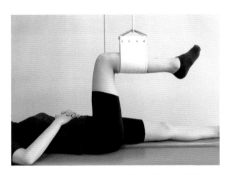

图 5-24　利用悬吊装置进行髋关节屈曲活动改善肌肉活动

利用悬吊装置使小腿与床面保持平行，在此状态下进行髋关节的屈曲和伸展运动。这样可以促进作为单关节肌的髂腰肌和臀大肌的肌肉活动

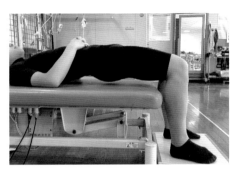

图 5-25　臀大肌的训练

如果在小腿与地面垂直的状态下进行提臀训练，腘绳肌的活动就会减少，可以强化臀大肌的活动

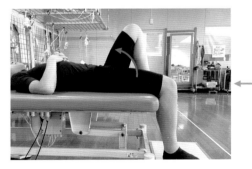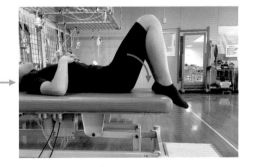

图 5-26　快速离心性收缩运动

对侧的髋关节采取屈曲位可抑制骨盆前倾，另一侧髋关节进行快速反复的屈曲和伸展运动。抵抗从无负荷开始，如果能进行稳定的运动，则可以在小腿远端绑 1 kg 左右的沙袋进行练习

5.4.3　起立、负重训练

步行是将由足部形成的支持面从支撑侧向对侧连续改变的同时，使身体重心向前方移动的动作。负重训练是分解步行的构成要素，练习支撑相的一个场景的运动疗法，在开始步行训练之前进行。

5.4.3.1　负重量的控制

负重训练最好是在平行杠内双手能够支撑的状态下进行。第一次采取站立姿势时，有很多如图 5-27 所示的患侧不能负重的情况。若此时开始早期行走，就会习得偏离正常的步态，最终还需要时间来获得稳定的步态并增加了跌倒的风险。负重训练虽然是通过向患侧的重心移动来增加负重量，但并不是通过躯干的侧屈来移动重心，而是在骨盆保持水平位的状态下，通过健侧下肢外展肌的活动将重心推至患侧。阶段性地减少上肢支持体重的比例，增加患侧的负重量。此时上肢的支撑应该按照双侧手扶、健侧手扶、患侧手扶的顺序进行。另外，姿势矫正镜的反馈是很有效的，推荐使用。

5.4.3.2　重心的控制

如果掌握了正确的立位姿势，就可以在足部形成的支持面的范围内练习重心移动。左右移动时不改变躯干的力线对位，将重心交替移动到左、右足底。躯干的力线对位指让患者两侧肩峰的连线保持水平，胸骨剑突和脐部的连线始终保持垂直（图 5-28）。如果能充分向患侧施加负重，则可以在支撑相中期练习患侧的单足立位。指导患者单足站立，髋关节轻度内收，骨盆处于前后倾中立位，不改变躯干的力线对位，在冠状面使重心位于足部的垂直线上（图 5-29）。此时，治疗师应从患者的前方确认髋关节周围肌肉的收缩。理想的单足立位可以确认髂腰肌、臀中肌、臀大肌、深层外旋肌群的适度收缩（图 5-30）。若偏离正确的排列，重心线通过髋关节的前方时髂腰肌会松弛，重心线通过髋关节的外侧时臀中肌会松弛，所以应该确认这些肌肉的收缩，在调整的同时进行引导。若髋关节周围肌肉的肌力不足，可以观察到患者想要以不需要肌力的异常力线来进行负重的反应。臀中肌和臀大肌上部纤维的张力无法发挥的时候，不能引导出理想的力线。此时应徒手使骶骨、髂后上棘和大转子相接近，并施加辅助肌力的操作（图 5-31）。重心的前后移动是在患侧下肢向前踏出一步的立位姿势下进行的。在患侧的支撑初期，保持骨盆及躯干的稳定性的同时用患侧下肢控制由健侧下肢推至前方的重心。

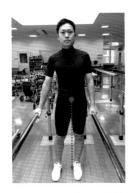

图 5-27　负重训练

初次采取站立姿势时，大多会发生逃避性地无法由患侧负重（右侧为患侧）的情况

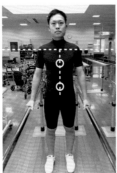

图 5-28　重心左右移动

在不改变躯干的力线对位的情况下，重心交替移动到左、右足底。躯干的力线对位是指让患者两侧肩峰的连线保持水平，胸骨剑突和脐部的连线始终保持垂直

　　──▶表示地面反作用力矢量

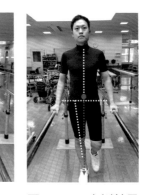

图 5-29　患侧单足
　　　　　立位训练

指导患者单足站立，髋关节轻度内收，骨盆处于前后倾中立位，不改变体节的排列，在冠状面使重心位于足部的垂直线上

　　┈┈▶表示重心线

拇指
触诊髂腰肌的收缩
重心线通过髋关节前方时髂腰肌松弛
示指
触诊臀中肌后部的收缩
重心线通过髋关节外侧时臀中肌松弛

中指至小指
触诊臀大肌、深层外旋肌群的收缩
重心线通过髋关节后方或者在外旋位时，臀大肌、深层外旋肌群松弛

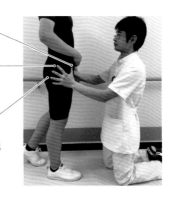

图 5-30　肌肉收缩的确认位置

治疗师从患者的前方确认髋关节周围肌肉的收缩。在理想的单足立位下可以确认髂腰肌、臀中肌、臀大肌、深层外旋肌群的适度收缩

　　如果能在支持面范围内很好地控制重心移动，则应通过迈步动作改变支持面来练习控制重心。向前方迈步时，让健侧从后退一步的状态下超过患侧并向前迈出一步。在考虑股骨头被覆盖的同时，支撑相时在充分的负重下反复进行步行所需的重心移动（图 5-32）。

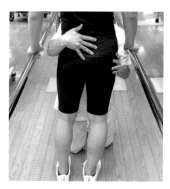

图 5-31　徒手肌力辅助操作

　　当臀中肌和臀大肌上部纤维的张力不能发挥时，不能引导出理想的力线。此时，可以徒手使骶骨、髂后上棘和大转子相接近，再加上辅助肌力的操作

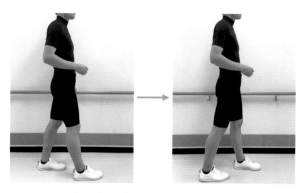

图 5-32　向前的步行训练

　　如果能够很好地在支持面范围内控制重心移动，就通过迈步动作改变支持面来练习控制重心。在向前迈步时，健侧从后退一步的状态下超过患侧并向前迈出一步。在考虑股骨头被覆盖的同时，支撑相时在充分负重下反复进行步行所需的重心移动

5.4.3.3　负重位肌肉收缩训练

　　支撑相髋关节的活动是包括屈曲和伸展、内收和外展、内旋和外旋的三轴复合运动，需要瞬间切换收缩形式，从向心性收缩变为离心性收缩，从主动肌和拮抗肌的交替收缩变为同时收缩。

　　下面介绍以提高步行所需功能为目的的方法。立位时通过旋转躯干进行髋关节的内、外旋运动，虽然阔筋膜张肌和臀大肌上部纤维以向心性收缩为主，但是臀中肌可以练习从向心性收缩到离心性收缩的切换（图 5-33）。在单足立位进行骨盆上提、下降的运动时，与外展肌群中的阔筋膜张肌（双关节肌）相比，单关节肌的活动性更高，可以练习收缩切换（图 5-34）。另外，在用患侧下肢上台阶的运动中，可以练习髂腰肌收缩的时机和臀大肌从伸展位到短缩位的收缩（图 5-35）。

5.4.4　步行训练

　　在可以进行充分负重和重心控制之后开始步行训练。从双手支撑向单手支撑过渡，从平行杠向拐杖过渡的时候需要注意代偿运动的出现。代偿运动的出现表示这个任务的难度已经超过了患者的步行能力。此时应该降低任务难度，反复练习，引导正确的动作。特别是从平行杠过渡到"T"字拐杖步行时需要注意。在平行杠内步行时，可以扶着平行杠移动重心，但是挂拐杖步行时需要在支持面内控制重心的能力，所以重心控制的难度增加。

　　步行训练时，使用在分步练习中获得的步行所需要的功能，反复练习。适应从平地到不平整地形变化的路面环境，提高耐久性。

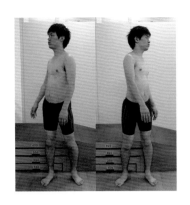
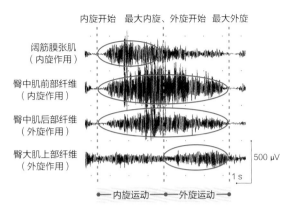

图 5-33　通过旋转躯干进行髋关节的内、外旋运动

阔筋膜张肌和臀大肌上部纤维以向心性收缩为主，与此相对，臀中肌则有持续性的肌肉活动，可以练习从向心性收缩到离心性收缩的切换

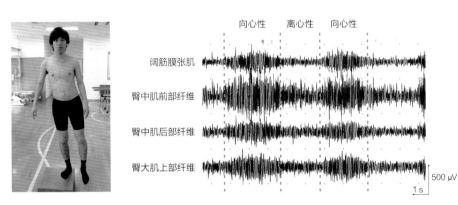

图 5-34　外展肌的向心性收缩以及离心性收缩运动

单足站立位进行骨盆的上提、下降的运动时，与外展肌群中的阔筋膜张肌（双关节肌）相比，单关节肌的活动性更高，可以练习收缩切换

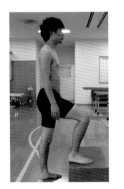
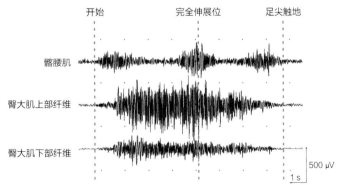

图 5-35　患侧上下台阶

用患侧下肢上台阶，另一侧下肢上抬后再次回到地面，观察足尖触地动作中的肌肉活动。开始时，在臀大肌收缩之前便可以观察到髂腰肌的肌肉活动，髋关节处于完全伸展位，足尖触地前可以看到肌肉活动的增加，说明肌肉活动与髋关节前方稳定性有关。可以确认臀大肌（特别是上部纤维）从伸展位到短缩位的向心性收缩以及离心性收缩的肌肉活动

第 **5** 章

异常步态（跛行）的评估和治疗

知识点：**老年人的姿势变化及其对步行的影响**

老年人最有特征的姿势变化是由于脊柱后凸增大造成的驼背和伴随的骨盆后倾。随着年龄的增长，脊柱曲线变化最大的是胸椎后凸增大，胸椎后凸顶点逐渐下移，弯曲的范围扩大。于是作为保持脊柱的力学平衡的代偿，颈椎前凸增大，腰椎前凸减小。在脊柱曲线的变化中，躯干变为前屈位，重心大幅度前移，因此以骨盆后倾来代偿矢状面上的重心位置。此外，虽然骨盆后倾使髋关节伸展，膝关节会屈曲到髋关节伸展的角度以上，通过踝关节的背伸来维持平衡，下肢的力线会发生变化（图 5-36）。躯干前倾越强，膝关节屈曲的代偿就越多，膝关节代偿的极限为 30°，超过这个限度，老年人就会把手放在膝关节上走路。

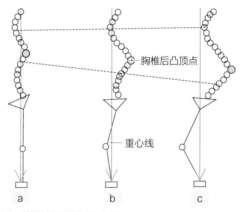

图 5-36　随着年龄增长脊柱的变化

a. 年轻人脊柱的生理弯曲。b、c. 老年人胸椎后凸增大，顶点下移，弯曲范围变大

如之前所述，正常的站立姿势几乎不需要肌肉活动，与之相对，在驼背特有的姿势中，为了保持抗重力位主要是下肢发生代偿，臀大肌、髂腰肌、股四头肌、小腿三头肌的肌肉活动增加。

仲田等把老年人的姿势分为 4 型：伸展型、"S"型、屈曲型、手放在膝关节上型（图 5-37）。峯等利用这种分型探讨了劳力性伸展时驼背姿势的变化对步行的影响。据其介绍，驼背姿势中最典型的是屈曲型，此分型中由于躯干前倾，身体重心向前方移动，背肌、臀大肌、股四头肌、小腿三头肌的肌肉活动增加。劳力性躯干伸展时，躯干伸展的同时，骨盆后倾和膝关节屈曲增大造成的代偿作用也很明显。而且根据峯的报道，通过向后修正向前移动的身体重心，减少了臀大肌的活动，同时增加了背肌、股四头肌、小腿三头肌的负担。身体重心向前方移动的目的是保持姿势，作为髋关节伸肌的臀大肌会增加活动，以实现躯干（骨盆）的稳定化。也就是说，如果采取增加髋关节伸肌活动的站立姿势，就不能提供支撑相中期以后必需的髋关节伸肌的肌力，无法改变髋关节的角度，难以获得利用重力作为推进力的稳定步行。

基于上述理由，对驼背加重的老年人来说，使用步行辅助器具是实现长距离步行和获得稳定步行的必要条件。所以使用简单易行的"T"字拐杖或助行车以支撑躯干重量对有驼背的老年人来说是很有帮助的。

驼背时的步态和姿势的变化并不是病态本身，而是随着时间的推移对异常的代偿和适应性反应表现出来的结果。盲目地拘泥于"挺胸走路"这种外表上的步态，会增加身体的负担和对跌倒的恐惧，有可能导致损害安全性的后果。因此，适时评估步行能力和使用步行辅助器具对于提高步行效率是很重要的。

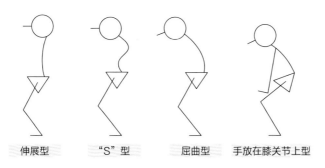

伸展型	"S"型	屈曲型	手放在膝关节上型

图 5-37　**老年人的姿势分型**

该分型很好地反映了椎间盘变性和椎体压缩性骨折的程度，与以前的分型相比更具有临床价值

知识点：静态步行和动态步行

　　根据移动中身体重心和支持面的关系，双足步行分为静态步行和动态步行两大类。静态步行是身体重心始终处于支持面上的步行，静态步行中，身体重心在单脚抬起时位于支撑脚的足底，在双支撑期移动到迈出脚的足底。也就是说，由于静态步行时身体始终保持平衡，在行走过程中的任何时刻都可以保持静止。这是在黑暗中摸索行走或在平衡木上谨慎行走时选择的步行方式。

　　与之相对，日常中我们使用的是动态步行。动态步行是预测身体重心的移动，保持动态平衡的步行，身体重心不一定存在于支持面内。动态步行中，总是在失去平衡的同时将身体重心朝前进方向移动，反复迈出另一只脚保持动态平衡，以免摔倒。由于动态步行是一边运动一边保持平衡，所以行走中的某个瞬间不能突然停止。见图 5-38。

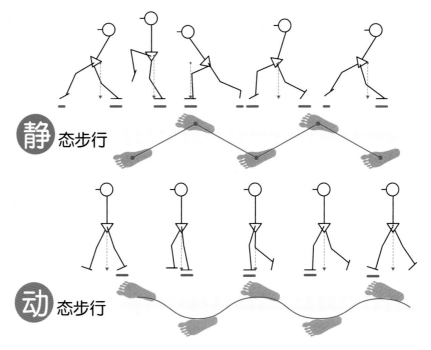

图 5-38　静态步行和动态步行

　　双足步行分为身体重心位于支持面上的"静态步行"和身体重心在行进方向上保持动态平衡的"动态步行"。在静态步行中，一只脚抬起时，由于重心位于支撑脚的足底，所以在步行中的所有瞬间都可以静止；但在动态步行中，不能中途停止步行动作静态步行的优点是控制姿势比较容易，可以随时保持静止，但缺点是步行速度缓慢，重心移动时躯干的晃动较大，步行的路面环境仅限于平坦的地面。

动态步行由于始终在破坏静态平衡的同时行走，因此控制姿势困难，但优点是步行速度快，可以应对不平整的地面和路面环境的变化。由于动态步行是由动态稳定支持的，所以不能在中途静止，可以说就像陀螺和自行车那样通过运动获得稳定。

静态步行很难通过驱动前文所述的 CPG 在无意识下控制行走，只能进行随意运动控制。而且如果进行静态步行，即使只在平坦的路面行走，跌倒的风险也会增加。正常的步行基本是动态步行，在步行的运动治疗中获得实用的、功能性的动态步行是很重要的。

[1] 石井慎一郎：動作分析臨床活用講座 バイオメカニクスに基づく臨床推論の実践，メジカルビュー社，2014.

[2] 松阪誠應：姿勢・歩行のメカニズム．MB Orthop 13（9）：15-21，2000.

[3] 中村隆一，他：基礎運動学 第6版，医歯薬出版：361-420，2003.

[4] 熊谷匡晃，他：股関節内転制限および外転筋力が跛行に及ぼす影響について．PTジャーナル 49（1）：87-91，2015.

[5] 古賀大介，他：腰椎側方可動性が人工股関節全置換術前後の腰椎−骨盤冠状面アライメント変化および腰痛に与える影響．Hip Joint 33：171-175，2007.

[6] 川端悠士，他：人工股関節全置換術例の自覚的脚長差に対する補高は下肢荷重率の均等化に有用か？PTジャーナル 50（8）：797-802，2016.

[7] Grillner S, et al: On the initiation of the swing phase of locomotion in chronic spinal cats. Brain Res 146: 269-277, 1978.

[8] Stephen R, et al: Sensori-motor function, gait patterns and falls in community-dwelling women. Age and Aging 25: 292-299, 1996.

[9] Murray MP, et al: Walhing patterns in healthy old men. Gerontol 24: 169-178, 1969.

[10] 植松光俊，他：高齢女性の自由歩行における下肢関節モーメント．理学療法学 24（7）：369-376，1997.

[11] Winter DA, et al: Biomechanical walking pattern changes in the fit and healthy elderly. Phys Ther 70: 340-347, 1990.

[12] Crowinshield RD, et al: The effects of walking velocity and age on hip kinematics and kinetics. Clin Orthop 132: 140-146, 1978.

[13] Perry J, et al: Basic functions. Chap 3. Gait Analysis: Normal and pathological function. 2nd ed, Slack, Thorofare, p19-47, 2010.

[14] 加藤浩：多関節運動連鎖からみた変形性股関節症の保存的治療戦略．多関節運動連鎖からみた変形性関節症の保存療法 刷新的理学療法，井原秀俊，加藤浩，木藤伸宏編，全日本病院出版会：116-138，2008.

[15] 姫野信吉：剛体バネモデルによる股関節骨頭合力の推定について．関節の外科 18：1-6，1991.

[16] Lewis CL, et al: Effect of position and alteration in synergist muscle force contribution on hip forces when performing hip strengthening exercises. Clin Biomech 24 (1): 35-42, 2009.

[17] 小栢進也，他：関節角度の違いによる股関節周囲筋の発揮筋力の変化−数学的モデルを用いた解析−．理学療法学 38（2）：97-104，2011.

[18] Kumagai M, et al: Functional evaluation of hip abductor muscle with use of magnetic resonance imaging. J Orthop Res 15: 888-893, 1997.

[19] 奈良勲監修：二関節筋−運動制御とリハビリテーション−医学書院：146-150，2008.

[20] 重枝利佳：人工股関節全置換術後症例の骨盤前傾歩行と股関節屈曲筋群の遠心性収縮能力の関係．国際医療福祉大学博士論文，2015.

[21] 山口義臣，他：日本人の姿勢．第2回姿勢シンポジウム論文集：15-33，1977.

[22] 仲田和正：老人の姿勢の研究．日整会誌 62：1149-1161，1988.

[23] 峯貴文，他：著明な円背を伴う高齢者の歩行練習．PTジャーナル 40（8）：649-654，2006.

[24] Neumann DA：筋骨格系のキネシオロジー（嶋田智明，平田総一郎監訳），医歯薬出版，東京：547-593，2005.

[25] Whittington B, et al: The Contribution of Passive-Elastic Mechanisms to Lower Extremity Joint Kinetics During Human Walking. Gait Posture 27 (4): 628-634, 2008.

[26] 高草木薫：歩行の神経機構 Review．Brain Medical 19（4）：307-315，2007.

[27] Martin HD, et al: The function of the hip capsular ligaments: a quantitative report. Arthroscopy 24: 188-195, 2008.

[28] 高井逸史，他：加齢による姿勢変化と運動制御．日本生理人類学会誌 6：11-16，2001.

[29] Kirsten GN：観察による歩行分析（月城慶一ほか訳）．医学書院，2005.

第 6 章

髋关节疾病的评估与运动治疗

在本章中，我们将按照基础知识、骨科治疗、评估和运动治疗的顺序来讲解治疗师在临床上经常遇到的典型疾病。介绍评估和运动治疗的思路是基于前几章描述的内容，以回顾并加深理解。

6.1 股骨近端骨折

6.1.1 疾病概述

由于骨质疏松症，股骨近端骨折在老年人中很常见，通常是由跌倒和瘀伤等轻微外力引起的。在日本，这种骨折的发病率呈上升趋势，预计随着人口老龄化，患者人数会继续增多。由于患者年龄大，骨折多引起全身并发症，是仅次于脑血管意外的造成长期卧床的原因。影响这种骨折预后的因素包括年龄、性别（男性较差）、有无痴呆以及出院时的行走能力。在针对这种骨折的运动治疗中，早期恢复受伤前的行走功能和恢复社会活动是很重要的。

6.1.1.1 分类

股骨近端骨折可分为股骨颈内侧骨折（关节囊内骨折）和股骨颈外侧骨折（关节囊外骨折）。

股骨近端骨折也可分为股骨头骨折、股骨颈骨折、股骨颈基底部骨折、股骨转子部骨折和股骨转子下骨折。股骨颈位于关节囊内，其基底部从关节囊内延伸至关节囊外，股骨转子部骨折为关节囊外骨折（图 6-1）。

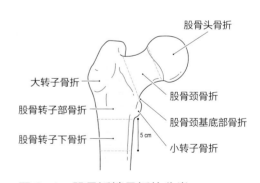

图 6-1 **股骨近端骨折的分类**

股骨颈是一个骨愈合比较困难的部位。理由是：由于没有骨膜，所以无法通过骨膜外愈合从而进行骨融合，只能寄期望于一次性的骨融合。

由于股骨颈具有特殊的解剖形态，由肌肉力量和负重而带来的剪切力作用在骨折线上。

由于负责供应股骨头的血管因骨折而被破坏，同时很多老年患者患有骨质疏松症，所以老年人的骨再生能力低于年轻人。

股骨转子部骨折是骨松质丰富、血流丰富的部位的骨折，容易得到骨愈合。

Garden 分型是最常用的股骨颈骨折分型法（图 6-2）。这种分型基于 X 线片，分为 Ⅰ～Ⅳ 型。Ⅰ 型为不完全骨折，Ⅱ 型为无脱位的完全骨折，Ⅲ 型为部分脱位的完全骨折，Ⅳ 型为完全脱位的完全骨折。Garden 分型在检查者中的一致率较低，根据并发症发生率和治疗效果，将 Ⅰ 型和 Ⅱ 型大致分为非脱位型，将 Ⅲ 型和 Ⅳ 型大致分为脱位型。这对治疗的选择有帮助。

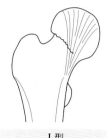
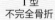
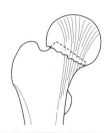
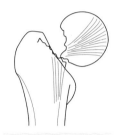
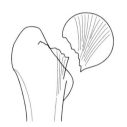

| Ⅰ型 不完全骨折 | Ⅱ型 无脱位的完全骨折 | Ⅲ型 部分脱位的完全骨折 | Ⅳ型 完全脱位的完全骨折 |

图 6-2　Garden 分型

Ⅰ 型，不完全骨折。外展骨折或嵌入骨折，具有残余的内侧骨连续性。如果不采取预防措施，可能会发生完全骨折。

Ⅱ 型，无脱位的完全骨折。完全骨折，但股骨头无倾斜。软组织的连续性仍然存在，但可能产生外翻。

Ⅲ 型，部分脱位的完全骨折。关节尚有连续的被膜。从主要受压骨小梁的方向可以看出股骨头的倾斜度。若不能进行外固定或内固定，则进展为 Ⅳ 型。

Ⅳ 型，完全脱位的完全骨折。股骨颈部被膜断裂，所有软组织的连续性被破坏。主要受压骨小梁与髋臼的骨小梁呈现相同的走行。

除了以上分型之外，它们之间通常还有中间阶段的分型

Evans 分型是最常用的股骨转子部骨折分型法（图 6-3）。这是根据正位 X 线片中内侧骨皮质的损伤程度和复位手术后保持复位位置的难易程度来分型的。骨折线由小转子至大转子外侧近端为 Ⅰ 型，骨折线由小转子至外侧远端大致为 Ⅱ 型。此外 Ⅰ 型按照维持复位的难易程度再细分为 4 组。Evans 分型的第 1 组和第 2 组称为稳定型，第 3 组和第 4 组称为不稳定型。

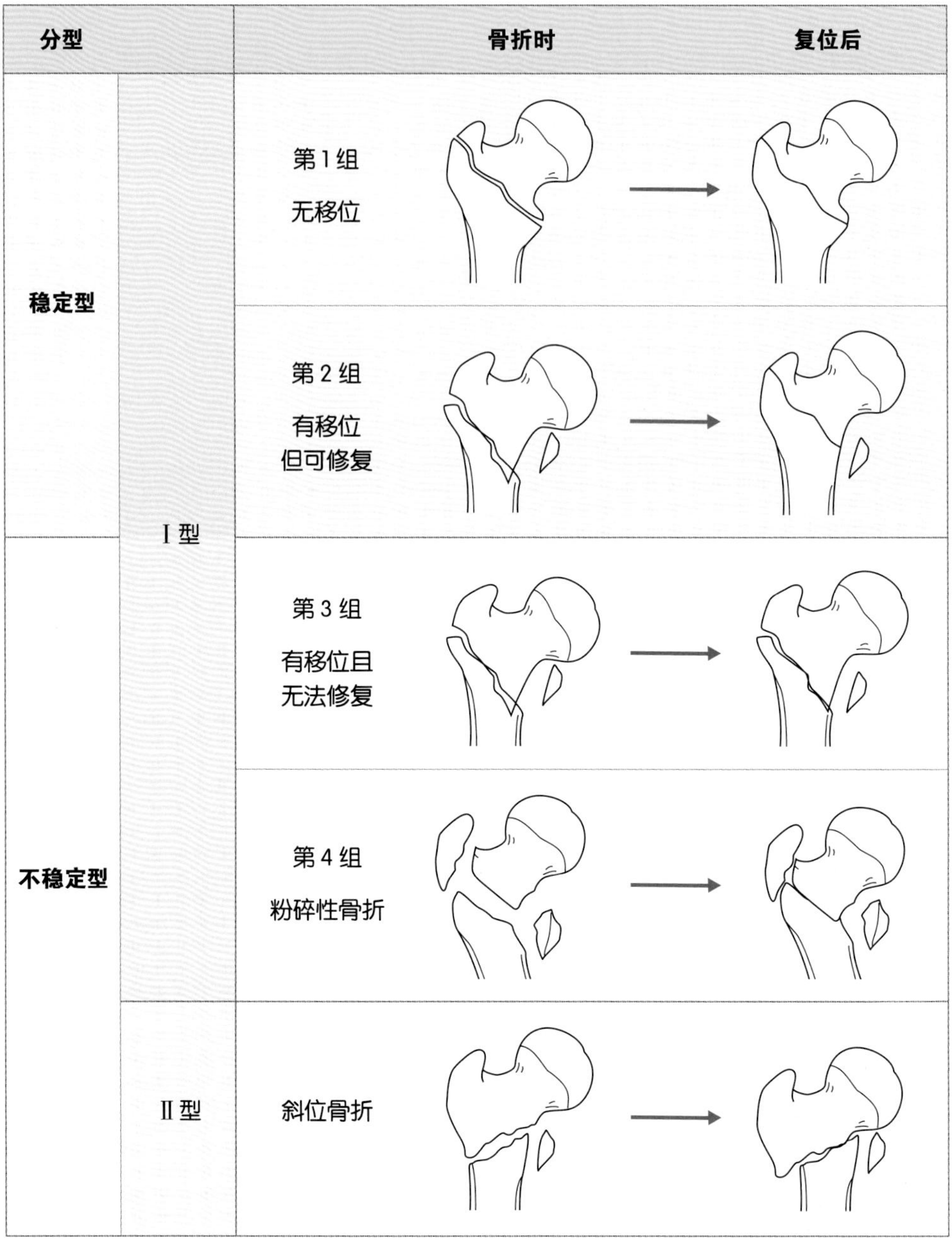

分型		骨折时	复位后
稳定型	I 型	第1组 无移位	
		第2组 有移位 但可修复	
不稳定型		第3组 有移位且 无法修复	
		第4组 粉碎性骨折	
	II 型	斜位骨折	

图 6-3 Evans 分型

I 型：骨折线从小转子附近到大转子。

第1组，内侧骨皮质无脱位，并可以获得完全复位。

第2组，通过手动复位可改善内侧骨皮质的简单重叠，属于稳定型骨折。

第3组，内侧骨皮质重叠得不到完全改善，由于骨折的不稳定性，可能出现髋内翻的情况。

第4组，内侧骨皮质粉碎性骨折，并有髋内翻的可能性。

II 型：骨折线从小转子附近到外侧远端

6.1.2　骨科治疗

6.1.2.1　股骨颈骨折

对于保守治疗，即使是非脱位型，发生骨不连的概率也很高，同时患者以老年人居多。因此，只要一般情况允许，为了早日离床，可选择手术治疗。手术方法包括内固定术和人工股骨头置换术等。对于非脱位型，由于骨骼会进行骨融合，因此可选择内固定术。对于脱位型，由于骨不连和股骨头坏死的发生率较高，因此多选择人工股骨头置换术（图6-4）。然而，对年轻人来说，考虑到人工股骨头的使用寿命，即使是脱位型，也经常选择内固定术。最近，Hansson 针和空心加压螺钉（cannulated cancellous screw，CCS）常被用作内固定术的内固定材料（图6-5、6-6）。

6.1.2.2　股骨转子部骨折

与股骨颈骨折不同，股骨转子部骨折更容易获得骨融合，通常选择内固定术来预防与畸形愈合、挛缩和长期躺卧相关的并发症。以前有通过 Ender 钉进行固定的病例，但目前使用的内固定材料大致可分为滑动髋螺钉（sliding hip screw，SHS）和短股骨钉（short femoral nail，SFN）两种（图6-7、6-8）。两者的结构区别在于是钢板还是髓内钉，SFN 被认为有机械优势，因为杠杆臂比 SHS 短（图6-9）。

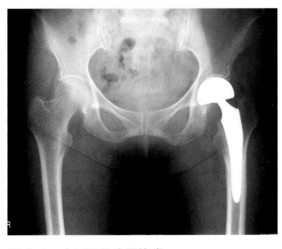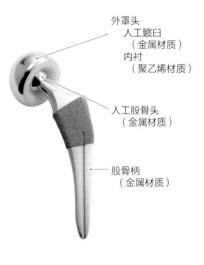

外罩头
人工髋臼
（金属材质）
内衬
（聚乙烯材质）

人工股骨头
（金属材质）

股骨柄
（金属材质）

图6-4　人工股骨头置换术

人工股骨头有单极型和双极型，但以双极型为主流。双极型（右图）由外罩头、人工股骨头和股骨柄组成。人工股骨头可以在外罩头和内衬之间的两个位置移动，并且在压力冲击和负荷磨损方面优于单极型

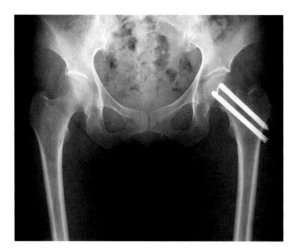

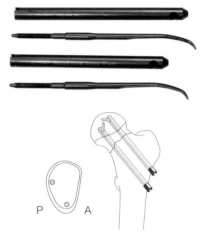

图 6-5 Hansson 针

　　Hansson 针具有双重结构，由尖端侧面带有孔的中空结构的外圆柱和尖端带有钩结构的内圆柱组成。远端针插入与股骨颈内侧接触以防止股骨头倒置。近端销固定与股骨颈后皮质接触，以防止股骨头向后旋转脱位。尖端的钩子插入骨密度高的骨松质，牢固地固定股骨头和销钉。另外，通过平行插入两根 Hansson 针，固定在针上的股骨头随着针在股骨颈内滑动，使骨折部位不断动力化以促进骨愈合

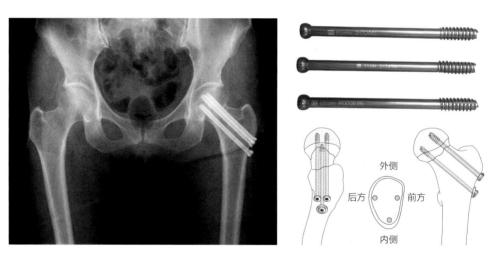

图 6-6 CCS

　　CCS 为中空结构，中心有 1 个孔，导销从中穿过。将 3 个 CCS 放在导销上，起到固定的作用。螺钉必须插入最佳位置以保持适当复位并防止脱位。在股骨颈横截面上，第 1 个在内侧，第 2 个在后面，第 3 个在前面，使螺钉的位置呈倒三角形并且彼此平行

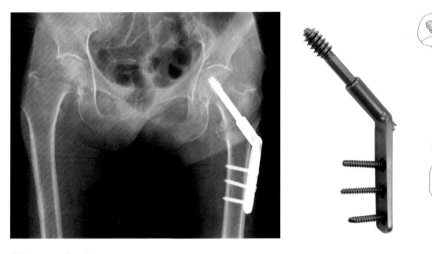

图 6-7 SHS

为使稳定型骨折获得良好的固定，SHS 是最适合的选择。它由一个固定远端骨碎片的板和一个固定股骨头的大直径拉力螺钉组成。凸耳螺钉具有滑动结构，骨折部分通过负荷应力刺激，可促进骨愈合

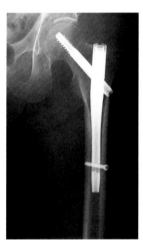
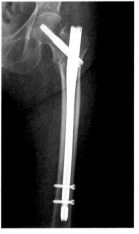
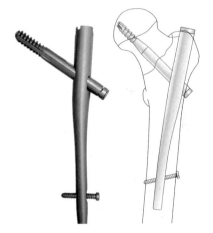

图 6-8 SFN

SFN 使用优良的内固定材料，结合了滑动螺钉和髓内钉的优点，现已成为股骨转子部骨折手术的第一选择。髓内钉有开孔，螺钉穿过髓内钉插入并固定在股骨头上。侧固定螺钉插入钉的远端部分，将钉固定在股骨干上。对于不稳定型骨折，如骨折线向远端延伸，则选择长钉。作为特例，股骨髓腔极窄或股骨弯曲过大导致无法插入钉子的情况则不适用

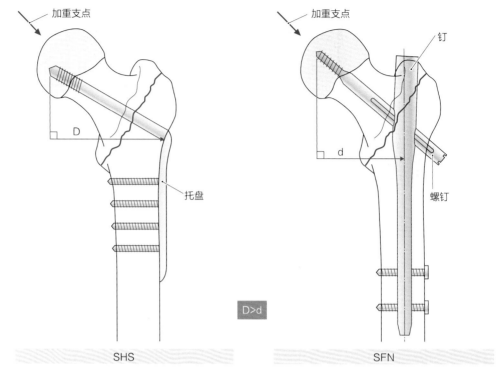

图 6-9　SFN 力学上的优点

　　SFN 的优点是通过将钉插入髓内，比起 SHS，股骨头部的加重支点距离负载轴更近，所以杠杆臂更短，作用在种植体上的内翻力矩更小

6.1.3　评估

　　从医疗记录和个人 / 家庭中收集诸如患者的社会背景、受伤前的生活条件，以及是否存在并发症等信息非常重要。

6.1.3.1　影像学

　　从影像学上看，不仅要考虑骨折的状态，还要考虑肌肉的附着及其影响。大转子、小转子及其周围所附着的肌肉，如图 6-10a 所示。附着在图 6-10b 中所示的股骨转子部骨折的每个骨碎片上的肌肉的牵引力起作用。梨状肌向内侧牵拉，臀中肌向大转子骨碎片的近端方向牵拉，髂腰肌附着在小转子骨碎片上并向近端牵拉。臀小肌和股四头肌分别附着在远端骨碎片上。看此类骨折内固定术术后的影像，可以看出大转子和小转子的骨碎片没有固定（图 6-10c）。如果在这种状态下负重行走，很可能会出现疼痛。

　　内固定术术后复位和固定的相关信息对于运动治疗很重要。关于股骨颈骨折的复位，McElvenny 指出，过度复位通过股骨颈内侧骨皮质的支撑作用稳定骨碎片

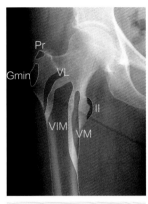
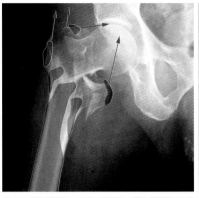
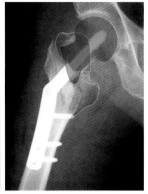

| a. 股骨近端的肌肉附着 | b. 股骨转子部骨折的相关肌肉及其附着（由浅野供图） | c. 术后影像（由浅野供图） |

Pr—梨状肌；Gmin—臀小肌；Il—髂腰肌；VL—股外侧肌；VM—股内侧肌；VIM—股中间肌

图 6-10　肌肉的附着及其影响

a. 附着在股骨转子部周围的肌肉。股四头肌附着在股骨转子前表面，臀小肌附着在大转子上，梨状肌附着在大转子附近，髂腰肌附着在小转子上。

b. 臀中肌和梨状肌向内作用于大转子骨碎片，髂腰肌作用于小转子骨碎片并向近端牵拉。臀小肌、臀大肌、股四头肌作用于远端骨碎片，由于腘绳肌、股薄肌、缝匠肌和阔筋膜张肌间接影响远端骨碎片，骨折部位屈曲变形。

c. 股骨头和包括远端骨碎片在内的骨碎片由 SHS 固定，但当附着在大转子骨碎片和小转子骨碎片上的肌肉活动时，骨碎片可能会移位

（图 6-11）。对于股骨转子部骨折，应更重视通过匹配股骨距（calcar femorale）来进行复位。然而，即使术中匹配股骨距，在负重时近位骨块转移到远位骨块髓内的情况也很多。最近推荐髓外复位法（图 6-12）。理想情况下，拉力螺钉应完全插入股骨头颈部下部的软骨下骨，在正位 X 线片中的股骨头颈部下方，以及在侧

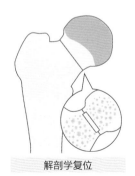
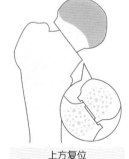
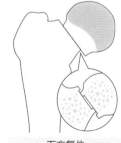

| 解剖学复位 | 上方复位 | 下方复位 |

图 6-11　复位的稳定性

过度复位（overreduction）［也被称为骨皮质内侧位（one cortex medial position）］的稳定性是最大的。骨皮质内侧位在正面观中，股骨颈内侧骨皮质位于股骨头内侧骨皮质的内侧

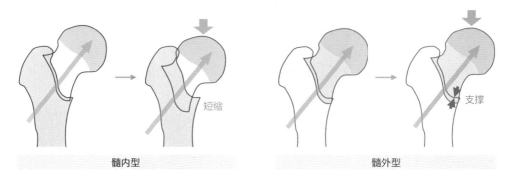

短缩

支撑

髓内型

髓外型

图 6-12　髓内复位和髓外复位

　　股骨转子部后方的骨皮质薄，容易被压碎，而前方的骨皮质较厚，结构坚固。宇都宫等将股骨头部的骨碎片进入股骨干骨碎片髓腔的类型归为髓内型，在髓腔外部的类型则被归为髓外型。此外，生田则是从侧视图的角度，按照股骨头骨碎片的前方骨皮质相对于股骨干前方骨皮质的位置进行了分类，位于前方的为亚型 A（髓外型），位于同一水平的为亚型 N（解剖型），位于后方的为亚型 P（髓内型）。在髓内型中，由于股骨颈容易因负重而出现短缩，建议进行髓外复位以获得前内侧骨的支撑

位 X 线片中股骨头颈部中央，深度为插入到靠近软骨下骨的位置。同时还要检查两腿腿长是否有差异。

6.1.3.2　手术记录

　　手术必然会有皮肤 / 筋膜切口和皮下 / 肌间切口。滑动障碍、受损伤的软组织的疼痛、肌肉收缩障碍等原因会导致活动受限。因此，对于手术操作造成的软组织损伤以及后续修复过程的相关情况要提前掌握。见图 6-13～6-16。由于髋关节后方入路的术后脱位率高于前方和外侧入路，因此应确认关节囊和短外旋肌的治疗情况。

6.1.3.3　关节活动度

　　包括腰椎和骨盆在内的髋关节复合体的活动度与髋关节固有的活动度需要分开测量。如关节挛缩的评估和异常步态的评估所述，ADL 中屈曲活动度很重要，而行走时伸展和内收的活动度很重要。所以需要确认活动受限的范围。

　　如果运动治疗因股骨转子部骨折为不稳定型而受到限制，会与活动受限的范围及异常步态相关，应进行预判。

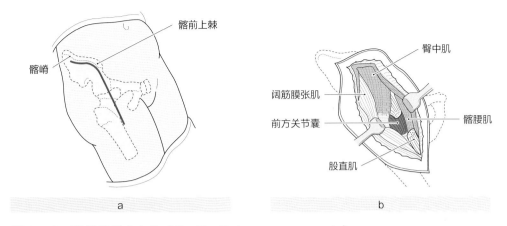

图 6-13　髋关节前方入路（Smith–Peterson approach）

　　a. 沿着髂嵴前半部至髂前上棘，在皮肤上做一个切口，向下再在髌骨外缘做一个 8~10 cm 的切口。b. 在缝匠肌和阔筋膜张肌之间的筋膜上做一个切口，注意避开股外侧皮神经，将两块肌肉分离。切断股直肌的起点，将股直肌和臀中肌分离。在前方关节囊中做一个切口以移除股骨头并插入人工股骨头。在用于微创手术的直接前方入路中，则不用切开股直肌，而是避开股直肌向内侧进行手术

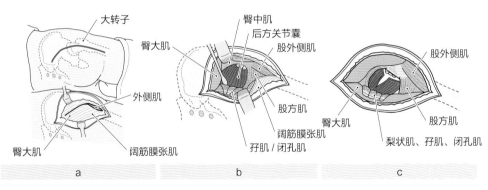

图 6-14　髋关节后方入路（Southern approach）

　　a. 沿臀大肌做一个 10~15 cm 的弧形切口，使大转子后缘居中，切开阔筋膜张肌。b. 钝性分离臀大肌，将股方肌以外的深层外旋肌在大转子附着部位分离。c. 在后方关节囊上做一个切口，取出股骨头并插入人工股骨头

髋关节疾病的评估与运动治疗

第 6 章

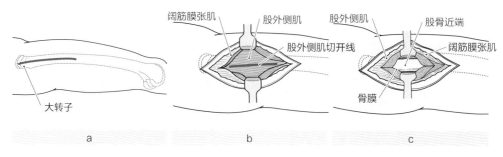

图 6-15 股骨的侧方入路

　　a. 从大转子中心沿股骨向远端做一个皮肤切口。b. 在股骨筋膜上做一个切口，将阔筋膜张肌和髂胫束钝性分离，到达股骨。c. 在股外侧肌筋膜上做一个纵向切口，将股外侧肌和股中间肌钝性分离，到达股骨。植入植入物后，缝合股外侧肌筋膜、阔筋膜张肌、髂胫束和皮肤

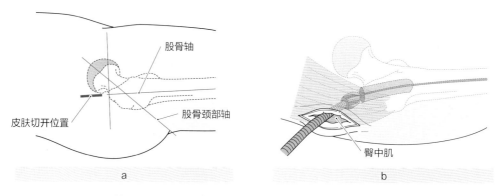

图 6-16 股骨近端的髓内钉方案

　　a. 在股骨轴的延长线、大转子近端稍近约 3 cm 处做一个皮肤切口。b. 在阔筋膜张肌上做一个切口，钝性分离臀中肌。用指尖检查大转子的近端，然后继续制作钉子插入孔

　　活动受限与手术的侵袭和力线对位异常相关，明确哪些组织异常导致活动受限十分重要。我们以从后方入路的置换术方案中有内收障碍的例子进行说明，在髋关节内收外展轴外侧走行的臀大肌和梨状肌，由于手术切口而受到了损伤，因此便成为活动受限的原因之一。对于这种病例，除了要对伴随内收而增加的肌张力进行触诊，同时还要检查压痛部位、内收角度、髋关节微屈伸位置、被动内收时的阻力等的差异。如果前外侧组织的张力随着内收而增加，并且内收角度是在髋关节伸展位减小而不是屈曲位减小，则引起这种内收活动限制的真正原因是阔筋膜张肌和臀中肌前部纤维。对于使用 SHS 和 SFN 手术，远端螺钉通过髂胫束，于股外侧肌和股中间肌插入，如果出现膝关节活动受限，则需要考虑它们的相关性。

6.1.3.4　肌力检查

评估与异常步态高度相关的外展肌的肌力很重要。由于手术造成的肌肉损伤在修复过程中会导致肌无力和滑动障碍，因此应随时间确认肌力变化。

6.1.3.5　疼痛

评估疼痛时，除了用视觉模拟评分法来进行主观的评估以外，还应明确是静息痛还是运动痛，并确认压痛部位以此对肌肉痉挛进行评估。有关负重下疼痛和步态异常的评估，请参见第 5 章相关内容。

6.1.4　运动治疗

为防止废用综合征以及并发症，应尽早开始运动治疗。如果手术等待时间较长，则应在手术前进行干预，指导患者进行患肢以外的关节活动度训练、肌力强化运动，以及保持良好的肢体姿势。必要时应进行呼吸肌训练和排痰训练，以预防肺功能障碍。

6.1.4.1　内固定术术后的运动治疗

在术后早期，对手术损伤组织和有压痛的肌肉进行低负荷的肌肉收缩运动，目的是放松和改善组织间的滑动。利用各种移动方向组合的悬吊装置进行自动移动是有效的（图 6-17）。对于不稳定型股骨转子部骨折伴有小转子脱位，在练习髂腰肌和耻骨肌的肌肉收缩或在伸髋位锻炼时，要注意骨折部位的稳定性，可以疼痛为指标，并适当延后运动治疗。

由于皮肤比其他组织更早修复，因此在运动治疗时要特别注意防止伤口周围的皮下组织粘连。术后早期应考虑伤口的张力，将皮肤引导至不妨碍关节活动的方向，术后 2 周后可酌情进行促进皮下组织滑动的手术。

关节活动度训练要在臀部周围肌肉比较放松的状态下进行，运动的范围从对受伤组织施加较小压力的训练开始。在术后早期，因手术损伤引起肌肉收缩减少，应在治疗师的辅助下进行辅助主动运动。突然的被动运动或主动运动会引起剧烈疼痛，导致出现骨盆代偿性运动，难以获得理想的肌肉运动。髋关节的屈曲活动度是获得基本动作所必须的。通过从大转子下方向股骨头施加轻微的轴向压力来进行股骨颈部轴向旋转是有效的，因为它引起的疼痛较轻（图 6-18）。此外，坐位下的躯干前屈运动对扩大髋关节屈曲活动度也有效。需要注意的是，如果躯干前屈时骨盆固定在后倾位，会出现脊柱的代偿性运动（图 6-19）。由于运动幅度的增大会导致重新获得起立和站立动作以及行走的稳定性，因此在明确限制因素后进行运动治疗很重要。

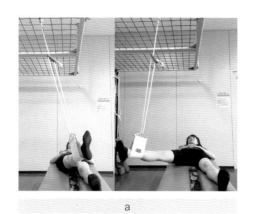

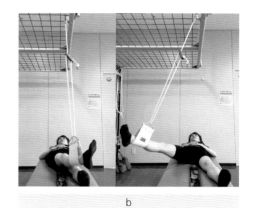

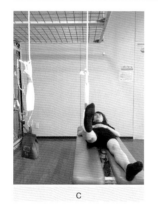

图 6-17　利用悬吊装置进行低负荷的肌肉收缩训练

a 和 b 展示的为内收–外展方向的自动运动，c 展示的为屈曲–伸展方向的自动运动。将悬吊装置设置在髋关节外侧，目的是反复收缩和放松耻骨肌及内收肌（a）。如果目标是获得阔筋膜张肌和臀中肌的反复收缩和放松，要将悬吊装置从髋关节向内侧放置（b）。屈伸运动旨在施加一个感觉不到下肢重量的重量（2～3 kg），主要使深层外旋肌群获得重复收缩和放松

肌力训练要尽可能在早期进行，通常选择对下肢可以施加负荷的项目。此外，在低负荷下进行开链运动，既易于控制疼痛，也有助于在负重训练之前学习单独的运动。

对于负重训练和步行练习，将根据负重量的不同实施，以获得稳定的站姿。具体内容第 5 章有所讲解。

近年来，随着临床路径的引入，通常负重开始的时间、负重量、步行开始的时间等往往按照指导意见提前进行治疗，但治疗师的作用不单单是指导患者

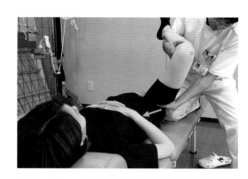

图 6-18　利用股骨颈部轴向旋转的关节活动度训练（内固定术术后）

考虑到颈干角与前倾角的问题，从大转子后下方向近端前方压迫，同时使用股骨颈部轴向旋转进行关节活动度训练

的步行练习。相反，更重要的是经常与主治医生合作，在面对一些较困难的病例时，通过对患处的稳定性、骨质量、疼痛等综合方面的考察，以考虑负重训练的时机并调整负重量。

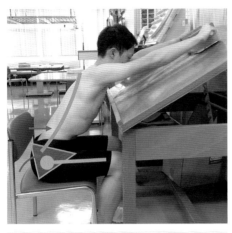
从骨盆立位开始的躯干前屈

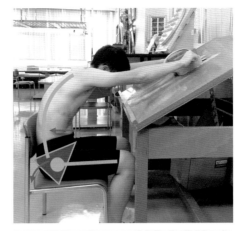
从骨盆后倾位开始的躯干前屈

图 6-19　利用躯干前屈进行髋关节屈曲运动

为防止腰椎代偿，应尽可能伸展躯干并使骨盆向前倾斜

6.1.4.2　人工股骨头置换术术后的运动治疗

内固定术和人工股骨头置换术的负重时期不同。由于内固定术的目的是骨融合，在不稳定型骨折或骨折部位固定不良的情况下，负重时期可能会推迟。但对于人工股骨头置换术，从手术后的第二天就开始全负重训练的情况很常见。

在术后早期，与内固定术类似，以保持已被手术损伤的组织的滑动特性以及改善关节活动度为目的，使有压痛的肌肉进行肌肉收缩运动，并使创伤处进行滑动运动。

从预防人工股骨头置换术术后脱位的角度出发，需要从病历中确认手术方案、关节囊及外旋肌群的修复情况，以及手术过程中的脱位角度等。在术后 3 周内的关节活动度训练中，通过股骨颈部轴向旋转，以保持股骨头与髋臼的接触面恒定，可以显著降低发生脱位的风险。对于内固定术，在骨折部位施加轴向压力的同时从大转子下方向股骨头移动；而对于人工股骨头置换术，为了防止股骨头前移，建议从股骨头的前方轻轻按压（图 6-20）。

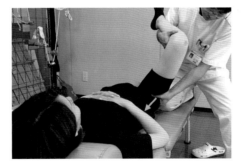

图 6-20　利用股骨颈部轴向旋转进行关节活动度训练（人工股骨头置换术术后）

为了提高髋关节的稳定性，在从前方轻轻按压股骨头的同时，利用股骨颈部轴向旋转进行关节活动度训练

6.2 髋关节脱位骨折、髋臼骨折

6.2.1 疾病概述

髋关节为球窝关节，由股骨头韧带、附着于髋臼缘的髋臼韧带和关节囊韧带加强，稳定性高。因此，创伤性髋关节脱位多发生在交通事故等高能量创伤的情况下。

根据股骨头相对于髋臼的位置，股骨头脱位大致分为前脱位和后脱位。另外，有时也会有中央脱位，但这种情况涉及髋臼底骨折，所以最好把它看作是髋臼骨折而不是真正的脱位。脱位复位的时间被认为会影响股骨头坏死的发生率，所以需要立即复位。大多数外伤性髋关节脱位是后脱位，典型的后脱位是车祸时双腿撞上仪表盘造成的损伤，也被称为仪表盘损伤（dashboard injury），这是由于髋关节处于屈曲、内收位，暴力作用到膝关节上并沿股骨长轴传导至股骨头而导致髋关节脱位，常伴有后壁骨折，当骨碎片在关节内嵌入或骨碎片较大出现复位障碍时，需要进行手术治疗。

前脱位根据股骨头的位置分为闭孔脱位和耻骨脱位，前者发生在髋关节用力外展、外旋和屈曲时，后者发生在髋关节用力外旋和过伸时。

由髂嵴至耻骨的前柱和从髂骨下至坐骨的后柱，围成倒"Y"形。前柱、后柱再加上前壁、后壁，这4个要素构成髋臼（图6-21）。对于通过股骨头的力导致的髋臼骨折，根据力的大小和方向不同而出现多种骨折分型。其中，Judet-Letournel分型由于能准确地描述髋臼的骨折状态，因此被广泛应用（图6-22）。

外伤性股骨头坏死和髋关节病、后脱位伴发的坐骨神经麻痹是外伤性髋关节脱位骨折和髋臼骨折的重要并发症，需要长期随访和适当治疗。

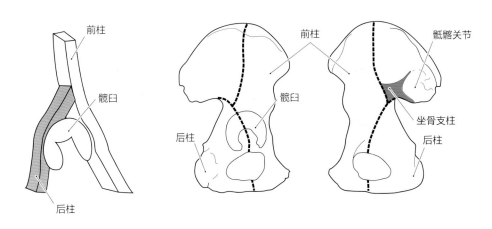

图 6-21　外科角度的髋臼以及两柱的概念

基本骨折

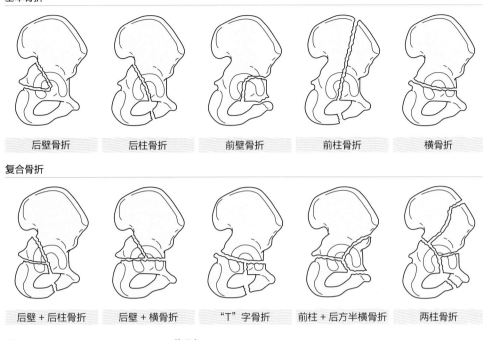

| 后壁骨折 | 后柱骨折 | 前壁骨折 | 前柱骨折 | 横骨折 |

复合骨折

| 后壁 + 后柱骨折 | 后壁 + 横骨折 | "T" 字骨折 | 前柱 + 后方半横骨折 | 两柱骨折 |

图 6-22　Judet-Letournel 分型

基本骨折：构成髋臼的 4 个要素（前柱、后柱、前壁、后壁）中，全部或部分分离的骨折。
复合骨折：包括 2 个或更多基本骨折的骨折

6.2.2　骨科治疗

后脱位在外伤性髋关节脱位骨折中占大多数，其治疗方法是为了降低股骨头坏死的发生率，因此一旦确诊就应立即复位。骨折无脱位或脱位无骨折者，进行 2～3 周的保守牵引治疗。

如果没有脱位或牵引后复位良好，髋臼骨折选用保守治疗。对于不脱位的骨折，辅助牵引 2～3 周，对于有脱位的骨折，下肢牵引 4～6 周，然后逐渐开始髋关节活动度训练和部分负重训练，一般可在受伤后 3 个月内进行全负重训练。

当关节面，特别是受力部位的关节面，出现不可复位的脱位骨折或直接牵引（脱位 2 mm 以上）不能复位时，则需要手术治疗。经典的手术方案包括前方入路的 ilioinguinal 法和后方入路的 Kocher-Langenbeck 法（图 6-23），都使用螺钉和钢板复位固定。手术后应尽早开始关节活动度训练，以促进关节面修复，防止关节挛缩。部分负重应在术后 4～6 周开始，全负重应在术后 10～12 周开始。

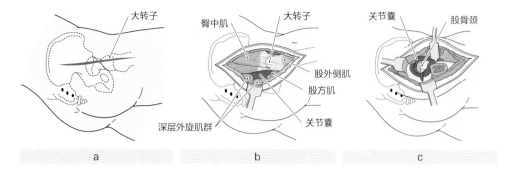

图 6-23　髋臼的后方入路（Kocher-Langenbeck approach）

　　a. 取侧卧位，从髂嵴下部穿过大转子做一个皮肤切口。

　　b. 从臀大肌前缘切开股骨筋膜，向后切开并避开筋膜，打开梨状肌等外旋肌。然后，在止点附近解剖这些肌肉并展开后方关节囊。

　　c. 用牵开器扩大术野后，在关节囊内做 T 形切口，确认骨折部位。通常使用螺钉或钢板固定。如果需要展开比后柱更宽的范围，则需要进行大转子截骨术

6.2.3　评估

　　保守治疗时，由于受伤的下肢在治疗的初始阶段被牵引，因此应评估健侧下肢的运动范围和肌力。牵引时应避免移动髋关节并评估踝关节的疼痛、活动度和力量以及髌骨活动度。尤其是仪表盘损伤，应评估膝关节周围组织有无损伤。由于下肢长期的牵引固定，本来不该出现问题的膝关节可能会出现挛缩，会导致后续治疗出现困难，因此在牵引下肢时需要确认髌骨的活动度。此外还要检查有无感觉障碍和坐骨神经的症状。牵引移除后，评估受伤的髋关节和膝关节的活动度和肌力。

　　若采用手术治疗，应通过影像学检查来确认关节面的复位状态，并从主治医生处了解复位状态和固定情况，以及外旋肌群和关节囊的重新缝合等术中情况。

6.2.4　运动治疗

　　保守治疗时，牵引期间以保持健侧下肢的运动范围和肌力为重点，进行患处之外的运动。由于对受伤下肢的牵引，髋关节、膝关节的活动度很难得到训练，因此应对髌股关节和踝关节的活动度进行训练。

　　以防止牵引过程中膝关节挛缩为目的的运动治疗，可进行保持髌股关节的活动性、对除股直肌以外的股四头肌进行选择性肌肉收缩训练的膝关节伸展练习，以及使用髌骨支具等预防伸展相关结构粘连和滑动障碍的治疗措施。见图 6-24、6-25。

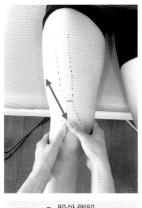 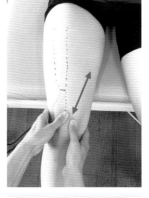 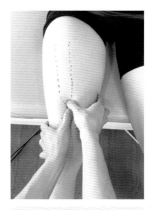

| a. 股外侧肌 | b. 股内侧肌 | c. 股中间肌 |

图 6-24　股四头肌的选择性肌肉收缩训练

　　随着肌纤维的走行，髌骨被拉向末梢方向，在肌肉收缩的时候松开手指。如果肌肉收缩困难，也可酌情选择利用牵张反射多次快速下拉髌骨的方法（a、b）。对于股中间肌，为了抑制股直肌（双关节肌）的活动，通过局部拉伸到肌腱连结处以刺激高尔基腱器，在 Ib 抑制生效时进行关节伸展运动（c）

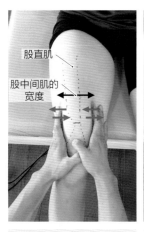 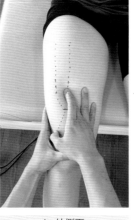 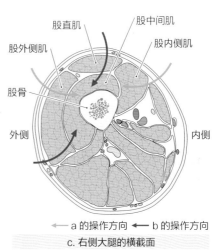

| a. 前面 | b. 外侧面 | c. 右侧大腿的横截面 |

图 6-25　改善股中间肌的横向柔韧性

　　股中间肌的宽度约为 5 cm，比股直肌宽。在用左右手指按压股中间肌肌腹的同时，在股骨上横向移动（a）。由于股中间肌从大腿的前面到外侧面大面积地附着，因此同样的手法也适用于外侧的股中间肌（b）

　　在牵引拆除后和手术后的患侧关节活动度的训练中，与股骨近端骨折的运动治疗相似，肌肉收缩运动主要针对受伤时受损或因手术受损的组织进行，重要的是要防止伤口周围粘连。

　　关于离床，考虑到骨融合和韧带修复，治疗师要与主治医生商量，从无负重步行到部分负重步行并向全负重步行推进。

6.3 髋关节炎

6.3.1 疾病概述

髋关节炎是由关节软骨退行性改变及磨损引起的关节破坏和骨硬化、骨刺等反应性骨增生性变化，并逐渐进展为关节变形的慢性骨关节疾病。该病分为先天性髋关节脱位和髋臼发育不良等先天异常或后天疾病引起的继发性髋关节炎，以及没有明确病因的原发性髋关节炎。在日本继发性髋关节炎占大多数，髋臼发育不良是最主要的原因，原发性髋关节炎很少见。

由于关节向心性丧失引起关节不稳的同时，负重部关节面的狭窄引起单位面积负荷增大是髋臼发育不良的病因。原发性髋关节炎可能是由于年龄增加引起软骨细胞脆弱化，施加过大的力学刺激后发病。

初期的变化从关节软骨的透明软骨变性开始。关节软骨由于关节运动而磨损，随着病情的进展变薄，施加在软骨下骨的负荷增大，引发骨硬化。另外，在负荷集中的部位，能看到骨硬化、骨囊泡、骨刺的形成，以及股骨头和髋臼的变形。骨刺的增大和关节囊的肥厚考虑可能是为了辅助关节的稳定性，也是关节活动受限的原因。

髋关节炎根据 X 线片所见可分成 4 期：髋关节炎前期、髋关节炎初期、髋关节炎进展期和髋关节炎末期（图 6-26）。也可根据关节间隙、骨构造的变化、髋臼及股骨头的变化进行分类，特别要重视关节间隙的评估。髋关节炎前期仅有解剖

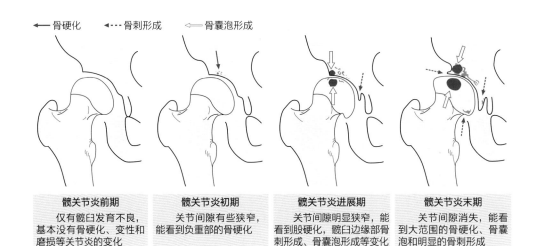

髋关节炎前期	髋关节炎初期	髋关节炎进展期	髋关节炎末期
仅有髋臼发育不良，基本没有骨硬化、变性和磨损等关节炎的变化	关节间隙有些狭窄，能看到负重部的骨硬化	关节间隙明显狭窄，能看到骨硬化，髋臼边缘部骨刺形成、骨囊泡形成等变化	关节间隙消失，能看到大范围的骨硬化、骨囊泡和明显的骨刺形成

图 6-26　髋关节炎的分期

学异常，未见关节间隙的狭窄；髋关节炎初期可见关节间隙狭窄；髋关节炎进展期可见一部分关节间隙狭窄、消失，软骨下骨接触；髋关节炎末期可见大范围关节间隙消失。随着病情的进展，髋关节炎的 X 线片可见负重集中的部位的骨硬化、骨囊泡、关节周围骨刺形成等特征（图 6-27）。

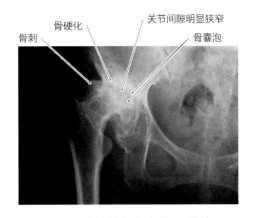

图 6-27　髋关节炎患者的 X 线片

该患者为右侧髋关节炎。关节间隙明显狭窄，可见骨硬化、髋臼缘及股骨头的骨刺、骨囊泡。由于股骨头扁平化并向外上方移动，发现 Shenton 线混乱

病情进展和疼痛增强一起引发了活动受限。股骨头和髋臼变形后，虽然活动受限更严重了，但有时疼痛减轻了。髋臼发育不良引起继发性髋关节炎时，股骨头有向外上方半脱臼的情况，进展期髋关节多呈现屈曲、内收、外旋挛缩，但也有呈外展挛缩的病例。日常生活活动，如剪趾甲、穿脱鞋子、蹲便等有困难。

6.3.2　骨科治疗

6.3.2.1　保守治疗

髋关节炎的保守治疗有运动治疗、物理治疗、药物治疗、患者教育等。运动治疗的主要目的是通过改善关节挛缩及增强髋关节周围肌肉的肌力以减小关节应力，提高向心性。物理治疗有各种温热疗法。患者教育包括控制体重、使用拐杖、减少或避免诱发疼痛的动作的生活指导等。

6.3.2.2　手术治疗

保守治疗不能使症状减轻或发现髋关节炎在恶化时应考虑手术治疗。手术治疗大致分为保髋手术和非保髋手术（表 6-1）。影响手术方法选择的重要因素是年龄和病期。

截骨术中代表性的保髋手术的目的是改善髋关节半脱臼及髋臼发育不良等构造异常，缓解症状及抑制髋关节炎的恶化（图 6-28、6-29）。非保髋手术的代表是人工全髋关节置换术，以改善疼痛和关节活动受限，恢复髋关节功能及步行能力为目的（图 6-30）。

表 6-1　髋关节炎的手术治疗

分类	手术治疗	
保髋手术	骨盆侧截骨术	·髋臼移动术 ·髋臼旋转截骨术 ·髋臼截骨术 ·Chiari 骨盆截骨术 ·髋臼形成术
	股骨侧截骨术	·股骨内翻截骨术 ·股骨外翻截骨术 ·大转子转移术
	软组织手术	·关节镜下关节清创术 ·肌肉剥离术
非保髋手术	·人工全髋关节置换术 ·关节内固定术 ·关节切除成形术	

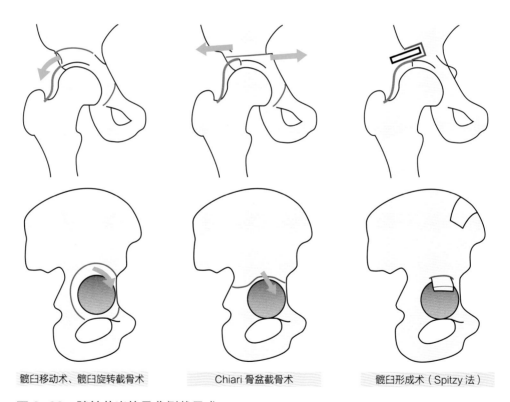

髋臼移动术、髋臼旋转截骨术　　　　Chiari 骨盆截骨术　　　　髋臼形成术（Spitzy 法）

图 6-28　髋关节炎的骨盆侧截骨术

—— 表示截骨线，➡ 表示骨片移动方向，▬ 表示上外侧关节囊

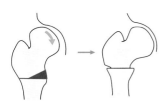

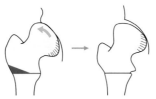

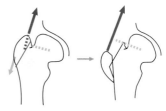

股骨内翻截骨术

骨楔状切除（■），近处骨片内翻（➡），以改善关节相容适合性和向心性

股骨外翻截骨术

骨楔状切除（■），近处骨片外翻（➡），以股骨头内侧的骨刺（＼＼＼）为支点，使负重部的关节间隙开大

大转子转移术

切开大转子（—），大转子向远处外侧移动（➡），使外展肌（➡）的杠杆臂（- - -）延长，髋关节合力减少的同时使股骨头稳定

图 6-29　髋关节炎的股骨侧截骨术

6.3.3　评估

6.3.3.1　影像学

确认有无髋臼发育不良和发育不良的程度。日本的髋臼发育不良诊断标准为正位 X 线片上 CE 角 <20°、Sharp 角 >45°、AHI<75%、ARO>15° 等。但是，需要注意这些指标会受骨盆前、后倾的影响（图 3-51）。骨盆前、后倾用骨盆腔的形状可以判断（图 6-31）。骨盆、髋关节的 X 线片多在仰卧位拍摄，由于仰卧位和立位骨盆力线的变化较大，应该先确认拍摄的体位。

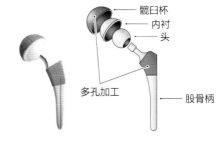

图 6-30　**人工髋关节的基本构造**

人工髋关节由髋臼侧的髋臼杯、内衬和大腿侧的头、股骨柄构成。髋臼杯和股骨柄的固定有用骨水泥的情况，也有直接向骨压合的非骨水泥固定的情况

评估半脱位髋关节炎严重程度多采用 Crowe 分型。此外可通过髋关节正位 X 线片评估腿长、骨盆的旋转、股骨的旋转等（图 6-32）。注意，事先确认骨盆侧方倾斜是否伴有脊柱的侧屈和旋转。

6.3.3.2　手术记录

与股骨近端骨折处的手术记录相似，从手术入路（处理）了解软组织的损伤程度，有必要从病期推断修复的过程。

由于病期不同，手术的目的和选择的手术方法也不同。由于人工全髋关节置换术的设备和手术技术上的进步显著，很容易达到恢复髋关节功能、缩短治疗时间等效果，现在多数医院可开展人工全髋关节置换术。

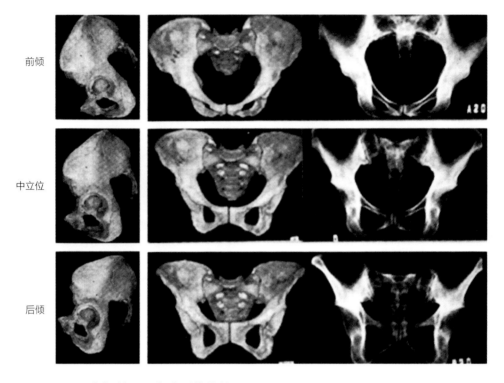

图 6-31　骨盆倾斜和骨盆腔形状的关系

使骨盆标本从中立位向前方倾斜，髋关节正位片能看到骨盆腔是圆的；相反，使骨盆向后方倾斜，骨盆腔成了椭圆形

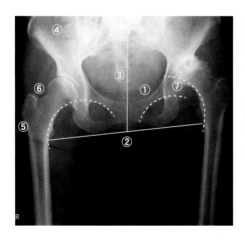

①~⑦列出观察要点。

① 一从骨盆腔、闭孔的形状判断骨盆的前、后倾；
② 一用连接两侧坐骨的水平线和小转子的位置确认腿长；
③ 一从过耻骨联合的垂线和骶骨、尾骨的位置判断骨盆的旋转、腰部的变形；
④ 一从髂骨的宽度的变化推测骨盆的旋转；
⑤ 一从大转子、小转子的状态判断股骨的旋转；
⑥ 一从股骨颈的特征（颈干角）推断幼儿时的疾病；
⑦ 一从 Shenton 线（　　　）判断骨形态及相邻骨的位置异常

图 6-32　从髋关节正位 X 线片得到的信息

通过正位 X 线片能掌握骨盆和股骨的形态和相互的位置关系。主要比较两侧股骨颈长度、股骨头的形状、髋臼的形状、髋关节的角度、颈干角及骨小梁的状态等特征

知识点：从体表确认骨盆力线的方法

两侧髂前上棘和耻骨联合形成的三角形，当立位与地面垂直时呈前后倾中立位。相对于耻骨联合，髂前上棘位于前方时为前倾，位于后方时为后倾。另外，从侧面看髂前上棘和髂后上棘的位置关系，前、后倾和中立位时髂后上棘比髂前上棘高 2~3 横指。见图 6-33。

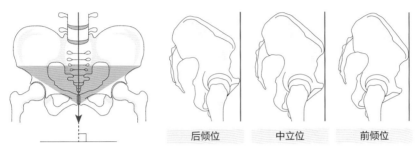

| 后倾位 | 中立位 | 前倾位 |

图 6-33　骨盆力线的评估（矢状面）

从髂前上棘和耻骨联合的位置关系评估骨盆前、后倾力线

人工全髋关节置换术除了消除疼痛外还有尽可能矫正髋关节的位置异常和变形的目的。有关髋臼杯的设置角度及其与股骨颈的位置关系的信息，能活用在术后关节活动度训练及生活活动的风险管理上。髋臼杯的设置角度，前方开角 $10° \sim 20°$ 、侧方开角 $45°$ 左右最为合适。最近随着基于 CT 图像的三维模型的术前计划在临床上开展，对于人工全髋关节置换术的术后脱臼预防，认为把髋臼杯前方开角与股骨颈前倾角和联合前倾角限定在一定范围内是很重要的。在日本，日本骨科学会的指南推荐为 $40° \sim 60°$ 。

影响术后患者满意度的主要原因是髋臼杯与股骨头颈部碰撞，这种碰撞可大致分为 2 种，即根据杠杆原理股骨头从髋臼脱离插入周围骨之间发生碰撞，还有以碰撞的位置为支点产生脱臼的骨性碰撞（图 6-34）。股骨头颈部越大，插入碰撞越难发生，但不能使骨性碰撞减少。

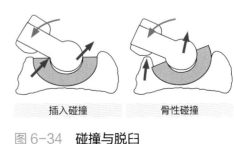

| 插入碰撞 | 骨性碰撞 |

图 6-34　碰撞与脱臼

6.3.3.3 关节活动度

关节活动度受限有由于股骨头和髋臼的变形引起的关节面咬合不全带来的受限，有由于关节内游离体嵌入带来的受限，有由于软组织短缩和肌肉痉挛引起的受限，以及由疼痛引起的受限等。由于多种原因都可以引起活动受限，根据详细的评估推断受限的原因是重要的。

随着病情的进展，髋关节活动度在所有运动方向均会减少，特别是伸展和外展。退行性髋关节炎患者由于疼痛和关节活动度受限，容易引发腰椎、骨盆的代偿运动，应从髋关节复合体活动度和髋关节固有活动度推断受限原因。

另外，胸椎的旋转和髋关节关系密切。脊柱的活动度如图 6-35 所示，脊椎水平不同活动度也不同。腰椎的屈伸范围大，旋转范围却极小。胸椎的下部与腰椎类似，胸椎的上部屈伸范围小而旋转范围大。髋关节伸展受限时容易出现骨盆前倾和腰椎前凸的问题。为了能减轻胸椎旋转引起的髋关节过度的负担，应评估胸椎、躯干的旋转活动度（图 6-36）。

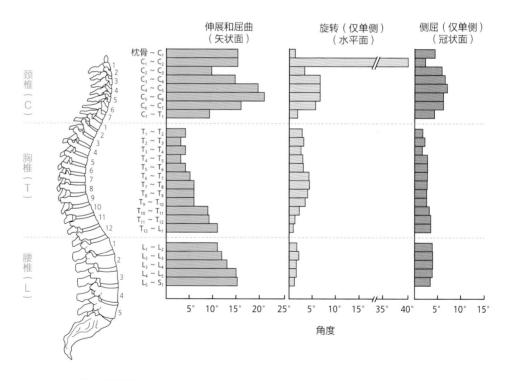

图 6-35 脊柱的活动度

脊柱的活动度会因脊椎水平不同而不同。腰椎的屈伸范围大但旋转范围极小。胸椎的下部与腰椎类似，胸椎上部有屈伸范围小但旋转范围大的特征

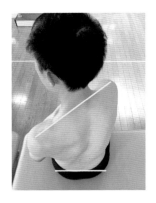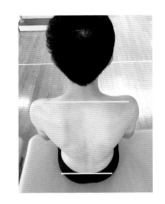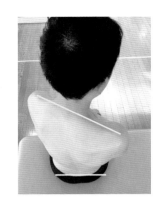

图 6-36　胸椎、躯干的旋转活动度评估

　　骨盆保持在前后倾中立位，评估躯干的旋转活动度，标准是评估骨盆与两侧肩峰的连线所成的角。不仅要评估旋转活动度，还要检查胸椎是否指向旋转方向、在什么高度出现旋转运动等

6.3.3.4　肌力检查

　　退行性髋关节炎由于疼痛、废用性肌萎缩、股骨头的扁平化及向外化引起的杠杆短缩，使髋关节周围肌肉的肌力降低。另外，手术损伤的肌肉由于臀肌周围粘连导致的滑动障碍出现肌力不足。

6.3.3.5　疼痛

　　以腹股沟和髋关节前外侧部的疼痛为主，也有不少支配关节囊的闭孔神经、股神经、坐骨神经介导的臀部、大腿、膝关节钝痛的情况。大腿有疼痛时，有必要与腰椎引起的疼痛相鉴别。

　　早期长距离步行后的乏力和步行开始时的疼痛较常见，逐渐变为持续性疼痛，还有静息痛和夜间痛。疾病早期出现较强疼痛时应怀疑关节唇撕裂。

　　退行性髋关节炎的疼痛由软骨磨损引起的滑膜炎及软骨下骨层的破坏，以及对软组织的机械应力等产生。对于疼痛的原因，鉴别化学原因（炎症）与适合运动治疗的机械原因是不可缺少的。

　　继发性退行性髋关节炎患者步行时疼痛的原因是，股骨头被覆盖面积的减少引起的关节合力的增大，以及股骨头外上方的不稳定性。此外，股骨头及髋臼前方的机械应力集中也可能是疼痛的原因。机械应力与髋臼发育不良引起的股骨头被覆盖面积的减少、髋关节周围肌肉紧张性增加及挛缩有关。因此，要确认骨盆前、后倾力线及髂腰肌、内收肌群等髋关节周围肌肉的柔韧性。

6.3.3.6　下肢长度（腿长差）

　　对于单侧退行性髋关节炎患者，软骨消失、股骨头的扁平化和外上方的移位会

知识点：O'Malley 肌分离术的目的和效果

髋关节周围肌肉的挛缩对关节软骨施加异常的力，由于考虑其是退行性髋关节炎恶化的原因，1959 年 O'Malley 主张进行髂腰肌、关节囊前内侧部（Y 韧带）、内收肌群起始部、股直肌起始部切离的肌分离术。这个方法的优点是改善疼痛，考虑在降低肌内压和关节内压的基础上，使关节运动中股骨头中心的运动轨迹稳定是消除疼痛的原因。这个手术能改善髋关节前内侧部髋关节周围肌肉及关节囊韧带的柔韧性，并且有缓解退行性髋关节炎导致的疼痛的可能性。

导致患侧腿的短缩。腿长差以棘踝长（即髂前上棘到内踝的距离）和 X 线片的骨科指标为基准进行评估。另外，如存在伴有髋关节内收、外展挛缩的骨盆倾斜等力线异常，会导致机械性的腿长差。人工全髋关节置换术即使消除了形态上的腿长差，但由于残存术前躯干、骨盆力线的异常，术后功能性腿长差增加的情况也不少见。另外，坐骨神经、梨状肌、上孖肌的紧张性根据腿延长的程度有所增加，需要注意的是，腿延长超过 3 cm 以上时神经损伤的风险增加。

6.3.4 运动治疗

6.3.4.1 保守治疗

退行性髋关节炎的治疗原则是保守治疗，无论哪个年龄段都应该首先采取保守治疗。运动治疗多是以强化肌力、关节活动度训练为主，多项系统综述显示运动治疗短期内对症状的改善是有效的，对于长期的病情进展的预防效果还没有证据说明。

Felson 等指出，退行性髋关节炎恶化的原因是作为机械应力的髋臼与股骨头产生的接触应力，处理机械应力对切断髋关节变形和机械应力的恶性循环是有效的。Correa 等用计算机模拟的方法对步行时髋关节的接触应力进行了检测，结果表明大半的接触应力是由肌肉活动产生的，髋关节前方的接触应力与臀中肌和髂腰肌相关，上方的接触应力与臀中肌和臀大肌相关，内侧的接触应力与臀中肌相关。与正常人相比，退行性髋关节炎患者在整个步行周期臀肌的肌电活动增加。肌电活动的增加及关节活动受限是导致接触应力增加的原因。

另外，对于髋臼发育不良患者，由于股骨头的被覆盖面积比正常人少，负重使股骨头的前上方关节应力集中，容易出现滑膜炎和髋关节疼痛。

因此，退行性髋关节炎保守治疗的基本思路是，通过骨盆前倾增加功能性股骨头被覆盖面积，通过提高髋关节周围肌肉的柔韧性使髋臼外侧集中的机械应力减少，使髋关节的稳定性增加。据赤羽根等和细居等的报道，这些运动治疗取得了良好的效果。

运动治疗实际上是以改善髋关节挛缩、减少关节合力为目的，使髋关节周围肌肉（如髂腰肌、内收肌群、臀肌）获得柔韧性和拉伸（图6-37）。另外，以增大股骨头功能性被覆盖面积为目的，于坐位保持腰椎前凸并获得生理性骨盆前倾，并在此状态下进行髂腰肌的训练，可以通过拉伸弹力带进行上肢屈曲运动来强化斜方肌及躯干伸肌群。见图6-38。

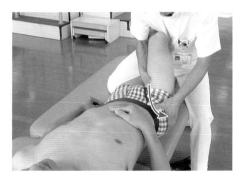

图6-37　以扩大内收活动度为目的的关节活动度训练

于髂胫束近端，除向阔筋膜张肌表面移行的纤维以外，还有向阔筋膜张肌和臀中肌之间的筋膜移行的纤维。两块肌肉像羽状肌一样附着于筋膜，作用是控制髂胫束的紧张。因此，为缓解髂胫束的紧张，有必要将阔筋膜张肌和臀中肌作为一个整体进行柔韧性改善。用反复收缩等手法放松阔筋膜张肌和臀中肌，利用图6-51所示的方法在臀小肌的放松和改善柔韧性的基础上，进行图片中所示的操作。

取仰卧位，使健侧髋关节处于内收位，控制患侧骨盆的下降。治疗师用左手的拇指、示指及小指握住髂前上棘和大转子后缘。另一侧的手握住患者大腿近端内侧，一边把股骨头向近端外侧挤压一边内收髋关节。这时在防止髂前上棘向前方上浮（骨盆左旋）的同时可触及大转子的运动和外展肌高度紧张。使髋关节尽可能地伸展，在最大活动度时，向股骨轴方向施加轴压的效果优于髋关节内收

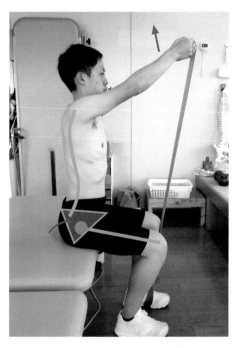

图6-38　以维持生理性腰椎前凸、骨盆前倾为目的的竖脊肌训练

在保持腰椎前凸、骨盆前倾的状态下通过拉伸弹力带进行上肢屈曲运动。这是利用肩胛骨及躯干固定作用（腹肌、竖脊肌）的训练

对于维持髋关节的稳定，冠状面特别重要的肌肉是梨状肌、臀小肌和臀中肌。其中有关髋关节深层的臀小肌，近年来有少量的报道。臀小肌有力学支持和诱导关节运动的作用。与臀中肌比较，臀小肌的矢量是向心性的，因此，其对髋关节的稳定发挥重要的作用。据报道，对于臀小肌的训练，与外展 0° 相比，外展 20° 的收缩效率较高，故臀小肌的选择性强化训练应在外展 20° 时进行（图 5-22b）。

6.3.4.2　手术治疗

髋臼旋转截骨术

髋臼旋转截骨术（rotational acetabular osteomtomy，RAO）是针对髋臼发育不良的手术，该术式切离髋臼，使髋臼向前外方旋转，以改善股骨头被覆盖面积、使股骨头下降并在内侧为目的。

从手术记录确认有无大转子切除，以及有无臀中肌、臀小肌、深层外旋肌群、股直肌的损伤和修复。

RAO 在关节囊附着的状态下将切离的髋臼向前外下方旋转，术后使前外侧关节囊的紧张度降低、后内侧关节囊的紧张度升高，从而使活动度发生改变。通常，即使对于前期、初期的髋关节炎病例，术后屈曲活动也会减少 10°，外展活动大约减少 5°。

术后早期对手术损伤的组织、有压痛的肌肉，可进行以放松和改善组织间的滑动性为目的的低强度的肌肉收缩训练。对于股骨头和髋臼关节面的再塑形，采用悬吊装置进行屈曲、外展方向的主动运动是有效的。若切除大转子，则不进行积极的肌肉收缩训练和内收活动度训练，而进行阶段性的负重训练。

近年来，RAO 术后的继发性股骨髋臼撞击被一直关注。野口等报道术后过度矫正伴股骨头过度被覆盖是引起髂前上棘障碍的原因，因此手术前后的影像学评估是非常重要的。髋关节活动度训练可采用以股骨颈部轴为作用轴的运动，且效果明显。

人工全髋关节置换术

保髋手术代表性的截骨术和人工全髋关节置换术的负重时期是不同的。对于截骨术病例，应阶段性地推进负重；然而对于人工全髋关节置换术病例，则应从手术第二天开始就允许全负重。

术后早期，对手术损伤的组织和有压痛的肌肉，可进行以放松和维持滑动性为目的的肌肉收缩训练和创部的滑动训练，以改善活动度。

为预防脱位，需要确认处理方法、关节囊及外旋肌群的修复状况、术中的脱位角度，还有髋臼杯的设置角、股骨颈前倾角、摆动角等手术信息。摆动角是股骨颈到碰触髋臼杯的角度，表示最大活动度（图6-39）。摆动角根据股骨头直径、股骨颈直径、内衬的形状不同而不同，股骨头直径越大、股骨颈越细，摆动角越大。对于髋臼杯的设置角，前方开角增大时摆动角向屈曲方向移动，前方开角减小时摆动角则向伸展方向移动，因此，前方开角可成为活动度的指标。另外，由于股骨颈前倾角增大后股骨头前面的被覆盖面积减少，使从前方脱位的风险增加。相反，股骨颈处于后倾的情况下，则使向后方脱位的风险增加。因此，为了安全地进行活动度训

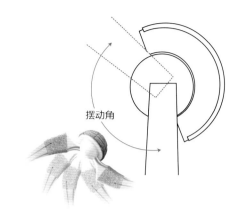

图6-39　**摆动角**

股骨颈相对于内衬能移动的角度叫摆动角。当运动超过摆动角时，以撞击部分为支点的杠杆运动就会引起脱位。股骨头直径越大、股骨颈越细，摆动角越大

练，应确认髋臼杯和股骨颈的相互位置关系。对于术后3周以内的活动度训练，可选择股骨头相对于髋臼的接触面恒定的以股骨颈部轴旋转为中心的运动，这能大幅降低脱位的风险。与人工股骨头置换术的情况一样，为了防止股骨头的前方移位并获得向心性，最好一边从前面轻按股骨头一边进行操作。

另外，在人工全髋关节置换术术后早期发现支撑相末期髋关节伸展受限引起骨盆的代偿动作时，应在早期改善髋关节伸展受限，这一点很重要。

多数实施人工全髋关节置换术的病例，术前就存在外展肌肌力不足的情况，另外，根据术式臀部肌群也会受到很大的切口创伤。因此，术后外展肌肌力的恢复是重要的。据报道，大约在术后2周时，外展肌肌力可恢复到术前同等水平或以上。

日常生活中，站起、穿脱鞋袜及剪趾甲等髋关节强制屈曲的动作很多，必须注意后方脱位。应确保穿脱鞋袜及剪趾甲等动作中髋关节屈曲角度在90°以内，并以能进行不使用辅助器具的安全的动作为目的进行ADL指导。

6.4 髋关节撞击症

6.4.1 疾病概述

2003 年，Ganz 等首次系统地介绍了髋关节撞击症（FAI）的临床表现和临床意义。FAI 作为没有明确病因的原发性髋关节炎的可能原因之一受到关注。FAI 是由于髋臼和股骨的形态异常，导致髋关节运动时髋臼和股骨反复撞击，而引起关节唇撕裂和软骨损伤的疾病。

FAI 包括以髋臼侧的形态异常为主的钳夹撞击型（pincer 型）、以股骨头侧的形态异常为主的凸轮撞击型（cam 型）以及两者皆有的混合型（图 6-40）。pincer 型的障碍是由于髋臼前方股骨头被覆盖面积的增加及髋臼后倾引起的。X 线片中 CE 角增大预示着髋臼过大、股骨头被覆盖面积增加，这是一个非常重要的指标，有助于鉴别髋臼发育不良。而预示髋臼后倾的 X 线片特征是交叉征（cross over sign）和后壁征（posterior wall sign）（图 6-41）。

▨▨▨▨ 部分表示产生形态异常

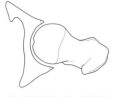 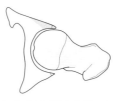 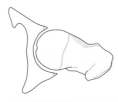 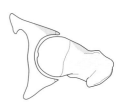

| 正常型 | pincer 型 | cam 型 | 混合型 |

图 6-40　FAI 的分类

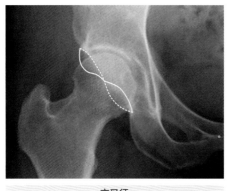

交叉征
髋臼前缘的线（实线）和髋臼后缘的线（点线）相交

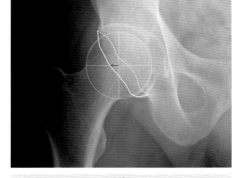

后壁征
髋臼后壁在股骨头中心外侧

图 6-41　pincer 型 FAI 的 X 线片所见

cam 型的障碍是由于股骨头颈结合处的突出及股骨与股骨颈的偏心距减少引起的。X 线片可见 α 角增大、枪柄样畸形、股骨头颈移行部的骨隆起等（图 6-42）。

症状以缓慢发作的腹股沟韧带部位的疼痛为特征，大多数患者自觉下蹲及深屈曲动作时有疼痛。虽然做动作时以腹股沟部和大腿部疼痛为主，但随着病情进展也会出现夜间痛和静息痛。FAI 也有运动损伤的情况，多见于积极进行体育运动的青壮年。

对于狭义的 FAI 诊断，2015 年日本髋关节学会给出了指南，明确给出临床表现、影像学检查、鉴别诊断等（图 6-43）。疼痛诱发试验，是使髋关节屈曲 90°，强制最大内收后内旋。诱发疼痛的前方撞击试验（图 6-44）阳性率较高。伴有关节唇损伤时，Faber 试验（图 6-45）也多为阳性。但是，这里提及的疼痛诱发试验由于在髋关节疾病和骶髂关节障碍时也多为阳性，故不能作为 FAI 特异的检查法，必须与其他疾病相鉴别（相关内容参见第 82 页 "3.3.3.3 骶髂关节病变伴髋关节疼痛"）。

判断疼痛的原因是否在关节内，可采用利多卡因试验（向关节内注入局部麻醉药，观察疼痛是否缓和的测试）。

另外，作为关节外的原因，Larson 和 Hetsroni 等的报道显示髂前下棘（anterior inferior iliac spine，AIIS）突出是 FAI 的原因。AIIS 的形态是多种多样的，Hetsroni 等用 3D-CT 根据 AIIS 和髋臼缘的关系，将 AIIS 分为到髋臼缘上为止的 Ⅰ 型，突出到髋臼缘边缘为止的 Ⅱ 型和超过髋臼缘向远端突出的 Ⅲ 型（图 6-46）。

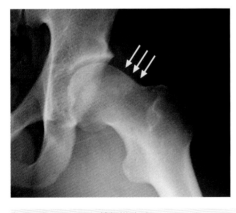

枪柄样畸形
股骨头颈移行部的前外侧膨隆（　　）

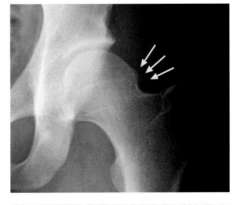

凸块形成
股骨头颈移行部的外侧骨隆起（　　）

图 6-42　cam 型 FAI 的 X 线片所见

影像学表现

预示 pincer 型障碍

① CE 角 >40°。

② CE 角 >30° 且髋臼顶倾角 (ARO)<0°。

③ CE 角 >25° 且交叉征阳性。

注：要正确的正位 X 线片的评估。特别是因为交叉征容易产生假阳性，推荐用 CT、MRI 确认髋臼后倾的存在。

预示 cam 型障碍

CE 角 >25°。

主要指标：α 角 >55°。

次要指标：股骨头颈偏移比 (<0.14)、枪柄样畸形、疝凹。

注：X 线、CT、MRI 任意一项检查的评估。

诊断标准

满足上述影像学表现又有临床症状（髋关节疼痛）可诊断为临床性 FAI。

除外情况

以下的情况也会引起继发性股骨 - 髋臼间撞击，故不能直接适用于本诊断标准。

已知的髋关节疾病

炎性疾病（风湿性关节炎、强直性脊柱炎、反应性关节炎、系统性红斑狼疮等）、钙沉着症、异位骨化、骨肿瘤、痛风性关节炎、股骨头坏死、血色素沉着病、髋关节周围骨折史、感染、内固定材料引起的关节软骨损伤、明显关节炎性变化的退行性髋关节炎、婴幼儿的髋关节疾病（髋关节发育异常、股骨头滑动症、Perthes 病、骨骺发育不良等）、髋关节周围关节外疾病。

既往髋关节手术

体征

前方撞击试验阳性（髋关节屈曲、内旋位诱发疼痛）。

髋关节屈曲、内旋角度减小（髋关节 90° 屈曲位时内旋角度较健侧差）。

经常使用的是前方撞击试验，其阳性率最高。Faber 试验（Patrick 试验，评估髋关节屈曲、外展、外旋时是否诱发疼痛）也作为参考使用。另外，有必要注意上述体征会因其他的髋关节疾病而呈阳性。

图 6-43　FAI 的诊断指南（狭义，日本髋关节学会制定）

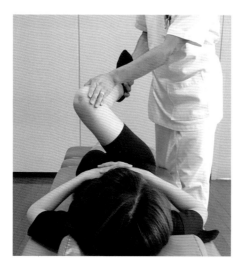

图 6-44　前方撞击试验

髋关节屈曲 90°，确认强制最大内收后内旋有无疼痛

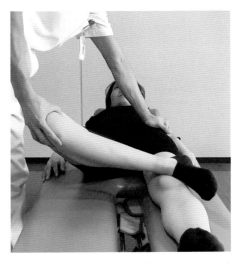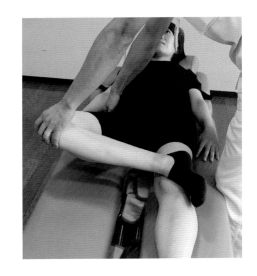

图 6-45　Faber 试验（Patrick 试验）

　　将患侧的踝关节放在健侧的膝上，下压膝关节时确认有无疼痛，比较左右两侧从床到膝关节距离的差异

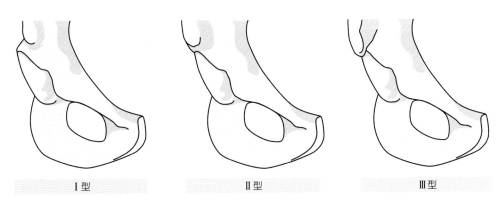

Ⅰ型　　　　　　　　　Ⅱ型　　　　　　　　　Ⅲ型

图 6-46　AIIS 的分类

　　AIIS 按照与髋臼缘的关系分为 3 型，至髋臼缘上为止为 Ⅰ 型，突出到髋臼缘边缘为止为 Ⅱ型，超过髋臼缘向远端突出为 Ⅲ型

6.4.2　骨科治疗

6.4.2.1　保守治疗

　　限制髋关节运动、关节内注射镇痛消炎药或甾体类抗炎药对改善腰椎和髋关节活动度，以及以改善髋关节周围肌肉功能等为目的的运动治疗是有效的。FAI 的形态异常是明确的，如保守治疗 3 个月症状没有改善，或者症状再次出现时应选择手术治疗。

6.4.2.2 手术治疗

除缝合损伤的关节唇及处理关节软骨之外，为预防退行性髋关节炎进一步恶化可切除骨性隆起部。骨切除根据 FAI 的类型，以及对髋臼缘和股骨头颈移行部产生的撞击进行。FAI 的手术治疗方法，优先选择 Ganz 等报道的使用外科脱位（surgical dislocation）技术的手术治疗，也可根据病情和进展程度选择创伤小的关节镜下手术。

6.4.2.3 通过外科脱位技术进行的骨软骨成形术

该术式是切除大转子后从前面切开关节囊，使骨头向前方脱位的方法。由于直视下能确认骨膨隆部和髋臼，能准确切除撞击部位。缺点是损伤较大，有术后大转子截骨部的滑囊炎和假关节等并发症的报道。

6.4.2.4 关节镜下手术

手术在牵引手术台上进行。体位为仰卧位下髋关节屈曲 10°、外展 10°，2～3 个入路（前方、前外侧、后外侧）交互使用。在实际手术中，除了关节唇和关节软骨外，为预防退行性髋关节炎的加重还要进行骨切除。cam 型的关节唇和髋臼侧关节软骨经常受到损伤，从重视关节唇的解剖学和功能学的角度来看，应尽可能选择关节唇修复术。对于损伤的关节唇，于髋臼缘打入缝合锚钉，行关节唇缝合术（缝合关节唇和髋臼缘）及关节唇成形术（修复缺损的关节唇）。对于关节软骨的损伤，与关节唇损伤部位连续的部分多从软骨下骨剥离，可见软骨剥离。根据损伤程度进行微骨折（microfracture）技术等以促进关节软骨修复。行骨切除时为避免髋臼和股骨的撞击，可对 pincer 型进行髋臼缘的切除，对 cam 型进行撞击部位的切除，对混合型须两种都进行。

关节唇损伤的原因主要有 FAI 和髋臼发育不良，目前在日本，使用关节镜下手术来预防常见的髋臼发育不全引起的关节炎的恶化是非常困难的。

6.4.3 评估

6.4.3.1 影像学

X 线片评估指标为 FAI 特征性的股骨和髋臼的骨性变化，注意把握撞击的原因和部位。虽然正位 X 线片能诊断 pincer 型，但一些髋臼后倾及 cam 型无法准确诊断。此时可应用 CT 进行三维评估。MRI 不仅可以评估形态，还可以评估骨、关节唇、关节软骨及其他软组织。

6.4.3.2　手术记录

目前，FAI 是最适合关节镜下手术的疾病。虽然切开的关节囊会被缝合，但为了避免在术后早期对缝合部的伸展应力，应限制髋关节的伸展范围。另外，对于软骨损伤微骨折术（microfracture surgery），多设定免负重期。关节镜下手术是低损伤性的，在运动治疗之前，应了解受损伤的软组织，理解其修复过程是很重要的。

6.4.3.3　疼痛

确认疼痛部位，观察压痛，确认使疼痛增强的动作。FAI 从腹股沟部到大转子都有疼痛，对于疼痛部位多有"C"指示（图 6-47）。当采取下蹲及长时间坐位等髋关节深屈曲的姿势（如果是运动员，进行髋关节旋转、跑步、跳跃、踢腿等动作）时，疼痛会增强。可在股骨头前面的髂腰肌、股直肌起始部及 AIIS、阔筋膜张肌、臀小肌、闭孔外肌、耻骨联合等处发现压痛。

关于疼痛诱发试验，除了上述的前方撞击试验和 Faber 试验，还可行后方撞击试验等（图 6-48）。

髋关节疾病的评估与运动治疗

第 6 章

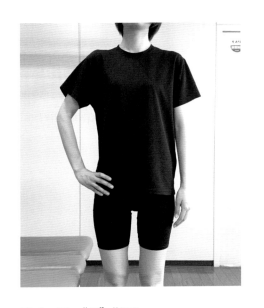

图 6-47　"C"指示

　　FAI 有从腹股沟部到大转子的疼痛，手多呈"C"字的形状来指示疼痛的部位

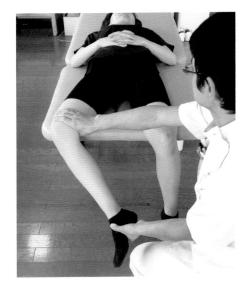

图 6-48　后方撞击试验

　　髋关节处于伸展位，强制外展、外旋时确认有无疼痛

6.4.3.4　关节活动度

引起关节活动受限的原因大致分为骨盆后倾活动性降低和髋关节后方支持组织的柔韧性降低引起的强制平移（关节囊、关节韧带、肌肉的挛缩引起的股骨头移位）两种。髋关节屈曲角度包括允许骨盆后倾的腰椎后凸的角度。用骨盆不固定时测量观察到的屈曲角度减去髋关节固有的屈曲角度，这个角度就是含有腰椎后凸角度的骨盆后倾的活动度。

骨盆后倾活动受限的原因有腰椎关节突关节的挛缩、多裂肌的挛缩，以及髂腰韧带的挛缩。评估骨盆后倾活动度的方法有腰椎后伸活动度试验（PLF 试验）（图 3-27）和骨盆活动度试验（pelvic mobility test，PM 试验）（图 6-49）。髋关节固有活动度减小时，应考虑是因为使股骨头向前方斜移的深层外旋肌群及以臀大肌、坐股韧带为中心的后方关节囊的柔韧性降低造成的（图 3-71）。

6.4.3.5　肌力检查

据报道，FAI 患者多有髋关节屈曲、内收、外展及外旋时的肌力不足。为了使髋关节的主动肌恰当地活动，维持躯干的稳定性是必要的。因此，评估髋关节的肌力时，应评估髋关节的活动肌和躯干肌两者的肌力。

例如，若髋关节屈曲时肌力降低，一般怀疑有髂腰肌肌力降低，如果存在躯干肌的肌力不足从而不能维持稳定的情况，一定不要断言有髂腰肌的肌力降低。为了髂腰肌可以恰当地活动，需要使髂腰肌起始部有稳定的躯干肌肌力。这种情况，通过比较不固定骨盆和固定骨盆两种状态下髋关节屈曲时的肌力，能判断髂腰肌和躯干肌是哪一个肌力不足（图 6-50，表 6-2）。

近年来，躯干训练受到欢迎，但是，治疗师在评估躯干肌是否真的存在肌力减弱的基础上再进行治疗是非常重要的。

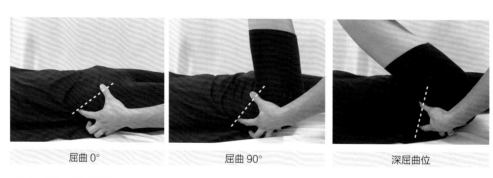

屈曲 0°　　　　　　　　屈曲 90°　　　　　　　　深屈曲位

图 6-49　PM 试验

　　此为屈曲髋关节时评估髋关节和骨盆的协调运动的试验。正常时，随着屈曲角度的增加，髂前上棘和髂嵴的连线与水平线所成的角度也增加

| 不固定骨盆 | 固定骨盆 |

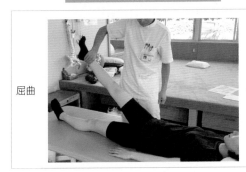 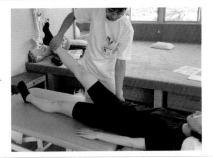

屈曲

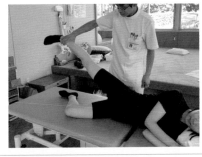 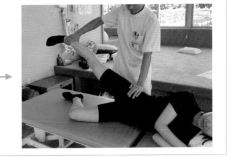

外展

图 6-50　髋关节的活动肌肌力和躯干肌肌力的评估

　　髋关节的肌力是髋关节的活动肌肌力和与骨盆稳定有关的躯干肌肌力的合成。髋关节的活动肌功能不全时，不固定骨盆时可以依靠躯干肌的代偿来保持肌力，固定骨盆时由于躯干肌不能代偿，肌力就会变弱。另外，躯干肌功能不全时，固定骨盆时无肌力减弱，但不固定骨盆时不能获得骨盆的稳定，肌力减弱

表 6-2　髋关节的肌力评估

肌肉的情况	不固定骨盆	固定骨盆
髋关节活动肌的肌力弱	乍一看正常	肌力弱
躯干肌的肌力弱	肌力弱	乍一看正常
正常	骨盆固定时、不固定时肌力没有差别	

6.4.4　运动治疗

6.4.4.1　保守治疗

　　如果撞击的原因只是骨的形态异常，不采取手术矫正骨的形态肯定是不能治愈的。但是，大约 80% 的 FAI 患者采用以运动治疗为主的保守治疗也可以使症状得到改善，避免了手术。对 FAI 的运动治疗，改善引发障碍的功能性因素是基本的

治疗理念。

根据关节活动受限的评估，判断问题在于骨盆的活动度还是髋关节的活动度，在明确治疗对象的基础上制订治疗方案。为了提高骨盆的活动度，应解决腰椎关节突关节挛缩、多裂肌挛缩、髂腰韧带痉挛的问题，以获得髋关节屈曲时骨盆能充分后倾的柔韧性（图 3-44、3-45、3-70）。髋关节本身的活动受限的原因可大致分成后方组织和前方组织。对于髋关节后方组织，改善以臀大肌和深层外旋肌群（特别是闭孔外肌）及以坐股韧带为中心的后方关节囊的柔韧性，努力使股骨头的运动轨迹正常化（图 3-73、3-84、3-89）。对于髋关节前方组织，应努力改善引起撞击的原因，改善股直肌起始部的柔韧性、股直肌与邻近组织的滑动性，改善有肌肉连接的臀小肌的柔韧性（图 6-51）。对于髋关节屈曲、外展、外旋时的疼痛，可对易成为限制因素的长收肌和臀小肌进行放松和拉伸。

股骨颈部轴旋转的屈曲可以有效避免撞击。矢状面上的屈曲运动容易引起撞击，但是正确的股骨颈部轴旋转不产生撞击。另外，由于股骨颈部轴运动达到最终范围，后方组织被充分伸展，股骨颈部轴旋转活动度增大反映了后方组织的伸展，意味着强制平移的改善。

肌力强化以髋关节周围肌肉和躯干肌为对象。为了提高髋关节的向心力，改善深层外旋肌群、臀小肌、髂腰肌的功能是重要的。躯干训练，提高腹横肌的活动，抑制背阔肌、腰方肌、竖脊肌等深层肌肉的过度活动，对于稳定骨盆后倾运动是有效的。

6.4.4.2　手术治疗

基本的思路与保守治疗一样。对于 FAI 关节镜下手术后的早期运动治疗，我们要避免对修复后的关节囊及关节唇的应力。我们要注意，在髋关节屈曲、外展、内旋运动时，由于牵伸到了前面的关节囊而使髋关节伸展对前上方的关节唇造成了压力。关节唇本身不会因负重增加太多的负荷。对于软骨损伤，行微骨折术时，多设置免负重时间。

术后 2~3 周，在考虑残存的炎症和对修复部位的机械应力的同时，以预防粘连为目的，对建立术中入口时损伤的阔筋膜张肌、臀中肌、臀小肌、股直肌进行肌肉收缩训练和保护活动度训练。

术后 3 周后，要继续循序渐进地扩大关节活动度，提升肌力，改善基本的运动功能。据报道，FAI 术后患者和正常人相比，支撑相末期髋关节伸展活动度降低，应在消除明确影响伸展活动度的因素的基础上，进行适当的活动度训练。另外，由于建立入口时容易损伤肌肉的柔韧性和肌力降低，对于这些肌肉应积极进行肌力强化，以及收缩形式和运动方向的训练。

对于运动员，从术后3个月以后就开始基于竞技特性的训练，目标是术后3~4个月回归赛场。

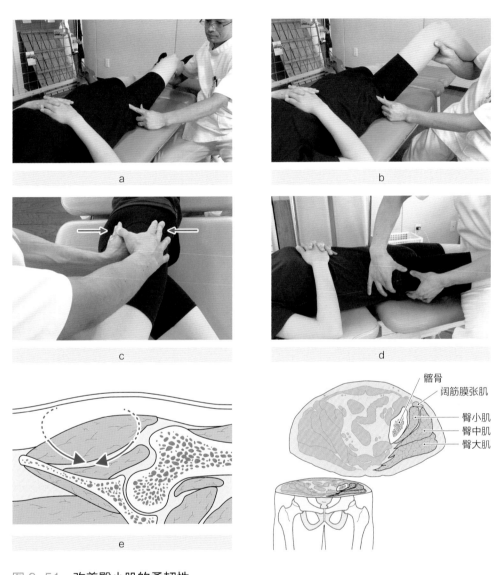

图 6-51　改善臀小肌的柔韧性

a、b. 展示以臀小肌（前部纤维）的放松为目的的反复收缩的开始肢位（a）和最终肢位（b）。治疗师的拇指和示指分别放在臀大肌的大转子附着部和臀小肌前部纤维的起点，拇指向示指靠近似的进行肌肉收缩并诱导关节运动。

c、d. 臀小肌的直接拉伸。患侧在上侧卧位进行，向前后方向移动左右手从前后方夹住的肌肉（c）。仰卧位进行，向前后方向移动两手从前后方抓握的肌肉（d）。同时为了使外展肌群松弛，可在髋关节轻度外展的基础上，感觉像从髂骨剥离位于深层的臀小肌，直接使臀小肌活动。

e. 展示骨盆水平的外展肌群和 c、d 的手法对臀小肌的操作方法

［1］ 日本整形外科学会，日本骨折治療学会（監修）：大腿骨頚部 / 転子部骨折診療ガイドライン，改定第 2 版，南江堂，2011.

［2］ Parker MJ: Garden grading of intracapsular fractures: meaningful or misleading? Injury 24: 241-242, 1993.

［3］ Judet R, et al: Fractures of the acetabulum. Classification and surgical approaches for open reduction. J Bone Joint Surg 46-A: 1615-1646, 1964.

［4］ 整形外科リハビリテーション学会 編：整形外科運動療法ナビゲーション 下肢・体幹，メジカルビュー社：76-79，2008.

［5］ 伊藤浩，他：THA 術後脱臼の予防．関節外科 25：19-23，2006.

［6］ Bartz RL, et al: The effect of femoral component head size on posterior dislocation of the artificial hip joint. J Bone Joint Surg 82A: 1300-1307, 2000.

［7］ Holm I, et al: Reliability of goniometric measurements and visual estimates of hip ROM in patients with osteoarthrosis. Physiother Res Int 8 (4): 241-248, 2000.

［8］ Neumann DA：筋骨格系のキネシオロジー 原著第 3 版（Andrew PD，有馬慶美，日高正巳監訳），医歯薬出版，東京：377-405，2018.

［9］ 高田一彦：変形性股関節症に対する筋解離術の臨床的研究．日整会誌 51（4）：181-193，1977.

［10］ 古谷逸夫，他：二次性変股症に対する運動療法．京都理学療法士会誌 28：58-63，1999.

［11］ 前山彰，他：臼蓋形成不全股における外転筋力訓練による股関節動的不安定性の変化．Hip joint 35：719-721，2009.

［12］ McNair PJ, et al: Exercise therapy for the management of osteoarthritis of the hip joint: a systematic review. Arthritis Research & Therapy 11: R98, 2009.

［13］ Felson DT: Osteoarthritis as a disease of mechanics. Osteoarthritis Cartilage 21 (1): 10-15, 2013.

［14］ Correa TA, et al: Contributions of individual muscles to hip joint contact force in normal walking. J Biomech 28; 43 (8): 1618-1622, 2010.

［15］ 帖佐悦男，他：Hip-spine syndrome の分類における症状とX線学的特徴．関節外科 23（4）：28-35，2004.

［16］ 土井口祐一，他：骨盤傾斜異常と股関節症の進展メカニズム－股関節正面像を用いた骨盤傾斜の解析から－．関節外科 23（4），2004.

［17］ 赤羽根良和，他：変形性股関節症に対する我々の運動療法と治療成績について．整形リハ学会誌 12：7-12，2009.

［18］ 細居雅敏，他：変形性股関節症に対する積極的運動療法－骨盤前方被覆量の増加と関節合力の減少に着目した運動療法の試み－．整形リハ学会誌 11：61-64，2008.

［19］ A.I.KAPANDJI：カパンジー機能解剖学Ⅱ 下肢，医歯薬出版，東京：28-36，1986.

［20］ 田中貴広，他：股関節の運動学．理学療法 23：1642-1650，2006.

［21］ Gottschalk F, et al: The functional anatomy of tensor fasciae latae and gluteus medius and minimus. J Anat 166: 179-189, 1989.

［22］ 平尾利行，他：股関節深層筋トレーニングに関する検討－超音波画像診断装置を用いて－．Hip joint 35：62-65，2009.

［23］ Kumagai M, et al: Functional evaluation of hip abductor muscle with use of magnetic resonance imaging. J Orthop Res 15: 888-893, 1997.

［24］ 茂呂徹，他：寛骨臼回転骨切り術．整・災外 44：637-642，2001.

［25］ 野口森幸，他：寛骨臼回転骨切り術後の二次性 FAI に対して股関節鏡視下骨軟骨形成術を行った 6 例．仙台市立病院医誌 35：6-11，2015.

［26］ 島添裕史，他：人工股関節全置換術後早期の股関節外転筋力の推移．理学療法学 32：423-428，2005.

［27］ 室伏祐介，他：変形性股関節症に対する理学療法．高知県理学療法 19：15-23，2012.

[28] 南角学，他：人工股関節置換術後患者の術後早期における靴下着脱方法と股関節屈曲可動域の関連性．理学療法科学 24：241-244，2009.

[29] Ganz R, et al: Femoroacetabular Impingement. Clin Orthop Relat Res 417: 112-120, 2003.

[30] Larson CM, et al: Making a case for anterior inferior iliac spine/subspine hip impingement: three representative reports and proposed concept. Arthroscopy 27: 1732-1737, 2011.

[31] Hetsroni I, et al: Anterior inferior iliac spine deformity as an extraarticular source for hip impingement: a series of 10 patients treated with arthroscopic decompression. Arthroscopy 28: 1644-1653, 2012.

[32] Hetsroni I, et al: Anterior Inferior Iliac Spine Morphology Correlates With Hip Range of Motion: A Cla, 2013.

[33] Ganz R, et al: Surgical dislocation of the adult hip a technique with full access to the femoral head and acetabulum without the risk of avascular necrosis. J Bone Joint Surg 83-B: 1119-1124, 2001.

[34] Beaulé PE, et al: Quality of life following femoral head-neck osteochondroplasty for femoroacetabular impingement. J Bone Joint Surg 89-A: 773-779, 2007.

[35] 内田宗志：股関節鏡視下手術の関節症予防効果．関節外科 35（3）：274-279，2016.

[36] Casartelli NC, et al: Hip muscle weakness in patients with symptomatic femoroacetabular impingement. Osteoarthritis Cartilage 19: 816-821, 2011.

[37] 立石聡史，他：FAIの術後リハビリテーション．関節外科 36（2）：176-188，2017.

[38] 藤井康成，他：骨盤の運動性と下肢運動連鎖．臨スポーツ医 30：247-254，2013.

[39] Brisson N, et al: The effects of cam femoroacetabular impingement corrective surgery on lower-extremity gait biomechanics. Gait Posture 37: 258-263, 2013.

[40] 正田悦朗：大腿骨転子部骨折．髄内釘型内固定材料を用いた治療－その利点と問題点－．関節外科 28（10）：1197-1204，2009.

[41] 浅野昭裕：運動療法に役立つ単純X線像の読み方，メジカルビュー社：180-181，2011.

[42] 宇都宮啓，他：大腿骨転子部骨折の分類法－近位骨片と遠位骨片の回旋転位に注目して－．整・災外 48：1561-1568，2005.

[43] 生田拓也：大腿骨転子部骨折における骨折型分類について．骨折 24：158-162，2002.

[44] 松本正知：骨折の機能解剖学的運動療法 その基礎から臨床まで 体幹・下肢，中外医学社，2015.

[45] 久保俊一（編）：股関節学 寛骨臼骨折，金芳堂：687，2014.

[46] 久保俊一（編）：股関節学 変形性股関節症，金芳堂：570-621，2014.

[47] 土井口祐一，他：骨盤傾斜異常と股関節症の進展メカニズム－股関節正面像を用いた骨盤傾斜の解析から－．関節外科 23（4）：484-492.

[48] 永井聡，他：入門講座 画像のみかた③股関節画像のみかた．PTジャーナル 43（6）：534，2009.

[49] 日本整形外科学会診療ガイドライン委員会，変形性股関節症ガイドライン策定委員会編：変形性股関節症診療ガイドライン．6，南江堂，東京：130-133，2008.

[50] 林典雄：運動療法のための運動器超音波機能解剖 拘縮治療との接点，文光堂：110-114，2015.

髋关节疾病的评估与运动治疗

第6章